ANDREW WEIL

Das 8-Wochen-Programm zur Aktivierung der inneren Heilkräfte

Buch

Der Einklang von Körper, Geist und Seele ist der Schlüssel zum Gesundsein und Gesundwerden. In seinem vielbeachteten Buch »Heilung aus eigener Kraft« hat Dr. Weil gezeigt, welche Möglichkeiten jedem Menschen nach seinem ganzheitlichen Ansatz im Krankheitsfall offenstehen. In diesem Praxisbuch vertieft er sein 8-Wochen-Programm der Selbstheilung. Er liefert Informationen über den neuesten Stand der Ernährungslehre, nennt wichtige Nahrungsstoffe, die als Heilmittel dienen, empfiehlt Körperübungen und gibt eine Fülle weiterer Anregungen. Mit gezielt ausgearbeiteten Programmen findet der Leser die passende Anleitung für seine individuelle Lebenssituation, zur Selbstheilung wie zum Erhalt von Gesundheit und Fitneß.

Autor

Dr. Andrew Weil war als Mediziner 15 Jahre lang am Harvard Botanical Museum in der pharmakologischen Forschung tätig. Seine Untersuchungen der Heilkräfte von Pflanzen und der verschiedenen Formen von Bewußtseinszuständen machten ihn zu einem Spezialisten für alternative Therapien und Naturheilverfahren.

ANDREW WEIL

DAS 8-WOCHEN-PROGRAMM ZUR AKTIVIERUNG DER INNEREN HEILKRÄFTE

Das Praxisbuch zum Bestseller
»Heilung aus eigener Kraft«

Aus dem Amerikanischen
von Diane von Weltzien

GOLDMANN

Die Originalausgabe erschien 1997
unter dem Titel »Eight Weeks to Optimum Health«
bei Alfred A. Knopf Inc., New York (USA) sowie bei Random House
of Canada Limited, Toronto (Canada).

Deutsche Erstausgabe

Umwelthinweis:
Alle bedruckten Materialien
dieses Taschenbuches sind chlorfrei
und umweltschonend.

Der Goldmann Verlag
ist ein Unternehmen der Verlagsgruppe Bertelsmann

Deutsche Erstausgabe Juni 1998
© 1998 der deutschsprachigen Ausgabe
Wilhelm Goldmann Verlag, München
© 1997 der Originalausgabe Andrew Weil
Umschlaggestaltung: Design Team München
Satz: Uhl + Massopust, Aalen
Druck: Elsnerdruck, Berlin
Verlagsnummer: 14135
Redaktion: Ralf Lay
WL · Herstellung: Stefan Hansen
Made in Germany
ISBN 3-442-14135-4

1 3 5 7 9 10 8 6 4 2

Inhalt

Teil I: Die Fähigkeit, sich zu verändern 7
1. Menschen sind veränderungsfähig 9
2. Gesundheit und Heilung 24
   Heilungsgeschichte: Einer Prognose trotzen 37
3. Das ganze Bild 39
   Heilungsgeschichte: Die spirituellen Wurzeln der
   Gesundheit 46
   Heilungsgeschichte: Besseres Atmen 49
4. Warum acht Wochen? 51

Teil II: Das 8-Wochen-Programm 63
5. Erste Woche 65
   Heilungsgeschichte: Der Wert der
   Nährstoffergänzung 89
6. Zweite Woche 91
   Heilungsgeschichte: Besser sehen mit Mohrrüben . . . 116
7. Dritte Woche 117
   Heilungsgeschichte: Wirkungen von Atemübungen . . 140
8. Vierte Woche 142
   Heilungsgeschichte: Der Leber eine Chance geben . . 160
9. Fünfte Woche 163
   Heilungsgeschichte: Die Macht des Ingwers 183
10. Sechste Woche 185
    Heilungsgeschichte: Würdigung des Ashwagandha
    (und Ayurveda) 210
11. Siebte Woche 214
    Heilungsgeschichte: Die Macht der Intimität 233

12. Achte Woche. 235
  Heilungsgeschichte: Ein Paar folgt dem Programm. . 249
  Heilungsgeschichte: Der Geist besiegt die Rücken-
  schmerzen. 251
  Heilungsgeschichte: Bericht aus Michigan. 253
  Heilungsgeschichte: K.G.s Abenteuer 254
13. Neunte Woche und darüber hinaus. 259
  Heilungsgeschichte: Ausgewählte Teile des
  Programms. 260
  Heilungsgeschichte: Der Bericht einer Friseurin 261
  Heilungsgeschichte: Eine Patientin
  mit multipler Sklerose. 262
  Heilungsgeschichte: Periphere Neuropathie 264

Teil III: Die individuell angepaßten Programme 265
14. Für jene über fünfzig Jahre 267
15. Für jene über siebzig Jahre 273
16. Für jene unter zwanzig Jahren. 280
17. Für Männer 286
18. Für Frauen 292
19. Für Schwangere und jene, die es werden wollen 299
20. Für Eltern kleiner Kinder 306
21. Für jene, die in der Großstadt leben 317
22. Für jene, die viel reisen 321
23. Für jene, die übergewichtig sind 328
24. Für jene, die zu Herz-Kreislauf-Erkrankungen
  neigen. 337
25. Für jene, bei denen ein Krebsrisiko besteht 345

Anmerkungen. 351
Weiterführende Literatur 362
Adressen und Bezugsquellenhinweise 364
Dank. 367

Teil I
Die Fähigkeit, sich zu verändern

– 1 –

Menschen sind
veränderungsfähig

In Ihren Händen halten Sie ein Werkzeug, um Ihr Leben zu verändern, ein 8-Wochen-Programm, mit dem Sie Ihre Gesundheit verbessern und Zugang zu Ihrer körpereigenen spontanen Heilungsfähigkeit gewinnen können. Ich werde Sie Schritt für Schritt durch dieses Programm führen, Ihnen die Veränderungen erklären, um die ich Sie im Zusammenhang mit Ihrer Ernährung, Ihrer körperlichen Ertüchtigung, Ihrer Atmung und mit der Nutzung Ihres Geistes bitte. Ich werde Ihnen Vitamine, Mineralstoffe und Heilkräuter vorschlagen, die Sie zum Schutz Ihres Systems der inneren Heilkräfte einsetzen können, und Ihnen eine Vorstellung davon vermitteln, wie es Ihnen gelingt, schon lange bestehende Verhaltensmuster zu verändern, die einer optimalen Gesundheit bisher entgegenstanden.

Möglicherweise haben Sie dieses Buch zur Hand genommen, weil Sie mehr Energie gewinnen wollen. Vielleicht möchten Sie ein wenig an Gewicht verlieren. Eventuell machen Sie sich Sorgen, weil Sie älter werden und die Krankheiten entwickeln könnten, die schon Ihren Eltern zu schaffen machten. Oder Sie reisen viel, und es fällt Ihnen schwer, unterwegs einen gesunden Lebenswandel aufrechtzuerhalten. Vielleicht leiden Sie aber auch unter einer schweren oder leichteren chronischen Erkrankung und wollen weniger auf pharmazeutische Medikamente angewiesen sein. Unabhängig von der genauen Beschaffenheit Ihrer Bedürfnisse oder Ihrer Sorgen werden die Informationen, die ich auf diesen Seiten zusammengetragen habe, Sie darin unterstützen, die natürlichen Heilungskräfte Ihres Körpers zu mobilisieren.

Das 8-Wochen-Programm setzt sich aus kleinen Schritten zusammen, die aufeinander aufbauen, bis Sie, wenn Sie es zum Abschluß gebracht haben, das Fundament für ein gesundes Leben gelegt haben. Danach steht es Ihnen frei, darüber zu entscheiden, welchen Teil oder welche Teile des Programms Sie dauerhaft umsetzen wollen. Ich gehe davon aus, daß Sie in Ihrem Leben etwas verändern möchten – sonst würden Sie dieses Buch wohl nicht lesen. Deshalb betrachte ich es als meine Aufgabe, Ihnen den Weg zu weisen, der zu einem Leben in Gesundheit führt. Ich zweifle nicht daran, daß Sie sich verändern können, denn ich weiß aus eigener Erfahrung, daß Menschen dazu in der Lage sind, wenn sie es nur wirklich wollen.

Als ich kürzlich meine Akten ordnete, stieß ich auf einen vergilbten Zeitungsausschnitt aus der *New York Times* vom 12. August 1971. Er trug die Überschrift: »Fleischessender 230-Pfund-Arzt ist jetzt ein 175-Pfund-Vegetarier.« Der Artikel war unter dem Namen von Raymond A. Sokolov veröffentlicht worden, zu jener Zeit ein Journalist, der regelmäßig über das Thema Ernährung schrieb. In der Reportage ging es um einen neunundzwanzigjährigen Arzt aus dem ländlichen Virginia, der auf tierische Nahrungsmittel – mit Ausnahme von Milchprodukten – verzichtet hatte und nun über mehr Energie, ein größeres Wohlbefinden und eine bessere allgemeine Gesundheit verfügte. Das Foto des betreffenden Arztes zeigt einen Mann, der sich in der Küche eine Mahlzeit aus frischem Mais zubereitet. Er hat einen dichten schwarzen Bart, trägt Bluejeans und ein Arbeitshemd, und er sieht zufrieden aus. Neben dem Bild ist sein Rezept für eine gehaltvolle Maissuppe abgedruckt, in der Milch und Butter enthalten sind, und ein weiteres für einen Gerste-Gemüse-Schmortopf, für den eine viertel Tasse Erdnußöl erforderlich ist. In dem Artikel wird dargelegt, daß das Interesse des Arztes für eine bewußte Lebensführung ihn dazu geführt hatte, mit Yoga und Meditation zu experimentieren; und »da Yoga eine vegetarische Ernährung voraussetzt, gab er den Verzehr von Fleisch auf, ›um es wirklich richtig zu machen‹. Zum Erstaunen seiner Freunde, die ihn aus der gemeinsamen Zeit in Harvard als übergewichtigen und gierigen Fleischesser in Erinnerung haben, ist er seitdem Vegetarier geblieben... Nachdem er sich ein Jahr lang auf diese neue Weise ernährt hatte, war sein Gewicht von 230 auf 175 Pfund gefallen. Seine chronischen Erkältungen und Allergien waren verschwunden...«

Mein Bart ist inzwischen nicht mehr schwarz, und es ist mir nicht möglich gewesen, das Gewicht von 175 Pfund beizubehalten. Ich ernähre mich noch immer weitgehend vegetarisch (in den vergangenen zehn Jahren habe ich auch Fisch gegessen), obwohl ich inzwischen keine gehaltvollen Suppen mit Milch und Butter mehr koche, Öl nicht mehr in solchen Mengen benutze und sogar ganz auf die Verwendung von Erdnußöl verzichte. Ich glaube, mit dem Alter bin ich weiser geworden, und ich fühle mich allgemein heute sehr viel glücklicher als damals mit neunundzwanzig.

Das Jahr 1971 war ein Wendepunkt für mich. Ich hatte meine frustrierende Arbeit beim National Institute of Mental Health im Juli 1970 aufgegeben, mich aus der praktischen Medizin zurückgezogen, um mein erstes Buch[1] zu schreiben; und neben dem Verzicht auf Fleisch hatte ich noch zahlreiche andere Veränderungen in meiner Lebensweise vorgenommen. Zum ersten Mal überhaupt wohnte ich allein in einer natürlichen Umgebung, weit genug von einer Stadt entfernt. Es gab kein Büro, in das ich gehen mußte, und keine Verpflichtungen, denen ich nachzukommen hatte. Ich begann jeden Tag mit einer Sitzmeditation, die so lange dauerte, wie ich es damals aushielt – also relativ kurz war. Ich machte lange Spaziergänge im Wald, übte an den Nachmittagen Yogahaltungen, schrieb und las über Themen, die mich interessierten, vom Schamanismus der nordamerikanischen Indianer bis hin zu Pilzen und anderen wildwachsenden Lebensmitteln. Im August 1971 stand ein weiterer Übergang bevor. In dem *New-York-Times*-Artikel hieß es: »Dr. Weil wird in diesem Herbst im Zuge eines Forschungsstipendiums vom Institute of Current World Affairs, einer New Yorker Stiftung, in den Amazonasurwald reisen.«

Mein Stipendium war auf fünf Jahre (von 1971 bis 1975) angelegt, und ich habe bereits anderenorts über diese Reisen berichtet.[2] In meinem zuletzt erschienenen Buch *Heilung aus eigener Kraft* habe ich über meinen Kontakt mit einem kolumbianischen Schamanen[3] in jenen Jahren geschrieben. Meine Studien der Ethnobotanik und -medizin in Harvard hatten mich dazu veranlaßt, den Regenwald aufzusuchen, mit Heilern der Eingeborenen zu sprechen und die Quelle ihres Wissens verstehen zu lernen. Vor allem wollte ich in Erfahrung bringen, wie man Menschen darin unterstützen kann, gesund zu werden und zu bleiben, ohne auf die organverändernden und symptomunterdrückenden Methoden der konventionellen Medizin zurückgreifen zu müssen. Ich stellte mir vor, das hierzu notwendige Wissen sei weit fort von Hörsälen und Krankenhäusern in abgelegenen Bergen und Urwäldern zu finden. Mein Plan war es gewesen, in Südmexiko Spanisch zu lernen und dann nach Kolumbien, Ecuador und Peru weiterzuziehen, um dort bei den Indianern zu leben und ihren Umgang mit Pflanzen und ihre Heilmethoden zu erlernen.

Ich wußte, daß diese Reise hohe Anforderungen stellen würde; und zu dem Zeitpunkt, als ich mich dazu entschloß, fühlte ich mich weder körperlich noch geistig auf ein solches Abenteuer vorbereitet. Ich war in einem Reihenhaus in Philadelphia aufgewachsen und hatte nicht viel Zeit in der Natur verbringen können, geschweige denn eine Gelegenheit dazu gehabt, die Wildnis kennenzulernen. Nachdem ich von Philadelphia fortgegangen war, besuchte ich das College und die medizinische Hochschule in Boston und machte danach mein praktisches Jahr in San Francisco – ich wurde also zum regelrechten »Städter«. Ich fühlte mich im Freien nicht besonders wohl, da mich Insek-

ten nervös machten und ich mich nicht längere Zeit der Sonnenstrahlung aussetzen durfte, denn ich hatte eine helle Haut,
die nie braun wurde, sondern nur verbrannte. Ich fand mich damit ab wie mit einer ererbten Eigenschaft, die nie verschwinden
würde. Obwohl ich genug Konzentration aufzubringen vermochte, um leicht zu lernen, war ich doch ruhelos, es wurde mir
schnell langweilig, und ich sehnte mich nach Ablenkung. Ich
machte viel im Sitzen und haßte körperliche Betätigungen. Da
ich außerdem gern aß, hatte ich Übergewicht. Meine Ernährung
folgte keinen bestimmten Richtlinien und war unüberlegt. Ich aß
alles mögliche in großen Mengen, darunter auch stark fetthaltige Nahrung. Ich trank viel Alkohol und Cola.

Ich glaubte, ich hätte keine ernsthaften gesundheitlichen Probleme, auch wenn ich aus der Art, wie ich Treppen hinauf-
keuchte, schließen konnte, daß sich mein Herz-Kreislauf-System nicht im besten Zustand befand. Vor allem im Sommer litt
ich unter schweren Pollenallergien und reagierte außerdem allergisch auf zahlreiche Medikamente und Nahrungsmittel.
Manchmal bekam ich ohne ersichtlichen Grund Ausschlag, gelegentlich befielen mich schlimme Migräneanfälle.

Es war also klar, daß ich meine Lebensweise ändern mußte,
wenn ich die Kondition haben wollte, um allein in unbekannte
Länder und zu Völkern in den Anden sowie im Amazonas-
becken aufbrechen zu können. Viele meiner Freunde konnten
sich nicht vorstellen, daß ich überhaupt irgend etwas davon tun
würde. Doch mein Entschluß stand fest, denn ich war vollkommen davon überzeugt, daß ich nur auf diese Weise ein
wirklicher Arzt werden könnte, der mit der Heilkraft der Natur zusammenzuarbeiten vermag.

Wenn ich an all die Veränderungen zurückdenke, die ich auf
mich nehmen mußte, bevor ich die Vereinigten Staaten verließ,
dann erinnere ich mich nicht daran, daß sie mir besonders
schwer fielen, obwohl ich lebenslange Gewohnheiten aufgeben
und neue Arten des Seins annehmen mußte. Ich hatte in diesem
Jahr viel Spaß und machte große Entdeckungen, die begleitet

waren von dem erfreulichen Gefühl, etwas geleistet zu haben. Vergleiche ich Bilder von mir, die aus der Zeit vor und nach diesem Lebensabschnitt stammen, dann überrascht mich der Unterschied. Ich hatte nicht nur an Gewicht verloren und mir einen Bart wachsen lassen, ich war mir auch meiner Kraft und Flexibilität bewußt, fühlte mich mit mir selbst und in der Natur sehr viel wohler und konnte mich, o Wunder, sogar in der Sonne aufhalten und zum ersten Mal in meinem Leben braun werden. Meine Allergien und Kopfschmerzen traten nicht mehr auf. Als ich dann nach Südmexiko aufbrach, fühlte ich mich besser als jemals zuvor, voller Energie und bereit, mich in unbekannte Gewässer zu stürzen.

Mein Freund und Mentor Norman Zinberg, ein Psychoanalytiker in Harvard, benutzte das Foto von mir aus der *New York Times* – und eine Abbildung von mir in jüngeren Jahren –, um alle diejenigen zu widerlegen, die behaupteten, der Mensch könne sich nicht ändern. Er wollte ihnen beweisen, daß vielmehr andauernd Veränderungen stattfinden. Sein Beruf war es, die Patienten darin zu unterstützen, dysfunktionale Gedanken- und Verhaltensmuster aufzugeben – keine leichte Aufgabe. Als Arzt und Gesundheitsberater finde ich mich heute in der gleichen Situation wieder. Die Menschen kommen zu mir und klagen mir ihr Leid, doch statt ihnen ein »Wundermittel« zu geben, verlange ich von ihnen, daß sie ihre Eßgewohnheiten, ihre körperliche Betätigung, ihren Umgang mit Streß und sogar ihre Atmung verändern. Glücklicherweise kommen sie aus freiem Entschluß in meine Praxis. Sie teilen mit mir meine Auffassung von Gesundheit und Heilung und sind im höchsten Maße motiviert, die Verantwortung für ihr Wohlergehen selbst zu übernehmen. Sie suchen um Rat nach, um herauszufinden, wie sie sich verhalten sollen; und wenn sie ihn erhalten haben, dann richten sie sich danach. Leider haben es die meisten Ärzte mit Patienten zu tun, die nicht so motiviert sind, die vielmehr lieber nach schnellen Lösungen suchen und eher ein verordnetes Medikament einnehmen, als ihr Verhalten zu ändern.

Aus meiner Erfahrung als Arzt weiß ich jedoch, daß viele der landläufigen Beschwerden besser auf einfache Änderungen der Lebensweise reagieren als auf Medikamente. Selbstverständlich kann man leicht die Symptome unterdrücken und immer wieder Schmerzmittel gegen Kopfweh einnehmen, Antihistaminika gegen Allergien, Entzündungshemmer bei Arthritis oder Beruhigungsmittel gegen Schlafstörungen. Aber wieviel besser wäre es doch, solche Probleme an der Wurzel zu packen, indem man auf eine natürliche Ernährung umstellt und das Verhältnis von Ruhe und Aktivität ins Gleichgewicht bringt. Das 8-Wochen-Programm dieses Buches verschafft Ihnen all die Informationen, die Sie benötigen, um das und mehr zu erreichen. Vor allem aber verbessert und schützt es Ihre körpereigene Selbstheilungskraft, Ihre beste Verteidigung gegen Krankheiten, den Streß modernen Lebens und die Angriffe einer vergifteten Umwelt.

Ich möchte die Schwierigkeit, sich zu verändern, dabei nicht herunterspielen. Trägheit ist der Widerstand gegen Bewegung, Handlung oder Veränderung. Ebenso wie physikalische Körper, die sich in Ruhe befinden und wegen der Trägheit der Masse auch weiter in Ruhe befinden »wollen«, während jene in Bewegung diese geradlinig beibehalten – es sei denn, eine äußere Kraft wirkt auf sie ein –, so widersetzt sich auch der menschliche Körper der Veränderung. Trägheit ist eine allgemeine Eigenschaft sowohl in der belebten wie in der sogenannten unbelebten Natur. Sollten Sie je versucht haben, einen Klumpen kalten Modelliertons oder noch nicht durchgekneteten Brotteigs zu bearbeiten, so wissen Sie, wieviel Hartnäckigkeit und Mühe erforderlich ist, um ihn weich und geschmeidig zu machen. In einem solchen Fall rührt die äußere Kraft von begabten Händen her, die darin erfahren sind, Ton und Teig zu bearbeiten und ihre Trägheit zu überwinden.

Viele Menschen möchten ein neues Leben beginnen, können sich dies aber ohne Hilfe von außen nicht vorstellen. Wenn doch nur begabte Hände die notwendige Kraft aufbrächten, um sie in Bewegung zu setzen, dann würde es ihnen gelingen. Doch allein gelassen verharren sie in ihrem gewohnten Trott. Die Antwort auf dieses weitverbreitete Problem heißt Motivation. Das Wort selbst hat bereits seinen Ursprung in der lateinischen Form des Verbs »sich bewegen«. Sind Sie einmal motiviert, eine bessere Gesundheit zu erlangen, dann fehlt Ihnen nur noch die praktische Information. Das 8-Wochen-Programm ist eine ganzheitliche, vollständige Therapie, und es gibt Ihnen genug Mittel an die Hand, damit Sie Ihr Ziel erreichen. Wenn Sie ausreichend motiviert sind, um dieses Buch zu lesen, dann benötigen Sie in der Regel keine weitere Hilfe von außen.

Ich möchte mit Ihnen einige Beobachtungen über die Macht der Motivation teilen, die selbst die hartnäckigste aller ungesunden Gewohnheiten – die Drogensucht – zu überwinden vermag. Im Laufe der Jahre habe ich mit vielen Menschen gearbeitet, die mit Suchtverhalten zu kämpfen hatten: Rauchern, Alkoholikern, Kokain-, Heroin-, Kaffee- und Schokoladensüchtigen ebenso wie mit zwanghaften Essern, Spielern und Einkaufssüchtigen. Ich habe erfahren, daß jede Sucht durchbrochen werden kann, wenn der Betreffende nur ausreichend motiviert ist. Sogar die Abhängigkeit von einer Substanz wie Heroin, einer »harten« Droge, kann besiegt werden, wenn der Süchtige nur genug Motivation aufbringt, sich davon zu befreien. Die Schwierigkeit hierbei ist natürlich, daß Therapeuten und Programme beim Betroffenen keine Motivation erzeugen können und daß viele, die sich für Programme und Therapien entscheiden, nicht wirklich aufhören wollen, auch wenn ihre Aussagen hierzu anders lauten.

Tabaksucht ist die am weitesten verbreitete Ursache für vermeidbare schwere Krankheiten in unserer Gesellschaft. Als Arzt finde ich mich oft in einer Situation wieder, in der ich versuchen muß, Raucher davon zu überzeugen, daß sie ihre Sucht überwinden müssen. Als langjähriger Forscher in Sachen Drogen und Drogenmißbrauch bin ich der Auffassung, daß Zigaretten die am stärksten süchtig machende Substanz auf der Welt sind.

Dennoch habe ich es bei vielen Menschen miterlebt, daß sie erfolgreich und auf Dauer mit dem Rauchen aufhören. Wie gelingt ihnen das?

Viele ehemalige Raucher haben einen oder mehrere erfolglose Versuche unternommen, damit aufzuhören, bevor es ihnen schließlich endgültig gelang. Einige schildern äußerst große physische und psychologische Not während der ersten Versuche, berichten jedoch auch, daß es sie kaum Anstrengung kostete, nachdem sie sich erst einmal entschieden hatten, die Angewohnheit wirklich aufzugeben. Ein Mann erzählte mir, daß er eines Morgens aufwachte, nach seiner ersten Zigarette griff und plötzlich wie zum ersten Mal seine verfärbten Finger und den überfüllten Aschenbecher sah. In diesem Moment wurde ihm klar, daß er genug hatte. Er gab das Rauchen ohne Schwierigkeiten auf und hat seither nie wieder eine Zigarette gebraucht. »Nachdem ich erst einmal diese Erkenntnis hatte, war es einfach«, berichtet er. »Ich wußte, daß ich nie wieder rauchen würde.«

Sobald ein kritischer Punkt erreicht ist, kann es plötzlich leicht sein, sogar die schwerste Drogensucht zu überwinden. Wie sich jedoch die Motivation bis zu diesem Punkt hin entwickelt, ist weder einfach noch offensichtlich.

Forschungen haben folgendes gezeigt: Hat ein Raucher einmal versucht, sich von seiner Sucht zu befreien, sind die Aussichten, sie endgültig zu überwinden, wesentlich größer, selbst wenn er wieder rückfällig geworden ist. Aus diesem Grund frage ich die Patienten stets, ob sie bereits versucht haben aufzuhören, und dränge sie, einen weiteren Termin dafür festzusetzen. Ein solcher Versuch ist ein Hinweis auf den ernsthaften Willen, sein Verhalten zu ändern, und Maßstab der Motivation. Ob man Erfolg hat oder scheitert, ist zunächst weniger entscheidend als der Versuch selbst. Auch wenn man nach einer Woche wieder anfängt zu rauchen, darf dies die Anerkennung für das Bemühen nicht schmälern. Vielmehr sorgt jeder einzelne Versuch für das Ansteigen des »Motivationsspeichers«, der eines Tages voll genug sein wird, um eine plötzliche Veränderung auszulösen, und man kann die Angewohnheit quasi ohne Anstrengung aufgeben. So groß ist die Macht der Motivation, aber sie muß von innen kommen. Ob Sie der Therapeut, Berater, Freund oder Verwandte eines Süchtigen sind, Sie können ihm nur gute Gründe für eine Verhaltensänderung liefern sowie Ermutigung und Unterstützung.

Dieses Buch handelt von der Veränderung von Verhalten. Vermutlich sind Sie nicht von irgendwelchen Drogen abhängig, aber möglicherweise haben Sie andere Angewohnheiten, die es Ihnen unmöglich machen, optimale Gesundheit zu erleben, und die Ihr Risiko, krank zu werden, erhöhen. Vielleicht mögen Sie sehr fetthaltige Nahrungsmittel und essen kein Gemüse, oder Sie bewegen sich nicht oder trinken zuviel Kaffee; vielleicht leiden Sie auch unter einer unbefriedigenden Beziehung oder leben in Angst und mit Depressionen. Sie haben die Möglichkeit, Ihr Verhalten so zu ändern, daß Sie damit die natürlichen Heilungskräfte Ihres Körpers schützen und stärken. Da Sie dieses Buch lesen, kann ich schließen, daß Sie für diesen Schritt bereits ausreichend motiviert sind.

Als ich noch unter Bewegungsmangel, Übergewicht und Allergien litt, mich nach Ablenkung sehnte und in der Natur unwohl fühlte, gelang es mir relativ leicht und vollständig, meine Lebensweise zu verändern, weil ich etwas unbedingt tun wollte, was Veränderungen voraussetzte. Ich wußte, daß ich in meinem Zustand keine Reise nach Südamerika unternehmen konnte. Es war mein Wunsch, diese Reise zu machen; sie veranlaßte mich dazu, an mir selbst zu arbeiten. Dieser Wunsch war größer als der Nutzen, den ich durch meine bestehenden Verhaltensmuster hatte.

Das ist ein wichtiger Punkt. Wenn man unerwünschtes Verhalten nur verurteilt, ohne anzuerkennen, was man davon hat, dann wird man nicht fähig sein, es aufzugeben, ganz gleich, wieviel Schaden es auch anrichtet. Um Verhalten zu ändern, muß man sich zunächst Klarheit darüber verschaffen, welche

Befriedigung dieses Verhalten einem verschafft und was es einen kostet. Dann erst kann man eine bewußte Entscheidung treffen, etwas zu verändern. Lassen Sie uns wieder das Beispiel Rauchen aufgreifen. Es ist sehr leicht, das Rauchen nur als schmutzige, ungesunde Angewohnheit zu sehen, für die nichts spricht, doch für einen Raucher bedeuten Zigaretten Vergnügen, Hilfe bei nervöser Anspannung, Verbesserung der Konzentration, und sie sorgen für ein, wenn auch nur vorübergehendes, Gefühl des Wohlergehens. Eine Frau, die sich noch in der Phase befand, in der sie gegen die Sucht ankämpfte, drückte es folgendermaßen aus: »Zigaretten sind meine Freunde – oder vielleicht sollte ich eher sagen: Sie sind wie Liebhaber. Meine Beziehung zu ihnen ist zutiefst intim, und die Vorstellung, sie nie wieder zu genießen, macht mich ebenso unglücklich wie jene, einen Liebhaber niemals wiederzusehen.« Wenn sie zur Nichtraucherin werden solle, müßte man ihr tatsächlich eine große Belohnung versprechen, um Ersatz für diesen großen Verlust zu schaffen.

Nun, es ist offensichtlich, daß Angst großartig motivieren kann. Der drohende bevorstehende Tod bringt die meisten Menschen dazu, das Rauchen bereitwillig aufzugeben, auch wenn sie Zigaretten als ihre »Freunde« und »Liebhaber« empfinden. Die Möglichkeit einer Scheidung vermag Eheleute dazu zu veranlassen, mehr qualitativ wertvolle Zeit miteinander zu verbringen. Die Angst davor, von der Schule geworfen zu werden, kann einen Schüler dazu bringen, sich über seine Bücher zu beugen und zu lernen. Also kann die Vermeidung einer Katastrophe eine mehr als angemessene Kompensation für das Aufgeben einer lieben Gewohnheit oder für ein lange bestehendes Verhaltensmuster sein. In dem Beispiel, das ich Ihnen aus meinem eigenen Leben gegeben habe, war die Belohnung jedoch nicht das Verhindern eines negativen Ergebnisses, sondern vielmehr die Freude an einem positiven: Ich konnte mein Lateinamerikaabenteuer antreten und dort wunderbare Erfahrungen machen, die ich um nichts missen möchte.

Obgleich Angst bei der Ermöglichung von Verhaltensänderungen sehr wirksam ist, habe ich doch das Gefühl, daß eine positive Verstärkung (eine Belohnung, an der man Freude haben kann) nachhaltiger wirkt als eine negative (die Vermeidung von etwas, was man nicht erleben möchte), denn die Forschung zeigt, daß ersteres bei der *Aufrechterhaltung* neuen Verhaltens hilfreicher ist. Angst als Motivator funktioniert nur so lange, wie die Angst besteht. Außerdem kann Angst auch lähmend wirken und dadurch jegliche Bewegung verhindern. Ich verspreche Ihnen, daß ich nicht versuchen werde, Ihnen angst zu machen, damit Sie meinem 8-Wochen-Programm folgen. Statt dessen will ich Ihnen die tatsächlichen Belohnungen beschreiben, die Sie erwarten, wenn Sie es bis zum Ende durchhalten und zu einem Bestandteil Ihres Lebens machen.

Sie werden feststellen, daß ich von Ihnen nicht verlange, alles mögliche aufzugeben. Ich werde Sie nicht dazu auffordern, auf Fleisch zu verzichten oder keinen Kaffee bzw. keinen Alkohol mehr zu trinken – oder auch nur ein Wort darüber verlieren, daß Sie das Rauchen einstellen sollen. Auch Sex oder Schokolade müssen Sie für dieses Programm nicht aufgeben. Ich werde Ihnen lediglich vorschlagen, Ihr bisheriges Verhalten um positives zu ergänzen, Ihre guten Gewohnheiten, die Sie vermutlich bereits haben, zu stärken und zu erweitern, Gewohnheiten des Essens, der körperlichen Betätigung, des Atmens, Denkens und der Stärkung Ihres Geistes. Ich überlasse es Ihnen selbst, ungesundes Verhalten zu verändern oder aufzugeben. Je mehr Sie sich Ihres körpereigenen Heilungssystems und Ihrer Verantwortung, es zu beschützen, bewußt werden, desto leichter und natürlicher wird, wie ich meine, Veränderung stattfinden.

Um Ihnen zu zeigen, daß man sich wirklich verändern kann, möchte ich aus einigen Briefen zitieren, welche ich von Menschen erhalten habe, die eine solche Erfahrung gemacht hatten. Der erste stammt von T. J. aus Minnesota:

»Vor sechs Jahren (heute bin ich siebenundzwanzig) warfen mir die Ärzte dieses widerliche Krebswort vor die Füße und ließen es wie ein Todesurteil klingen. (Es war Knochenkrebs.) Sie hatten entschieden, daß sie die Autoritäten waren und ich das Opfer und daß ihr Weg der einzige war. Ich verließ ihre Praxisräume, ohne je zurückzukehren. Ich fing an, Fahrrad zu fahren (ungefähr achthundert Kilometer jede Woche) und zu laufen (ungefähr hundert Kilometer pro Woche) und aß frische Früchte und Vollkorn und trank Säfte … sonst nichts. Wie schade, daß da draußen nicht mehr Menschen einsehen wollen, daß man mit ein bißchen Selbstbestimmung und mit der Einbeziehung des eigenen Unbewußten die Rückkehr zur Ganzheitlichkeit erreichen kann. In sechs Wochen mache ich meinen Bachelor-Abschluß in Bewegungswissenschaft und Physiologie und in meinem Nebenfach Psychologie. Ich hoffe, danach Programme für andere Menschen entwickeln zu können, um ihnen eine Alternative auf dem Weg zur Gesundheit und Ganzheitlichkeit anzubieten. Es war eine Inspiration für mich, Ärzte zu finden, die glauben, daß Heilung von innen kommt und nicht allein durch sie. Wie weit ist es wohl von Minnesota nach Arizona? Ich glaube, ich werde nach meinem Abschluß dorthin radeln, um in einem Klima zu leben, das meinen Gelenken besser bekommt.«

Der nächste Brief stammt von Barbara Levy Daniels, einer psychologischen Beraterin aus Williamsville im Staat New York:

»Ich bin eine fünfzigjährige, gesunde Frau, die während der vergangenen zwölf Jahre ärztlichen Rat wegen rheumatoider Beschwerden suchte. Bei jedem neuen Versuch teilten mir westliche Ärzte mit, daß ich unter rheumatoider Arthritis leide und daß hier die konservative Behandlung in der Regel aus der Verschreibung entzündungshemmender Medikamente besteht. Diese jedoch halfen nicht gegen meine geschwollenen Gelenke und gegen meine starken Erschöpfungszustände.

Im Laufe der Jahre wurde es für mich offensichtlich, daß die

meisten Ärzte keine Ahnung hatten, wie sie mir helfen sollten,
und sich statt dessen auf die Verschreibung von Medikamenten
beschränkten. Sie stellten mir nie Fragen zu meiner Ernährung,
Vitaminen oder zu körperlicher Betätigung.

Inzwischen verzichte ich auf Milchprodukte, künstliche Süß-
stoffe, Koffein und saure Früchte und ernähre mich vegetarisch.
Ich habe mich nach Ihrer einfachen oxidationshemmenden
Vitaminformel gerichtet und mehrmals einer Akupunktur un-
terzogen. Ich behalte mein Körperertüchtigungsprogramm bei
und lasse mich etwa einmal im Monat von einem Massagethe-
rapeuten behandeln.

Ich behalte diese Routine nun seit ungefähr fünf Monaten bei
und fühle mich sehr viel besser. Die morgendliche Erschöpfung
ist weitgehend verschwunden, ebenso die Gelenkschmerzen.
Ich habe das Gefühl, daß ich wieder mehr ›ich selbst‹ bin.

Wenn mehr Ärzte auf diese Weise praktizierten, könnte dies
die Kosten im Gesundheitswesen erheblich reduzieren.«

Und diesen Brief schrieb mir Shelley Griffith aus Massena, New
York:

»Ich hatte mich durch den tragischen (selbst herbeigeführten)
Tod meines zwanzigjährigen Sohnes sozusagen einem selbstge-
strickten Programm unterworfen, und damit richtete ich meine
Gesundheit langsam zugrunde. Dann stolperte ich über Ihr
Buch, als ich nach Rat suchte, um meinen physischen Körper
wieder auf die Höhe zu bringen. Volltreffer! (Damals war ich
übrigens Patientin bei einem normalen Arzt, und ich werde nie
wieder dorthin zurückkehren.) Ihre bewußtseinsfördernden
Maßnahmen sind der westlichen, sterilen, unspirituellen Metho-
dologie so weit voraus, daß ihnen jeder, der auch nur das ge-
ringste Gefühl für die größeren Zusammenhänge hat, Beach-
tung schenken müßte. Also fing ich an, Orte mit spiritueller
Energie aufzusuchen: nahm an Retreats teil, besuchte Heilig-
tümer, vollzog Heilungszeremonien. Dies gab mir die Fähigkeit,

den Schmerz aufzugeben, der sich tief in meinen physischen Körper eingegraben hatte. Ich brauchte das 8-Wochen-Programm, um die angesammelten Gifte loszuwerden. Ich brachte Blumen in mein Haus, schaffte alle Salatöle ab und verwendete nur noch natives Olivenöl extra vergine [aus erster Pressung], würzte mit Knoblauch (was mir aufgrund meiner französisch-italienischen Herkunft leichtfiel). Und ich ging in den Bioladen, um dort Mehl, Getreide und Bohnen aus biologisch kontrolliertem Anbau zu kaufen. Ich reduzierte meine Aufnahme an tierischem Eiweiß und beschaffte mir grünen Tee. Ich nehme Echinacea und probiere neue Fastenkuren aus. Meine persönliche Entwicklung war großartig, und ich fühle mich energetisch aufgeladen. Die Tiefenatmung hat Trauer, Schmerz und Angst beinahe vollkommen aufgelöst. Die Depression ist bedeutend zurückgegangen, ich habe abgenommen, die Brustschmerzen sind verschwunden, und mein Gefäßsystem ist wieder im Gleichgewicht. Außerdem nehme ich einige der Tonika, die Sie empfohlen haben, vor allem Ingwer und Dong quai. Ich lerne, soviel ich kann.«

Auf den folgenden Seiten will ich nun versuchen, drei Dinge zu erreichen. Erstens möchte ich meine Vorstellung vom körpereigenen Heilungssystem mit Ihnen teilen und Sie dazu ermutigen, sich in allen Belangen Ihrer Gesundheit darauf zu verlassen. Zweitens will ich Sie davon überzeugen, wie wichtig es ist, einen gesunden Lebensstil zu entwickeln, und davon, daß dies ein leichter und rasch vollziehbarer Schritt ist. Drittens möchte ich Ihnen zu den Aspekten des Lebensstils konkrete Vorschläge machen, die ich im Zusammenhang mit Gesundheit und Heilung als wichtig erachte. Ich weiß, daß ich Sie nicht dazu motivieren kann, das 8-Wochen-Programm auf sich zu nehmen – dies müssen Sie selbst tun –, aber da Sie schon soviel in diesem Buch gelesen haben, gehe ich davon aus, daß Sie sich bereits dafür interessieren voranzukommen; und ich vermute, Sie wollen nun wissen, was dieses Vorankommen mit sich bringt und wie Sie es angehen können.

– 2 –

Gesundheit und Heilung

Gesundheit ist Ganzheitlichkeit und Gleichgewicht, eine »Unverwüstlichkeit« Ihres Inneren, die es Ihnen ermöglicht, den Anforderungen des Lebens standzuhalten, ohne von ihnen überwältigt zu werden. Wer diese Art Unverwüstlichkeit besitzt, kann die unvermeidliche Einwirkung von Bazillen erfahren und steckt sich nicht an, kann in Kontakt mit Allergenen geraten und entwickelt doch keine Allergie, kann sich karzinogenen Stoffen aussetzen und doch keinen Krebs bekommen. Optimale Gesundheit sollte außerdem ein Gefühl von Kraft und Freude mit sich bringen, so daß man sie als mehr erfährt denn nur als die Abwesenheit von Krankheit. Ich habe das 8-Wochen-Programm mit dem Ziel entwickelt, Ihnen diese Erfahrung zu vermitteln und zu zeigen, wie Sie sie auf Dauer beibehalten können.

Vollkommene Gesundheit gibt es nicht – nehmen Sie sich vor Menschen und Produkten in acht, die dies versprechen. Gesundheit ist ein dynamischer und zeitlich begrenzter Zustand des Gleichgewichts, der zusammenbrechen kann, wenn sich die Bedingungen verändern. Doch solche Zusammenbrüche müssen nicht vernichtend sein. Gesundheit ist nicht statisch; es ist normal, sie in periodischen Abständen zu verlieren, nur um sie auf einem anderen, besseren Weg zurückzuerlangen. Wann immer das Gleichgewicht Ihres Körpers zusammenbricht, Ihr Heilungssystem versucht, es wiederherzustellen. Mit anderen

Worten, Heilung ist ein automatischer Vorgang, der durch den Zusammenbruch der Gesundheit ausgelöst wird. Schneiden Sie sich zum Beispiel in den Finger, dann müssen Sie nicht für die Heilung des Schnitts beten oder einen Fingerheiler aufsuchen. Solange die Wunde sauber ist und keine tieferliegende Krankheit vorliegt, heilt der Schnitt von allein. Das ist ein Beispiel für Spontanheilung, herbeigeführt durch das körpereigene Heilungssystem.

Das Heilungssystem ist ein funktionales System des Körpers, keine strukturelle Komponente wie das Nerven- oder das Muskel-Skelett-System. Die westliche Medizin konzentriert sich mehr auf Struktur als auf Funktion. Folglich lernen konventionelle Ärzte viel über die strukturellen Systeme des Körpers und weniger über die funktionalen. In manchen Fällen – zum Beispiel bei Verdauung und Zirkulation – sind Struktur und Funktion natürlich gleichbedeutend, weil aber das Heilungssystem nicht deckungsgleich mit irgendeiner Körperstruktur übereinstimmt, kann ich von ihm keine Strichzeichnung liefern, wie mir dies vom Verdauungssystem möglich wäre. Das Funktionieren von Heilung ist abhängig vom Funktionieren aller der westlichen Medizin bekannten Systeme; außerdem hängt sie mit dem Geist und anderen nichtphysischen Komponenten des Seins zusammen.

Es ist lehrreich, die östliche und die westliche medizinische Wissenschaft einander gegenüberzustellen, wenn man den Unterschied zwischen der Betrachtungsweise des Körpers als System miteinander in Verbindung stehender Strukturen und als System voneinander abhängiger Funktionen erkennen will. Die chinesische Medizin entwickelte sich vor Tausenden von Jahren in einer anspruchsvollen Kultur, leistete Pionierarbeit bei der Entdeckung und ordnungsgemäßen Verwendung von Heilpflanzen und entwickelte eine einzigartige Therapie – die Akupunktur –, die heute weltweit praktiziert wird. Aus kulturellen Gründen – für die Chinesen war es beispielsweise undenkbar, einen toten Körper zu zerlegen – entwickelte sich die traditionelle chinesische Medizin (TCM), ohne die inneren Strukturen des menschlichen Körpers detailliert zu kennen. Statt dessen konzentrierte sie sich darauf, Körperfunktionen zu identifizieren und ihre Beziehung zueinander zu erhellen.

Eine Schlüsselfunktion des Körpers, welche die östliche medizinische Wissenschaft schon vor langer Zeit entdeckt hat, ist die *Verteidigung* – dies bedeutet, daß der Körper das Bedürfnis und die Fähigkeit hat, sich gegen Angriffe auf sein Gleichgewicht zu wehren, ob diese nun auf der physischen, emotionalen oder energetischen Ebene erfolgen. Darüber hinaus erforschten die Chinesen die Natur, um Möglichkeiten zur Heilung von Krankheiten sowie zur Erhaltung und Stärkung dieses Abwehrsystems zu finden. Dabei stießen sie unter anderem auf die gesundmachende Kraft pflanzlicher Heilmittel. Unter diesen Mitteln befinden sich Ingwer, Astragalus und verschiedene Pilze, die an Bäumen wachsen, zum Beispiel *Ganoderma lucidum* (den Chinesen unter dem Begriff *Ling chih* und den Japanern als *Reishi* bekannt).

Chinesische Ärzte wußten wenig von der Beschaffenheit jener Organe, welche die westlichen Mediziner nun als Bestandteile des Immunsystems betrachten; sie brachten Mandeln, Lymphknoten, Appendix (»Blinddarm«), Thymus und Milz nicht in Verbindung mit der defensiven Funktionssphäre des Körpers; doch dieser Mangel an anatomischem Wissen behinderte sie nicht in ihrer praktischen Fähigkeit, die Gesundheit ihrer Patienten zu verbessern. Auf der anderen Seite vermochten westliche Ärzte die Struktur der Immunorgane zu beschreiben, hatten jedoch bis vor kurzem keine Vorstellung von ihrer Funktion; über weite Strecken dieses Jahrhunderts bezeichneten sie vielmehr die meisten dieser Organe als »funktionslos«, »rudimentär« oder als »unbedeutend«. Selbst dann noch, als ich in den späten sechziger Jahren in Harvard Medizin studierte, war es üblich, daß Chirurgen Gaumen- und Rachenmandeln bei den meisten Kindern entfernten, die unter häufigen Mandelentzündungen litten. Bis vor kurzem wurde bei Patienten, die zum Beispiel wegen einer Gallenblasenentfernung oder wegen einer Hysterektomie in den Operationssaal kamen, routinemäßig und ohne ihre Zustimmung einzuholen auch der Appendix herausgenommen; oft erfuhren sie davon erst bei Erhalt der Krankenhausrechnung.

In den fünfziger Jahren verletzten selbst Ärzte führender Krankenhäuser auf leichtsinnige Weise die Thymusdrüse von Kindern durch Röntgenstrahlen. Außerdem erfanden sie eine Krankheit namens Thymushypertrophie, die jedes Kind hatte und die heilbar war, indem man die Drüse durch Röntgenbehandlung verkleinerte. Ein hypertrophisches Organ ist einfach ein zu großes Organ. In der Kindheit ist die Thymusdrüse größer, weil sie entscheidende Leistungen für die Entwicklung des Immunsystems erbringen muß: Sie programmiert die Lymphozyten so, daß sie fremde Antigene erkennen. In den fünfziger Jahren hatte die medizinische Wissenschaft diese Funktion noch nicht erkannt. Die Ärzte meinten, die Thymusdrüse sei ein nutzloses Organ, dessen Vergrößerung bei Kindern irgendeinen Krankheitsprozeß anzeige.

In dieser Herangehensweise zeigt sich ein krasser Gegensatz zwischen der funktionalen und der strukturellen Sicht des menschlichen Körpers: Westliche medizinische Strukturalisten zerstörten gedankenlos Immunorgane, während östliche Funktionalisten praktische Methoden entwickelten, um ihr Funktionieren zu verbessern. Die Erforschung der Wirkung von chinesischen Heilpilzen bei Tieren und Menschen zeigt, daß sie die Immunfunktion stimulieren. Zum Beispiel erhöht *Reishi*[4] die Zerstörung von Krebszellen und virusinfizierten Zellen durch das Immunsystem, eine Wirkung, die aus der Sicht der relativen Unfähigkeit westlicher Medizin, Krebs und Virusinfektionen erfolgreich zu behandeln, äußerst wünschenswert ist.

Betrachte ich den Körper aus der funktionalen Perspektive, dann erkenne ich, daß die Verteidigung tatsächlich nur eine Komponente einer übergeordneten Funktion ist, die ich »Heilung« nenne. In *Heilung aus eigener Kraft* versuchte ich, ein Gefühl für das mannigfaltige Funktionieren des Heilungssystems zu vermitteln. Ich legte beispielsweise dar, daß man selbst auf der grundsätzlichsten Ebene des Lebens, auf der das DNA-Molekül genetische Informationen kodiert und Zellprozesse steuert, die angeborene Fähigkeit vorfindet, Verletzung oder Fehlfunktion zu erkennen, zerstörte Strukturen zu entfernen und intakte Strukturen wiederherzustellen. Wenn ein Strang der DNA beschädigt ist – nehmen wir an, durch die ultravioletten Strahlen der Sonne –, dann identifiziert das Molekül die beschädigte Stelle und repariert sie, indem es besondere Reparaturenzyme herstellt, die diese Aufgabe übernehmen. Das Heilungssystem funktioniert, ausgehend von dieser fundamentalen Ebene, bis hinauf zu Schnittwunden und zum geistigen Reich, in dem es emotionale Schockzustände reguliert. Es ist ununterbrochen in Betrieb, hält die meisten von uns, trotz all der krankheitserregenden Substanzen und unordnungschaffenden Kräfte, von denen wir ununterbrochen umgeben sind, den größten Teil der Zeit bei guter Gesundheit und hilft uns immer dann im Kampf gegen ernsthafte Bedrohungen unserer Gesundheit, wenn solche in Erscheinung treten.

Um das Heilungspotential zu illustrieren – ein Thema, das übrigens von konventioneller medizinischer Lehre, Forschung und Praxis immer noch weitgehend ignoriert wird –, habe ich in *Heilung aus eigener Kraft* einige Fälle aus meiner Praxis dargestellt, in denen Patienten eine dramatische Umkehr bei lebensbedrohlichen Krankheiten wie etwa metastatischem Nierenkrebs, aber auch bei alltäglicheren Erscheinungen wie Arthritis und Rückenschmerzen erlebten. Seit der Veröffentlichung des Buches habe ich viele weitere Heilungsgeschichten gesammelt, unter anderem auch von Menschen, die ihr Heilungssystem mit Hilfe der Ratschläge in Gang brachten, die ich in meinem 8-Wochen-Programm zusammengefaßt habe. Ich will einige dieser Fälle hier aufgreifen, um Sie dazu zu ermuntern, das Programm aufzunehmen und ihm bis zu seiner logischen Konsequenz zu folgen: dem Aufgreifen einer neuen und verbesserten Lebensweise, die Ihre Chance vergrößert, sich bis ins hohe Alter an optimaler Gesundheit zu erfreuen.

Außerdem fahre ich darin fort, die medizinische Literatur nach Hinweisen darauf zu erforschen, daß mein Berufsstand anfängt, sich für diese Art Heilung zu interessieren. Bisher kann ich nur winzigste Anfänge einer Bewegung erkennen, doch bin ich in der Ausgabe der Zeitschrift *Nature Genetics* vom Juli 1996 auf einen bemerkenswerten Bericht[5] gestoßen, den ich im folgenden wiedergeben möchte.

Einem Forscherteam von der medizinischen Fakultät an der Universität von New York zufolge litt Jordan Houghton, ein Junge aus Michigan, an einer ererbten und tödlichen Erkrankung des Immunsystems und hätte nach Auffassung der Ärzte bereits mit vier Jahren tot sein müssen. Doch im Alter von dreizehn Jahren lebte er noch immer und erfreute sich einer exzellenten Gesundheit – aber nicht etwa weil eine entsprechende medizinische Behandlung erfolgt war, sondern weil es seinem Körper irgendwie gelang, die fehlerhaften Gene zu reparieren. Die Krankheit, genannt Adenosindesaminasedefizienz, kommt selten, bei etwa einer von einer Million Geburten vor; Jordans Bruder war bereits im Alter von achtzehn Monaten daran gestorben. Die defekten Gene scheitern darin, funktionstüchtige Adenosindesaminase herzustellen. Dieses lebenswichtige Enzym ist erforderlich, um Substanzen zu eliminieren, die zur Vergiftung von Immunzellen führen können. Ohne diesen natürlichen Verteidigungsmechanismus ist das Immunsystem lahmgelegt, und die betroffenen Kinder sind von Anbeginn an anfällig gegenüber überwältigenden Infektionen. Konventionelle Ärzte versuchen die Krankheit zu behandeln, indem sie Spritzen mit dem fehlenden Enzym geben, eine Knochenmarkstransplantation vornehmen oder aber indem sie aggressive Antibiotika im Kampf gegen Infektionen einsetzen.

Wie sein Bruder, der vier Jahre vor Jordans Geburt gestorben war, litt auch er in der frühen Kindheit unter zahlreichen Infektionskrankheiten und wuchs nur langsam. Untersuchungen seiner Blutzellen ergaben eindeutig, daß er fehlerhafte Kopien der entscheidenden Gene sowohl von seiner Mutter als auch von seinem Vater geerbt hatte. Doch ab dem dritten Lebensjahr fing er – anders als sein Bruder – an, gut auf konventionelle Medikamente anzusprechen. Er benötigte weder zusätzliche Enzymspritzen noch eine Knochenmarkstransplantation, und im Alter von etwa fünf Jahren begann er plötzlich zu gedeihen. Heute ist er ein sehr lebhafter Teenager und ein ausgezeichneter Schüler, der sich nur selten erkältet. Einige seiner Blutzellen weisen noch immer fehlerhafte Gene auf, doch in anderen sind nur die vom Vater ererbten Kopien defekt, während die von der Mutter stammenden ein normales Erscheinungsbild aufweisen. Jordans körpereigenem Heilungssystem ist eine exakte Wiederherstellung der gesunden mütterlichen Gene gelungen. Anfangs vielleicht nur in einer einzigen Blutzelle, war diese Zelle dann doch dazu in der Lage, sich so lange zu vermehren, bis Jordans Körper eine ausreichende Menge funktionstüchtiger Enzyme herstellen konnte. Dies erlaubte es seinem Immunsystem, normal zu funktionieren.

Wenn das kein Beispiel für Spontanheilung ist! Selbstverständlich kommen Ereignisse wie dieses nur äußerst selten vor, aber ich bestehe darauf, daß man sie in Betracht ziehen muß, wenn man ein vollständiges Bild des menschlichen Heilungssystems entwickeln will. Betrachte ich weitverbreitete Leiden wie Kopfschmerzen, Allergien, Sinusitis, Verdauungsbeschwerden, Rückenschmerzen oder Angstzustände, dann stelle ich immer wieder fest, daß Heilung die Regel und nicht die Ausnahme ist. Die Dauer der meisten Krankheiten ist beschränkt. Sie finden ein Ende – ebenso wie eine Schnittwunde –, weil das Heilungssystem fähig ist, die überwiegende Zahl der Probleme zu bewältigen und das gesundheitliche Gleichgewicht wiederherzustellen.

Dauert die Krankheit dennoch an, dann ist das körpereigene Heilungssystem blockiert, versucht Zeit zu gewinnen, oder es ist überwältigt und braucht Hilfe. Der wirkliche Zweck von Medizin ist es, Heilung zu ermöglichen; das Ziel einer Behandlung sollte es sein, die Blockade der Selbstheilungskräfte aufzulösen und den Körper dann seine Arbeit tun zu lassen. Es besteht ein großer Unterschied zwischen Heilung und Behandlung: Behandlung hat ihren Ursprung im Äußeren, während Heilung immer von innen kommt. Lassen Sie mich aus *Heilung aus eigener Kraft*[6] zitieren:

»*Angenommen, ich ziehe mir eine bakterielle Lungenentzündung zu, eine schwere, möglicherweise lebensbedrohliche Lungenentzündung. Ich gehe ins Krankenhaus, mir werden intravenös Antibiotika verabreicht, ich genese, werde entlassen und bin geheilt. Was hat die Heilung herbeigeführt? Die meisten, Ärzte wie auch Patienten, würden sagen, es war die Behandlung. Aber ich möchte, daß Sie das Ganze aus einem anderen Blickwinkel betrachten. Antibiotika reduzieren die Zahl der eindringenden Bakterien bis zu einem Punkt, an dem das Immunsystem die Arbeit übernehmen und zu Ende führen kann. Herbeigeführt wird die Heilung also in Wirklichkeit vom Immunsystem, auch wenn es zunächst vielleicht aufgrund der bloßen Überzahl der Bakterien und etwaiger toxischer Produkte überfordert sein mag, die Infektion zu beenden. Und das Immunsystem ist natürlich ein integraler Bestandteil des Heilungssystems.*

Ich behaupte, daß das Heilungssystem letztlich die Ursache aller Heilungen ist, ob mit oder ohne Behandlung. Wenn Behandlungen wirken, dann deshalb, weil sie innere Heilungsmechanismen in Gang setzen. Eine Behandlung – einschließlich Medikamente und Operationen – kann Heilung erleichtern und Hindernisse beseitigen, die ihr im Weg stehen, aber Behandlung ist nicht das gleiche wie Heilung.«

Die beste Behandlung für die Aktivierung von Spontanheilung ist die geringfügigste – die am wenigsten invasive (das heißt in ein Organ eingreifende), am wenigsten drastische, am wenigsten teure.

Und vorbeugen ist immer besser als behandeln. Ob sich die Aufmerksamkeit der Vorbeugung nun auf das Äußere richtet (wie bei der Desinfektion von Trinkwasser) oder auf das Innere (wie bei der Einnahme von oxidationshemmenden Nährstoffergänzungen und natürlichen Tonika, welche die Immunität stärken), es ist immer leichter, billiger und sicherer, das Ausbrechen einer Krankheit zu verhindern, als etwas gegen sie zu tun. Daher ist es so entscheidend, daß Sie lernen, wie dies geschehen kann. Es gibt viele gute Gründe, mit dem 8-Wochen-Programm zu beginnen – zum Beispiel, um sich besser zu fühlen, mehr Energie zu haben oder um abzunehmen –, aber das wichtigste ist immer der Versuch, das Risiko des verfrühten Ausbruchs einer Krankheit und des vorzeitigen Todes zu verhindern, indem man die Leistung des körpereigenen Heilungssystems fördert.

Ein Freund, der gerade vierzig geworden ist, beklagte sich kürzlich bei mir, er komme langsam in das Alter, in dem der Körper zusammenbreche. »Ich glaube, der menschliche Körper wird mit einer Garantie für vierzig Jahre hergestellt«, erklärte er mir, »und danach geht es mit ihm den Bach runter.« Ich gab ihm zu bedenken, daß der Körper meiner Meinung nach für eine bedeutend längere »Dienstzeit« konzipiert sei. Doch er entgegnete, in seinem Umkreis seien bereits viele Gleichaltrige betroffen: »Bald jedesmal, wenn das Telefon klingelt, erfahre ich von jemandem, bei dem Krebs diagnostiziert wurde«, fügte er hinzu. »Oder wenn es nicht Krebs ist, dann irgend etwas anderes, was man nicht haben will.«

Es kann keinen Zweifel daran geben, daß zahlreiche Männer und Frauen in den mittleren Jahren zum ersten Mal mit einer schweren Krankheit konfrontiert werden. Meiner Überzeugung nach wären aber viele solcher Katastrophen zu vermeiden, da es sich bei den meisten um Krankheiten handelt, die auf den Lebensstil zurückgehen: auf jahrelanges ungesundes Essen, zu geringe körperliche Betätigung und einen unvernünftigen Umgang mit Körper und Geist, wodurch das körpereigene Heilungssystem sukzessive geschwächt wird. In gewisser Hinsicht ist es ein Jammer, daß jüngere Körper eine schlechte Behandlung offenbar so wenig übelnehmen. Teenager, Twens und Menschen in den frühen Dreißigern kommen eher damit durch, wenn sie große Mengen an Fast-food-Produkten essen, Stimulanzien und Beruhigungsmittel zu sich nehmen, Trinkgelage feiern und ihre Körper auf all die verschiedenen Weisen mißbrauchen, welche die Gesellschaft zum Teil sogar zu fördern scheint. Im Alter um die Vierzig läuft, so meine ich, jedoch nicht die »Garantie« ab, vielmehr wird zu diesem Zeitpunkt »die Rechnung präsentiert«. Damit will ich sagen, daß sich die angesammelten ungesunden Angewohnheiten und Lebensweisen zum ersten Mal ins Bewußtsein rufen, da die natürliche »Unverwüstlichkeit« des Körpers unvermeidlich nachläßt. Wenn junge Menschen die Konsequenzen ihres Lebensstils unmittelbar zu spüren bekämen, dann würden sie, da bin ich sicher, schon früher anfangen, ihr Verhalten zu überdenken. Da es jedoch nicht so ist, sehen viele keinen Grund dafür, etwas zu ändern, und manche sind dann schockiert, wenn sie feststellen müssen, daß ihre Körper im mittleren Alter »plötzlich« versagen. Die meisten Körper, so vermute ich, werden tatsächlich mit »Garantien« für einen achtzigjährigen, produktiven, relativ beschwerdefreien »Dienst« versehen, vorausgesetzt, die grundlegenden Bedingungen der präventiven »Wartung« werden eingehalten. Ich habe diese Bedingungen in das 8-Wochen-Programm eingearbeitet. Wenn Sie es bis zum Ende durchhalten und seine zentralen Elemente zu einem Bestandteil Ihrer Lebensweise machen, dann reduzieren Sie das Risiko, in die weitverbreiteten Fallen zu tappen, die Menschen vor der Zeit töten oder arbeitsunfähig machen und zu Herzkrankheiten oder Krebs zu einem Zeitpunkt führen, welcher der beste Teil des Lebens sein sollte.

Dennoch kann man sicher davon ausgehen, daß jeder von uns früher oder später in eine Gesundheitskrise geraten und folglich auch mit Ärzten, Krankenhäusern und all den Findigkeiten der modernen Medizin zu tun haben wird. Die Frage stellt sich nicht, *ob* es zu einer solchen Krise kommen wird, sondern *wann*. Indem Sie das 8-Wochen-Programm zu einem Bestandteil Ihres Lebens machen, erhöhen Sie die Wahrscheinlichkeit, daß dieses Wann eher später als früher eintreten wird. Trotzdem möchte ich Ihnen erklären, warum es meiner Meinung nach wichtig ist, auf Gesundheitsrisiken gefaßt und vorbereitet zu sein.

Anfang dieses Jahres entschloß sich einer meiner Bekannten, ein Schriftsteller Anfang Vierzig, endlich dazu, etwas gegen die Verdauungssymptome zu unternehmen, die er seit beinahe zwei Jahren ignoriert hatte. Er litt unter einem beharrlichen Sodbrennen, Magenverstimmungen, Rückfluß und der Unverträglichkeit von Speisen und Getränken, die er früher hatte genießen können. Trotz des Drängens von Familienangehörigen und Freunden weigerte er sich, einen Arzt aufzusuchen, lebte von Antazida und versuchte seine Symptome wegzuwünschen. Erst als er nicht mehr ohne Schwierigkeiten zu schlucken vermochte, suchte er einen Arzt auf, und die Diagnose, die ihm gestellt wurde, verwandelte sich bald von einer erwarteten schlechten in eine sehr schlechte. Eine endoskopische Untersuchung offenbarte einen Tumor am unteren Ende der Speiseröhre. Eine Biopsie bestätigte die Vermutung, daß es sich um Speiseröhrenkrebs handelte, und er wurde sofort für die Operation eingeplant, bei welcher der Tumor und eventuelle Metastasen entfernt werden sollten. Speiseröhrenkrebs ist eine der Krebsarten, die am schwersten zu behandeln sind; sehr wenige Menschen, die daran leiden, leben fünf Jahre nach der Diagnose noch.

Nun wurde ich zum Zeugen eines unglücklichen, aber mir bereits vertrauten Vorgangs. Der Patient, der natürlich entsetzliche Angst hatte, sah sich plötzlich im Mittelpunkt eines Dramas, in dem er von Familienmitgliedern, Freunden und medizinischem Personal mit ihren Programmen und Vorstellungen davon überfallen wurde, was jetzt für ihn am besten sei. Seine jüngere Schwester, eine Yogalehrerin und Vegetarierin, setzte ihn auf eine Rohkostdiät und wollte ihn dazu überreden, mit ihr ein alternatives Krebszentrum in Mexiko aufzusuchen. Seine Frau, die Tochter eines Herzspezialisten, verbat ihm dies und flehte ihn an, sein Vertrauen auf den Onkologen (das ist ein Arzt mit speziellen Kenntnissen auf dem Gebiet der Geschwulsterkrankungen) an der angesehenen medizinischen Einrichtung in New York zu setzen, wo auch die Operation vorgenommen werden sollte. Seine Freunde überhäuften ihn mit inspirierenden Büchern über Heilung. Der eine überreichte ihm einen Band über taoistische Philosophie mit der Anweisung, das Buch noch vor der Operation zu lesen. Ein anderer druckte ihm alle möglichen Informationen über die alternative Behandlung von Speiseröhrenkrebs aus dem Internet aus. Ich riet dem Patienten, einen Hypnotherapeuten zu suchen, der ihn auf die Operation vorbereiten und ihm vor allem bei der Erstellung einer Kassette mit Heilsuggestionen helfen sollte, die er im Operationssaal würde hören können, während er unter Narkose stand. Aber die Operation sollte schon zwei Tage später stattfinden; wie konnte er da noch rechtzeitig einen geeigneten Hypnotherapeuten finden?

Ich bezeichne diesen Vorgang als unglücklich, weil es unmöglich ist, mitten in einem solchen Tumult, bei dem so viele Menschen einen in unterschiedliche Richtungen zerren, sorgsame Entscheidungen über Angelegenheiten von Leben und Tod zu treffen. Dieser Mann würde schnell darüber entscheiden müssen, ob er sich nach der Operation der konventionellen Behandlung unterziehen sollte, welche die Onkologen ihm aufdrängen würden, oder ob er sich alternativen Therapien anvertrauen sollte. Er brauchte guten Rat zu der Frage, wie er mit der Diagnose Krebs leben, was er essen, wie er seinen Geist zur Unterstützung seines Heilungssystems einsetzen sollte, doch wie konnte er an diese praktischen Informationen kommen? Wahrscheinlich nicht mit Hilfe eines Buches über taoistische Philosophie. Er fühlte sich nicht nur von seinen Ängsten und seiner Unkenntnis erschlagen, er verlor auch mit jedem Schritt, den er auf den Operationssaal zumachte, ein weiteres Stück seiner Autonomie, während seine Verwirrung von Tag zu Tag wuchs, als er den einander widersprechenden Geschichten von Verwandten, Freunden und Ärzten zuhörte.

Ich bezeichne diesen Ablauf als vertraut, weil ich ihn schon so viele Male erlebt habe. Die meisten Menschen sind vollkommen unvorbereitet auf größere Gesundheitskrisen und müssen schließlich entsetzlich strampeln, um sich ihre Autonomie zu bewahren und vernünftige Handlungspläne zu erarbeiten. Bitte versuchen Sie eine solche Situation für sich zu vermeiden, indem Sie schon jetzt, solange Sie noch bei voller Gesundheit sind, darüber nachdenken, wie Sie behandelt werden wollen, wenn Ihre Gesundheit auf dem Spiel steht, und wen Sie in Ihrem inneren Kreis von Beratern sehen möchten. Es ist nicht zu früh, einen Arzt zu suchen, der sich in der konventionellen Medizin auskennt und für alternative Methoden offen ist, für einen Therapeuten, der sich mit Imaginationsarbeit, Hypnotherapie oder traditioneller chinesischer Medizin auskennt, oder für andere Menschen, die Sie unterstützen wollen. Es ist auch nicht zu früh, um Techniken – wie Atemkontrolle, Meditation, das Kultivieren von Ruhe und die Akzeptanz von Veränderung – zu erlernen, die Ihnen unter schwierigen Umständen helfen werden, Ihre Gelassenheit zu bewahren.

Das 8-Wochen-Programm enthält Aspekte, die Ihnen in dieser Hinsicht weiterhelfen werden. Ich habe es so entwickelt, daß es auf breiter Ebene vorbeugend wirken kann. Es gibt Ihnen die Informationen, die Sie benötigen, um Ihr Heilungssystem im optimalen Zustand zu erhalten, damit Sie gesund bleiben, wenn Sie sich den alltäglichen Hürden und Herausforderungen stellen. Es zeigt Ihnen, wie Sie einen Lebensstil entwickeln können, der Sie vor vorzeitigen gesundheitlichen Einschränkungen und einem zu frühen Tod beschützen kann. Es lehrt Praktiken und Fertigkeiten, die es Ihnen ermöglichen werden, Ihren Körper, Geist und Ihre Seele auf eine mögliche Gesundheitskrise vorzubereiten. Fangen Sie jetzt damit an, und fahren Sie Ihr Leben lang den Nutzen ein.

Heilungsgeschichte:
Einer Prognose trotzen

Heather Thompson aus Eugene in Oregon schickte mir diese Aufzeichnungen:

»Im Jahr 1984, als ich dreiundzwanzig Jahre alt war und mir von mehreren Gynäkologen hatte sagen lassen müssen, daß ich lediglich unter prämenstruellem Syndrom leide, diagnostizierte man bei mir schließlich einen grapefruitgroßen endometrialen Tumor: Er hatte meine Gebärmutter und Eierstöcke aus ihrer Verankerung gerissen und auf den Grund meiner Bauchhöhle gedrückt. Ich mußte operiert werden und benutzte dann auf Verlangen meines Chirurgen ein Jahr lang Depo-Provera [eine injizierbare synthetische Form von Progesteron]. Nach einem Jahr, als ich mich »ausgeflippt« fühlte und meinte, das Wachsen neuer Tumore zu spüren, setzte ich die Pharmaka ab und ging zu einem Ernährungsberater, der bei mir eine schwere Candidose diagnostizierte. Ich stellte meine Ernährung entsprechend um, fing an, Chlorella [eine aus Algen beschaffene Nährstoffergänzung] zu nehmen, um meinen Körper von den Ablagerungen der Medikamente zu reinigen, und begann, mich mit der Frage zu beschäftigen: ›Wenn ich diese Krankheit nicht schon bei der Geburt hatte, was hat sie dann ausgelöst?‹ Die Hormone in Milch und Fleisch, nahm ich an, und die Tatsache, daß ich als Teenager unter anderem wiederholt mit Antibiotika behandelt worden war. Seither nehme ich nur absolut reine Lebensmittel, Wasser und Luft zu mir und erfreue mich nun seit zehn Jahren bester Gesundheit, besser als zu irgendeinem Zeitpunkt vor meiner Teenagerzeit. Wenn der Streß zu groß wird und ich das Gefühl habe, als ob sich Verklebungen entwickeln könnten, dann suche ich meinen Akupunkteur auf und fühle danach eine erhebliche Verbesserung.

Die Prognose, die mein Chirurg damals stellte, lautete: ›Sie werden in den nächsten fünf bis zehn Jahren mehrere weitere Operationen durchstehen müssen. Sie sollten sich auf große Schmerzen einstellen. Vermutlich werden Sie niemals empfangen, und Sie werden definitiv keine Schwangerschaft aufrechterhalten können; eine Geburt käme bei Ihnen einem Wunder gleich. Wir haben Ihre Eierstöcke und Ihre Gebärmutter nur für den Fall dringelassen, falls wir ein Heilmittel gegen Endometriose finden.‹

Nun, es ist erstaunlich, was natürliche Heilmittel vermögen. Zwölf Jahre nach der Operation ist mein Körper, durch eine reine Ernährung und ein bißchen Unterstützung von Mutter Natur, darunter mittels Heilkräutern aus Himbeer- und Brennnesselblättern, nun bereit zu empfangen und ein Baby auszutragen.«

– 3 –

Das ganze Bild

Der Mensch besteht aus Körper, Geist und Seele. Gesundheit erstreckt sich folglich auf all diese drei Komponenten, und jedes Programm zur Verbesserung der Gesundheit muß ebenfalls alle drei Bestandteile ansprechen. Die konventionelle Medizin beschäftigt sich fast ausschließlich mit dem physischen Körper, legt Lippenbekenntnisse zum Einfluß des Geistes auf die Gesundheit ab, ohne ihn jedoch wirklich ernst zu nehmen, und ignoriert die Seele. Trotz der weitreichenden Forschungsarbeit, welche die verursachende Rolle von Streß bei Krankheiten und das Zusammenspiel von Emotion und Immunität zeigt, gehen die meisten medizinischen Wissenschaftler und Ärzte noch immer davon aus, daß physische Ursachen alle Krankheiten zu erklären vermögen und daß eine physische Behandlung – meist mittels Medikamenten – die einzige ist, die zählt. Ich fasse unter der Überschrift »Geist« unsere Gedanken, Vorstellungen, Phantasien und Emotionen zusammen; wenn die Medizin bereits die Bedeutung dieser Einflüsse auf die Gesundheit verkennt, dann hat sie nicht die geringste Ahnung von der Bedeutung der spirituellen.

Um zu illustrieren, wie weit die Medizin sich in diesem Jahrhundert einer materialistischen und mechanistischen Sicht des Menschen angenähert hat, muß ich mich nur der Psychiatrie zuwenden. Einstmals ein Unterfangen mit hehren Zielen – das Wort »Psychiater« geht auf griechische Wurzeln zurück und bedeutet »Seelenarzt« –, ist sie jetzt nicht mehr als ein Zweig der pharmazeutischen Wissenschaft. Der Bereich ist vollkommen von einem biomedizinischen Modell beherrscht, das alle gestörten Geisteszustände als Ergebnis einer gestörten Hirnchemie sieht und uns folglich die Verabreichung von Medikamenten als einzige sinnvolle Behandlung anbietet.

Viele Menschen betrachten den Geist als »Zuständigkeitsbereich« der Religion, aber ich bestehe darauf, einen klaren Trennungsstrich zwischen Spiritualität und Religion zu ziehen. Spiritualität hat etwas mit den nichtphysischen, nichtmateriellen Aspekten unseres Seins zu tun – mit Energie, Essenz und dem Teil von uns, der vor unserem Erdendasein existierte und nach dem Zerfall unseres Körpers dasein wird. Religion will Spiritualität institutionalisieren, und ein Großteil dessen, was in ihrem Namen geschieht, hat in Wahrheit mehr die Aufrechterhaltung der Institutionen zum Ziel als das Wohlergehen des einzelnen. Es ist möglich, ein spirituelles Leben zu führen und den Einfluß der Spiritualität auf die Gesundheit zu erforschen, ohne religiös zu sein. Im 8-Wochen-Programm werde ich Übungen vorschlagen, welche die Aufgabe haben, spirituelle Energie mit dem Ziel zu vermehren, die allgemeine Gesundheit zu verbessern. Diese Übungen stehen in keinem religiösen Zusammenhang, und ich hoffe, daß sie niemanden in Konflikt mit seinen religiösen Vorstellungen bringen.

Eine der großen Enttäuschungen in meinem Beruf ist, daß ich so wenige Lehrer getroffen habe, die das ganze Bild der Gesundheit sehen, die erkennen, wie wichtig es ist, auf allen Ebenen zu arbeiten: auf der physischen, der mentalen und der spirituellen. Vor einigen Wochen traf ich mich zum Beispiel mit einem Arzt zum Essen, der ein gut eingeführtes und angesehenes stationäres Programm für die Verbesserung der Gesundheit und Erhöhung der Lebensdauer entwickelt hat, das auf einer sehr fettarmen Ernährung und regelmäßiger Körperertüchtigung basiert. Er sah gesund und fit aus und war voller Vertrauen darauf, daß seine Therapie viele ernste Krankheiten, darunter vor allem jene des Herz-Kreislauf-Systems, verhindern oder ihnen Einhalt gebieten könne. Am Tag davor war mir eine Nachricht im *Journal of the American Medical Association*[7] aufgefallen. Darin legten Forscher Beweise vor, nach denen der emotionale Risikofaktor bei Herzinfarkten wichtiger sein könnte als der physische, daß permanente Wut und dauerhafter Liebesentzug einen größeren Beitrag zur Wahrscheinlichkeit eines Herzinfarkts leisten als das Cholesterin im Blut. Als ich den Bericht beim Essen erwähnte, äußerte sich mein Tischnachbar verächtlich darüber, obwohl er ihn noch gar nicht gelesen hatte. »Was für ein Haufen Stuß!« sagte er. Doch ich war von seiner Reaktion nicht überrascht, denn ich wußte, daß sein Programm die geistigen Aspekte seiner Patienten wenig einbezog, und nahm an, daß die Neuigkeit seine Weltsicht bedrohen würde. Er hatte sehr deutliche Vorstellungen von einem Teil des Bildes, weigerte sich jedoch, seinen Blickwinkel zu erweitern.

Noch ein anderes Beispiel für Einseitigkeit: Mit der Post erhielt ich eines Tages einen Satz Kassetten, aufgenommen von einem Gesundheitsspezialisten und Philosophen, der lehrt, alle Krankheit habe emotionale Ursachen – chronische Rückenschmerzen seien der körperliche Ausdruck für einen Mangel an Unterstützung, Brustkrebs sei die Folge aufgestauter Wut und Aids die Manifestation von Schuldgefühlen wegen einer ungesunden Sexualität. Ich hörte mir die Kassetten so lange an, wie ich es aushalten konnte, stellte aber fest, daß sie kranken Menschen als einziges die Strategie der Verarbeitung von Gefühlen anboten, um aufgestaute Emotionen freizusetzen: Ignoriere den physischen Körper, wurde auf den Kassetten gepredigt, und arbeite nur mit dem Geist.

Vor einigen Jahren nahm ich an einem intensiven Meditations-Retreat teil, das aus vielen Stunden Sitzmeditation bestand, die von gelegentlichen Gehmeditationen unterbrochen wurden. Eine der Schwierigkeiten bestand für mich darin, daß mir die Gelegenheit zu körperlicher Bewegung fehlte, da ich seit langem Freude an täglichen, auf Sauerstoffverbrauch ausgelegten Übungen hatte. Als ich ein Gespräch mit dem spirituellen Lehrer führte, teilte ich ihm meine Frustration mit. Er gab mir zu bedenken, daß körperliche Bewegung eine Ablenkung der Konzentration auf die Meditation bedeuten würde. »Wenn Sie beginnen, den Körper als Energie zu erfahren, dann wird Ihnen die Vorstellung von körperlicher Bewegung grob vorkommen«, fügte er hinzu. »Das gleiche kann man erreichen, indem man die Energie zirkulieren läßt.« Dem stimme ich nicht zu.

In den vergangenen Jahren, als ich für dieses Buch und das 8-Wochen-Programm recherchierte, besuchte ich zahlreiche Heilbäder, die auch Fitneßprogramme und eine gesunde Lebensweise anboten. Auch dort stieß ich nur auf Teilbereiche meiner Vorstellung von Gesundheit, niemals auf das ganze Bild. Viele Programme konzentrieren sich einseitig auf den physischen Körper, ignorieren Geist und Seele. Manche setzen einem fettarme Speisen mit wenigen oder gar keinen tierischen Produkten vor, vermitteln aber kein Bewußtsein für die Wichtigkeit organischer Nahrungsmittel. Eine der Einrichtungen hatte die Ernährung im Griff, hielt jedoch ihre Klienten davon ab, Vitamin- und Mineralstoffpräparate einzunehmen. Mehrere setzten ihren Patienten chlorhaltiges Wasser vor. In einem der Heilbäder, in dem vegane (frei von tierischen Produkten) Speisen gereicht wurden und dessen Direktor Eier, Käse und Fisch als »Gift« bezeichnete, besprühte die Wartungsmannschaft täglich den Boden mit chemischen Pestiziden und Herbiziden; es war nicht möglich, dort herumzugehen, ohne die Dämpfe einzuatmen.

Dem Programm dieses Buches liegt das gesamte Bild der Gesundheit zugrunde. Ich werde Sie dazu auffordern, alle Bereiche Ihrer Lebensweise, die auf die Gesundheit einwirken, zu untersuchen und Änderungen in ihnen vorzunehmen, und mich nicht darauf beschränken, von Ihnen lediglich die Verbesserung Ihrer Ernährung und eine vermehrte körperliche Betätigung zu verlangen. Ich werde Ihnen Atemtechniken beibringen, die Streß neutralisieren und emotionale Schwankungen ausgleichen helfen. Ich werde Ihnen Vitamine, Mineralstoffe und Heilkräuter empfehlen, von denen ich weiß, daß sie das Heilungssystem des Körpers stärken. Ich will Ihnen Ratschläge darüber erteilen, wie Sie sich vor Toxinen in Nahrungsmitteln, Wasser und der Luft schützen können. Und ich möchte Ihnen Praktiken vorschlagen – wie mehr Schönheit in Ihr Leben zu bringen –, die Ihrem Geist wohltun.

Auf die gleiche Weise arbeite ich auch mit meinen Patienten. Da Krankheit immer vielfältige Ursachen hat, bitte ich diejenigen von ihnen, die medizinische Probleme haben, zugleich an mehreren Fronten zu arbeiten. Betrachten Sie zum Beispiel das Problem der Herzerkrankungen, eine der verbreitetsten Todesursachen in unserem Kulturkreis, über die viele von uns sich mehr Sorgen machen müßten, damit wir schützende Maßnahmen ergreifen können. Herzinfarkt tötet und behindert viele Männer mittleren Alters und zahlreiche Frauen nach der Menopause. Dabei ist klar, daß viele Todesfälle infolge von Herzinfarkten verhindert werden könnten, da die Krankheit im wesentlichen auf den Lebensstil zurückzuführen ist und in einigen Gesellschaften, in denen die Menschen anders als wir leben, selten oder gar nicht vorkommt. Eine große und einflußreiche medizintheoretische Schule sieht den erhöhten Cholesteringehalt des Blutes als Hauptrisikofaktor für den Herzinfarkt und konzentriert all ihre Bemühungen auf Forschungen in dieser Richtung – sie hält die Leute dazu an, sich fettarm zu ernähren, vor allem auf Nahrungsquellen zu verzichten, die Cholesterin und gesättigte Fettsäuren enthalten, und verschreibt cholesterinsenkende Medikamente in hohen Dosierungen. Natürlich raten sie darüber hinaus zu körperlicher Betätigung, da Bewegung immer gut ist, auch für die Gesundheit von Herz und Kreislauf.

Doch gibt es Splittergruppen von Ärzten und Wissenschaftlern, die in Frage stellen, ob Cholesterin wirklich im Mittelpunkt der Entstehungsgeschichte des Herzinfarkts steht. Eine Theorie, die ich in Betracht ziehen möchte, sieht Atherosklerose als Unausgeglichenheit eines natürlichen Heilungsprozesses.

Aus dieser Sicht ist die primäre Ursache für koronare Herz-krankheiten eine Schwäche der Tunika intima (der Auskleidung der Arterien); der Körper versucht die Risse in der Tunika in-tima mit Cholesterin, einer natürlichen und notwendigen Sub-stanz, zu verstopfen. Herzkranzgefäße entwickeln mit größerer Wahrscheinlichkeit Risse, wenn ihre Auskleidung schwach ist, da sie durch die Kontraktionen des Herzens regelmäßigem, un-ablässigem mechanischem Streß ausgesetzt sind. Und was könnte die Schwäche der Tunika intima verursachen? Eine wichtige Ursache könnte der Mangel von Vitamin C[8] sein, da dieses Vitamin für die Herstellung von starkem Bindegewebe Voraussetzung ist. Die einzigen anderen Tiere außer den Pri-maten, die ebenfalls für koronare Herzkrankheiten anfällig sind, sind Meerschweinchen und Schweine, und sie haben wie der Mensch die Fähigkeit verloren, Vitamin C selbst zu synthe-tisieren, und müssen es durch die Nahrung aufnehmen. Da doch Vitamin C harmlos ist, warum sollte man also nicht genug da-von zu sich nehmen, um sicherzustellen, daß der Körper starke Bindegewebe für die Arterien herstellen kann?

Eine weitere Forschungsrichtung sieht die Blutgerinnung als größeren Risikofaktor für koronare Herzerkrankungen als den erhöhten Cholesteringehalt des Blutes. Selbst wenn Herzkranz-gefäße durch atherosklerotische Ablagerungen verengt sind, kann ein Herzinfarkt nur dann erfolgen, wenn sich auch Blut-gerinnsel bilden. Wir kennen viele Mittel, um Blut zu »verdün-nen«: Aspirin, Knoblauch, Vitamin E, Fischöle und Alkohol; sie alle haben diese Wirkung, und außerdem ist es wahrscheinlich, daß psychologische Faktoren ebenfalls eine Rolle spielen, da Streß die Blutgerinnung beeinflussen kann. Warum also sollte man nicht zur Einnahme natürlicher Blutverdünner in ange-messenen Dosierungen raten, ein Training zur Streßreduktion anbieten und Rat erteilen zur Senkung des Cholesterinspiegels?

Und das ist noch nicht alles. Selbst wenn die Blutzufuhr zum Herzmuskel einmal unterbrochen ist, kann man die Folgen nicht vorhersagen. Manche Menschen fallen tot um, andere erholen sich und sind schließlich gesünder und aktiver als jemals zuvor. Was verursacht eine so starke Unterschiedlichkeit? Mehr als der Ort und das Ausmaß der Verletzung ist möglicherweise der Allgemeinzustand des Herzens und des Körpers der bestimmende Faktor. Vor allem wenn der sympathetische (anspornende) Zweig des dem Willen nicht unterworfenen Nervensystems zum Zeitpunkt des Infarkts dominiert, könnte der Herzmuskel anfällig für Kammerflimmern sein, jene chaotische, nutzlose Bewegung, die innerhalb von Minuten zum Tod führt. Dominieren jedoch die parasympathetischen (entspannenden) Nerven, dann könnte der Herzmuskel selbst dann vor dieser Katastrophe geschützt sein, wenn der Bereich der Verletzung groß ist. Sympathetische Dominanz korreliert mit chronischen Angstzuständen, Streß und mit einem Hang zu Wutausbrüchen als Reaktion auf Frustration. Parasympathetische Dominanz korreliert mit Offenheit, Ruhe und Akzeptanz. Mir scheint es wichtig, daß wir alle uns diese Tatsache ins Bewußtsein rufen, ganz egal, wie hoch unser Cholesterinspiegel ist.

Aus guten Gründen assoziieren die meisten Menschen Gefühle mit dem Herzen;[9] manche erfahren emotionale Störungen sogar als Schmerz oder unangenehmes Gefühl in der Brust. Die Gefühle interagieren mit dem Herzen über komplexe nervliche und hormonelle Kommunikationssysteme, die auch Einfluß auf den Zustand der Herzkranzgefäße nehmen können. Ein möglicher koronarer Vorfall, der einem Herzinfarkt vorausgehen kann, ist eine Verkrampfung der Herzkranzgefäße in Reaktion auf emotionalen Aufruhr. In meinem 8-Wochen-Programm rate ich Ihnen, als eine spirituelle Übung geschädigte Beziehungen zu heilen – zum Beispiel indem Sie jemandem, der Sie verletzt hat, Vergebung signalisieren. Ich habe die Erfahrung gemacht, daß der Akt des Vergebens den Vergebenden heilt, und neben vielen anderen Bestandteilen des Körpers könnten auch die Herzkranzgefäße von den freigesetzten Heilenergien profitieren.

Mit anderen Worten, selbst wenn das Ziel, das Sie sich gesetzt haben, begrenzt ist, zum Beispiel auf die Vermeidung eines Herzinfarkts, müssen Sie sich dennoch wie wir alle des ganzen Bildes annehmen. Es reicht nicht aus, lediglich die Aufnahme gesättigter Fettsäuren zu reduzieren. Es ist nicht genug, cholesterinsenkende Medikamente einzunehmen, ob sie nun synthetisch oder natürlich sind. Es ist nicht damit getan, Streßreduktion zu üben. Um die Funktion Ihres Heilungssystems zu optimieren, müssen Sie alles in Ihrer Macht Stehende tun, um Ihre körperliche, geistige/emotionale und Ihre spirituelle Gesundheit zu verbessern.

Heilungsgeschichte:
Die spirituellen Wurzeln der Gesundheit

Diana Hydzik, eine Ärztin aus Chicago, schickte mir den folgenden Bericht von ihrer Erfahrung mit einer chronischen und schmerzhaften Gelenkerkrankung:

»Im Jahr 1990 diagnostizierte man bei mir im Alter von einundvierzig und im vierten Jahr meines Medizinstudiums seronegative Arthropathie [eine nichtansteckende Gelenkerkrankung]. Ich war 1987 aus einer gescheiterten Ehe ausgebrochen und verbrachte die ersten zwei Jahre meines Studiums im Verlauf einer sehr hart ausgetragenen Scheidung mehr oder weniger im Gerichtssaal und bei eidlichen Aussagen. Als schließlich alles vorüber war, wurde ich krank. Meine Bluttests ergaben nicht die erwarteten normalen Werte, und auf Röntgenbildern konnte man Gelenkknorpelschäden in den Handgelenken erkennen. Ich holte mir schließlich Rat bei einem Rheumatologen, da ich unter einer überwältigenden Müdigkeit litt und fürchtete, mein Studium nicht beenden zu können. Es gelang mir nicht, mich tagsüber wach zu halten, selbst wenn ich in der

Nacht zwölf Stunden geschlafen hatte. Das Medikament Prednison ermöglichte es mir, sechs Wochen später den Abschluß zu machen und ein Jahr Assistenzzeit durchzuhalten. Ich fürchtete, daß sich die üblichen Medikamente [gegen autoimmune Arthritis] schädlich auf meine allgemeine Gesundheit auswirken könnten, und gab daher die Assistentenstelle auf, um alternative Methoden der Behandlung zu suchen. Ich fing an, in ländlichen Unfallstationen zu arbeiten, und hatte mehr Zeit, mich auszuruhen, zu lesen und alternative Heilpraktiker aufzusuchen.

Ursprünglich war ich bei einem Chiropraktiker, der sich in Europa hatte ausbilden lassen. Er empfahl Fischölpräparate und eine pflanzliche Behandlung gegen eine Hefepilzinfektion des Darms. Danach ging es mir erheblich besser, doch seine weitere Behandlung schlug nicht an. Als nächstes suchte ich einen chinesischen Arzt auf, der jeden Monat eine Puls- und Zungendiagnose durchführte und mir eine Kräutermischung verschrieb, die ich dreimal am Tag aufkochte und trank – um die ›feuchte Hitze in meinem Darm‹ zu reduzieren. Ich ging auch zur Akupunktur, die zu Beginn sehr wirkungsvoll war, mit der Zeit jedoch kaum noch anschlug. Ich dosierte das Prednison in Stufen von einem Milligramm herunter und fing gleichzeitig an, Vitaminpräparate und Dehydroepiandrosteron [ein Hormonpräparat, hilfreich bei Autoimmunität] zu nehmen. Im Zuge eines Experiments verzichtete ich vollkommen auf Kaffee, und meine Ernährung wurde nahezu vollständig vegetarisch. (Ich holte mir Fertiggerichte aus einem Naturkostladen.) Außerdem strich ich Milchprodukte von meinem Speisezettel.

Als frühere Psychologin war ich sehr bereitwillig dafür offen, die Verbindung zwischen Geist und Körper zu erforschen. Tatsächlich war ja dies der Grund für mich gewesen, um Medizin zu studieren, obwohl mir dazu eigentlich die Zeit fehlte. Ich fing an, Entspannung und Visualisation zu üben, und ließ mich regelmäßig massieren. Nach den ersten achtzehn Monaten alternativer Behandlung konnte ich das Prednison vollständig

47

absetzen und mußte nur gelegentlich auf nichtsteroidale Entzündungshemmer zurückgreifen.

Im Sommer 1994 ging es mir jedoch wieder schlechter, und ich entwickelte Flüssigkeitsansammlungen in den Knien und Wadenkrämpfe. Ich setzte die chinesischen Kräuter ab und kehrte zu Prednison zurück. Ich stellte meine Ernährung weiter um und machte Energiearbeit (Reiki und Handauflegen), die mir vorübergehende Besserung verschaffte. Wichtiger jedoch war, daß ich mich mit transformatorischer Imaginationsarbeit befaßte, was mir einen Zugang zum Zellgedächtnis verschaffte. Außerdem nahm ich nun zwei sehr hilfreiche Nährstoffergänzungen ein: Haifischknorpel und das Heilkraut Boswellia.

Das vergangene Jahr hat den beinahe vollständigen Rückgang meiner Symptome gebracht. Außerdem fuhr ich nach Sedona in Arizona und machte dort so dramatische Erfahrungen, daß ich meinte, die Quelle meiner Heilung in Händen zu halten. Ich gab meinen Vollzeitarbeitsplatz auf und arbeitete nur noch als ärztliche Stellvertreterin, um mehr Zeit und größere Flexibilität für meine weitere Heilung zu gewinnen. Ich war dieses Jahr sechzehnmal in Sedona und beschäftigte mich dort vor allem mit einer Kombination aus Atemarbeit, Imagination, östlicher Spiritualität, energetischer und Umweltmedizin. Ich ließ mir alle Amalgam- und eine konventionelle Wurzelfüllung aus den Zähnen nehmen, unterzog mich einer Chelattherapie gegen das in meinem Körper befindliche Quecksilber und einer Behandlung gegen einen Darmparasiten.

Am bedeutendsten war es jedoch für mich, meine Krankheit als Krise meines Geistes zu begreifen: mich mit meiner Lebenserfahrung zu einigen, meinen Sinn zu finden und die Quelle all dessen, was existiert. Obwohl ich schon vor diesem Jahr spirituelle Erfahrungen mit Heilern gemacht hatte, brachte mich mein Widerstand gegen Spiritualität dazu, sie als Zufälle abzuweisen, die ich zwar gern für die Heilung einsetzen wollte, jedoch nicht als ›wirklich‹ zu begreifen vermochte. Ich meinte, die Heilung des Glaubens sei vielleicht bei Gläubigen wir-

kungsvoll, aber ich war schließlich eine Wissenschaftlerin. In-
zwischen bin ich davon überzeugt, daß es die spirituelle Arbeit
war, welche die Heilung tatsächlich ermöglichte, während all
die Nahrungsergänzungsstoffe und Behandlungen mir nur
symptomatische Erleichterung verschafften – bis ich das not-
wendige spirituelle Wachstum schaffen konnte.«

Heilungsgeschichte:
Besseres Atmen

Im Jahr 1990 suchte mich Rachel H., eine Rechtsanwältin aus
San Francisco, erstmals auf, weil bei ihr die Parkinson-Krank-
heit diagnostiziert worden war. Sie teilte mir mit, daß ihr Knie
fünf Jahre zuvor angefangen hatte, unter ihr beim Gehen nach-
zugeben, und sich eine zunehmende Steifheit in ihrem linken
Arm und Bein zu entwickeln begann. Nachdem sie mehrere
Orthopäden aufgesucht und schließlich ihr Knie hatte operie-
ren lassen, hielt man ihre Krankheit zunächst für multiple Sklerose, doch schließlich kamen die Neurologen darin überein,
daß es sich um eine ungewöhnliche Art des Parkinson-Syn-
droms handeln mußte. Nachträglich schrieb sie ihre Erfahrungen mit konventioneller und alternativer Medizin auf, um einen
besseren Zugang zu ihrer Krankheit zu erlangen. Kürzlich erhielt ich von ihr den folgenden Brief.

»Ich habe meine Kur, bestehend aus alternativen/östlichen An-
strengungen, so fortgesetzt, wie ich sie in meinem Artikel be-
schrieben habe. Sie besteht aus Akupunktur, Yoga, Massage,
Meditation und anderen der Streßreduktion dienlichen Metho-
den.
  Die größte Herausforderung seit meiner Diagnose war seit
etwa 1990 das Einsetzen von gelegentlichen Krämpfen

während des Schlafs (einmal alle paar Wochen oder so). Ich rea-
gierte, indem ich nach Alternativen für die Medikation gegen
Krämpfe suchte, und stieß schließlich auf das Atemfeedback,
das ein Muster ›chronischer Hyperventilation‹ (flaches, zu
schnelles Atmen) zutage förderte. Dies schien Bestandteil eines
lang schon vorhandenen Syndroms zu sein, das sich aus fehlen-
der Bauchatmung, schlechter Haltung, einer Einengung im
Solarplexusbereich sowie aus kalten Händen und Füßen zu-
sammensetzt. Ich veränderte dieses Muster (mit der Zeit)
grundlegend, indem ich die Biofeedbacksitzungen mit der
Arbeit meines Yogalehrers, mit Körperarbeit und psychologi-
scher Beratung kombinierte. Ich arbeitete an meiner Körper-
haltung und an anderen Dingen, die meine Körperstruktur und
meine Atmung beeinflußten und damit vermutlich das Sauer-
stoff-Kohlendioxid-Gemisch aus der Balance brachten. Als ich
anfing, meine Atmung grundlegend zu verändern, nahmen die
Krämpfe in Zahl und Stärke ab und hörten schließlich, zwei
Jahre nach dem ersten Anfall, vollständig auf. Seit Mai 1993
hatte ich keine solchen Beschwerden mehr.«

— 4 —

Warum acht Wochen?

Ich empfehle meinen Patienten für gewöhnlich Veränderungen ihres Lebensstils und die Anwendung natürlicher Heilmittel. Vor kurzem zog mich eine Frau Anfang Sechzig wegen ihrer Osteoarthritis (Knochen- und Gelenkentzündung) zu Rate, welche die Beweglichkeit ihrer Hände einschränkte und ihr außerdem an vielen anderen Gelenken erhebliche Schmerzen bereitete. Ihr Hausarzt hatte ihr mehrere nichtsteroidale Entzündungshemmer verschrieben, von denen sie jedoch keinen vertrug. Da ihr diese Medikamente Magenschmerzen verursachten und ihr das Gefühl gaben, »abzuheben«, versuchte sie sie nur dann einzunehmen, wenn die Schmerzen unerträglich wurden und ihr weder heiße Bäder, örtlich angewendete Arzneimittel noch einfache Methoden, die sie von Freunden oder aus Büchern erlernt hatte, Erleichterung verschafften.

Ich stellte ihr eine Liste von Maßnahmen zusammen, die alle dazu dienen sollten, die Entzündung in ihrem Körper zu verringern. Ich erklärte ihr, daß über die Nahrung aufgenommene Fette entweder entzündungsfördernd oder -hemmend wirken können. In die erste Kategorie gehören sämtliche mehrfach ungesättigten Pflanzenöle – Mais, Sesam, Sonnenblumen, Distel/Färberdistel und ähnliche –, Margarine und alle anderen künstlich gehärteten Fette, auch die übrigen zum Teil gehärteten Pflanzenöle und vergleichbare Produkte. Ich bat sie, all dies aus ihrem Ernährungsplan zu streichen. Statt dessen sollte sie sich auf Olivenöl und ölhaltigen Fisch wie Lachs, Makrele, Sardinen und Hering beschränken. Diese Fische liefern Omega-3-Fettsäuren, die entzündungshemmend wirken. Sie sollte außerdem als Nahrungsergänzungsstoff Nachtkerzenöl zu sich nehmen, das eine weitere der Gesundheit zuträgliche Fettsäure namens Gamma-Linolensäure enthält. Ihre Ernährung war insgesamt nicht falsch, aber ich riet ihr, noch weniger tierische Nahrungsmittel und dafür mehr Vollkornprodukte und frisches Gemüse zu essen. Außerdem empfahl ich ihr die regelmäßige Verwendung zweier handelsüblicher Gewürze, Ingwer und Gelbwurz (Kurkuma), die beide auf natürliche Weise entzündungshemmend wirken. Ich stellte ihr eine Liste von Vitaminen und Mineralstoffen zusammen, die oxidationshemmend wirken würden und die sie jeden Tag nehmen sollte (wenn Sie dem 8-Wochen-Programm folgen, werden Sie diese ebenfalls kennenlernen). Außerdem riet ich ihr, möglichst regelmäßig zu schwimmen, da dies die beste Bewegungsform für Menschen ist, die unter Gelenkschmerzen leiden. Schließlich schickte ich sie zu einem Akupunkteur, um ihre Symptome ohne den Einsatz von Medikamenten zu lindern.

Nachdem sie diesen Empfehlungen einen Monat lang gefolgt war, berichtete die Patientin von einer leichten Verbesserung ihres Zustands. Folglich brauchte sie weniger nichtsteroidale Entzündungshemmer einzunehmen. Ungefähr drei weitere Wochen später erlebte sie sogar eine bedeutende Verbesserung und konnte vollständig auf die Medikamente verzichten. Seit diesem Zeitpunkt hat sie ihre Arthritis unter Kontrolle und lebt überwiegend schmerzfrei.

Warum bewirken nichtsteroidale Entzündungshemmer innerhalb von Stunden Schmerzlinderung, während für eine natürliche Herangehensweise Wochen vonnöten sind? Tatsächlich greifen beide Methoden an der gleichen Stelle: an einer Familie von hormonähnlichen Substanzen, die »Prostaglandine« heißen und Schmerz und Entzündung herbeiführen. Ich sollte erklären, daß eine Entzündung, trotz des Unbehagens, die sie uns verursacht, ein natürlicher Bestandteil der körperlichen Heilungsreaktion ist. Die Entzündung ist der sichtbare und wahrnehmbare Aspekt der Immunaktivität, welche Infektion und Verletzung unter Kontrolle bringt und die Reparatur beschädigten Gewebes herbeiführt. Aber zuviel von einer guten Sache ist niemals gut, und wenn eine Entzündungsreaktion zu stark ausfällt oder zu lange anhält, dann führt die Entzündung selbst Krankheit statt Heilung herbei. Diese mächtige Reaktion des Immunsystems wird von Prostaglandinen reguliert. Wie die meisten der körpereigenen ordnenden Substanzen kommen sie als Familie vor, die in zwei Funktionszweige gegliedert ist: einen, der Entzündung fördert, und einen, der sie in Schranken hält. Ist der Körper bei Gesundheit, dann befinden sich diese gegensätzlichen biochemischen Kräfte im Gleichgewicht: Eine Entzündungsreaktion kann nur dort und dann auftreten, wo und wenn sie gebraucht wird, um zu verteidigen oder zu reparieren; sie fällt nicht zu stark aus und kommt zum richtigen Zeitpunkt zu einem Ende. Eine zu starke Förderung und eine zu starke Unterdrückung von Entzündung sind beides unausgeglichene Zustände, die zu Krankheiten führen.

Die entzündungshemmenden Medikamente, die in den vergangenen Jahren bei Ärzten und Patienten so beliebt geworden sind, stehen jenen Prostaglandinen, die eine Entzündung herbeiführen, feindlich gegenüber. Wie bei den meisten pharmakologischen Gegenwirkstoffen erfolgt die Wirkung rasch und oft auf dramatische Weise, aber sie ist nicht umsonst zu haben.[10] Es kommt zu Nebenwirkungen, Toxizität in diesem Fall, zu einer Irritation der Mageninnenwände, die leichtere Symptome wie Sodbrennen, aber auch gewaltige wie den Tod durch plötzliche Magenblutungen zur Folge haben können. Tausende von Patienten, die auf nichtsteroidale Entzündungshemmer angewiesen sind, sterben jedes Jahr an plötzlichen Magenblutungen. Außerdem führt die Behandlung mit pharmakologischen Gegenwirkstoffen nach ihrem Absetzen häufig zu einer Rückkehr der Symptome, wodurch man von den Medikamenten abhängig wird.

Sobald man versucht, die Dosis zu reduzieren oder die Einnahme einzustellen, kehren die Entzündung, der damit verbundene Schmerz und die Unbeweglichkeit mit voller Kraft zurück.

Dieses Muster ist logisch. Der menschliche Körper strebt immer die Homöostase an, ein Wort, dessen Wurzeln im Griechischen liegen und das »Gleichgewicht (der physiologischen Körperfunktionen)« bedeutet. Wenn der Körper also dem Einfluß einer äußeren Kraft ausgesetzt wird, dann versucht er immer, sie zurückzudrängen, um die Balance wiederherzustellen. Entzündungshemmer sind ein starker äußerer Einfluß, und die Homöostase verlangt, daß der Körper ihnen entgegenwirkt und sie ausgleicht, in diesem Fall, indem er mehr entzündungsfördernde Prostaglandine herstellt. Immer wenn Patienten die Medikamente absetzen wollen, erleben sie eine Verschlimmerung der Symptome, weil der Überfülle dieser hormonartigen Substanzen nun nichts mehr entgegengesetzt wird.

Die natürliche Herangehensweise strebt das gleiche Ziel an – die Wiederherstellung des Gleichgewichts im Prostaglandinsystem –, erreicht es jedoch auf einem anderen Wege. Der Körper stellt Prostaglandine aus Fettsäuren her, die er mit der Nahrung aufnimmt. Manche Fettsäuren, wie jene in Distel- und Maiskeimöl oder in Margarine, unterstützen die Synthese der entzündungsfördernden Prostaglandine; andere wie Omega-3-Fettsäuren in Fischölen und Gamma-Linolensäure sorgen für die Synthese von entzündungshemmenden Prostaglandinen. Die Einflußnahme auf das Prostaglandinsystem über die Ernährung funktioniert, aber sie benötigt Zeit, um eine allmähliche Verschiebung des Gleichgewichts in der Hormonproduktion zu ermöglichen. Die Vorteile, welche die Verzögerung wieder wettmachen, sind die Freiheit von Toxizität und die Vermeidung einer Medikamentenabhängigkeit. Verändert man das Hormongleichgewicht des Körpers langsam, indem man auf die Nahrung Einfluß nimmt, dann stört man die Homöostase des Körpers nicht und muß sich nicht mit dem Wiederkehren der Symptome abfinden.

Die natürliche Herangehensweise hat noch einen anderen, subtileren Vorteil, den ich erwähnen sollte, da ich fest an ein Zusammenwirken von Körper und Geist glaube und an ihr Potential, sowohl Krankheit wie auch Gesundheit zu erzeugen. Meiner Meinung nach ist es offensichtlich, daß der Geist eine Entzündung auf dramatische Weise zu beeinflussen vermag, vermutlich durch das Medium chemischer Botenstoffe – Neuropeptide –, die im Gehirn produziert werden und direkt mit den Immunzellen in Wechselwirkung treten, indem sie sie entweder aktivieren oder unterdrücken. Ich möchte die Details dieser Beeinflussung nicht weiter darstellen, sondern nur auf hinlänglich bekannte Hypnoseuntersuchungen[11] hinweisen, die zeigen, daß bei einem in Trance befindlichen Menschen Entzündungsreaktionen der Haut durch Suggestion hervorgerufen oder zurückgedrängt werden können und daß diese Reaktionen unmittelbar erfolgen. Ein Hypnotiseur kann einen Menschen, der sich in tiefster Trance befindet, mit einem Finger berühren, den er als ein Stück heißes Metall ausgegeben hat, und an der Stelle der Berührung wird eine Brandblase entstehen. Umgekehrt vermag Suggestion das Entstehen von Brandblasen zu verhindern, nachdem die Berührung mit einem Stück heißem Metall wirklich erfolgte. Die Ausbildung von Brandblasen ist ein Aspekt des Entzündungsmechanismus, herbeigeführt durch Hormone, die Blutgefäße in der Haut undicht werden und Serum zwischen die innere und äußere Schicht der Haut fließen lassen.

Der Placeboeffekt – ein therapeutisches Ergebnis, das durch den Glauben an die Behandlung erzielt wird – trägt zur Wirksamkeit aller Medikamente bei und mag sehr wohl eine entscheidende Rolle auch bei der erfolgreichen Anwendung nichtsteroidaler Entzündungshemmer spielen und einen Beitrag zu ihrer direkten pharmakologischen Wirkung leisten. Selbstverständlich kann der Placeboeffekt ebenso eine Rolle bei allen günstigen Ergebnissen spielen, die durch eine Umstellung der Ernährung und eine Anwendung milder, natürlicher entzündungshemmender Mittel wie Ingwer und Gelbwurz zustande gekommen sind. Als Praktiker in Sachen Geist-Körper-Medizin betrachte ich den Placeboeffekt als meinen großartigsten Verbündeten. Ich betrachte ihn als reine innere Heilungsreaktion und versuche ihn soweit wie möglich zu fördern. Ich weiß, daß die ernährungsbedingten Veränderungen, die ich der Frau mit der Osteoarthritis empfohlen habe, das Prostaglandinsystem in die richtige Richtung beeinflussen können. Ich weiß außerdem, daß es den Menschen sehr schwer fällt, ihre Ernährungsgewohnheiten umzustellen, und daß sie, wenn sie es tun, bedeutende geistige Energie für die Heilung aufbringen. Placeboeffekte treten vielleicht sehr schnell auf, wenn man die verschriebenen Medikamente einnimmt, aber sie verschwinden, sobald die Medikamente wieder abgesetzt werden. Wenn sie als Reaktion auf Veränderungen des Lebensstils in Erscheinung treten, dann geschieht dies vielleicht langsam und erst nach und nach, aber sie können Fuß fassen und zu einem dauerhaften Beitrag zur Gesundheit werden.

Erfahrungsgemäß kommen Reaktionen auf sanfte, natürliche Arzneien langsamer zustande als auf suppressive Medikamente. Nachdem ich zahlreiche Patienten beobachtet habe, die sich bei der Bekämpfung unterschiedlichster Leiden auf natürliche therapeutische Mittel und auf die Umstellung ihres Lebensstils verlassen haben, komme ich zu dem Schluß, daß mindestens sechs bis acht Wochen erforderlich sind, um die Wirkung eines solchen Programms feststellen zu können.

Im folgenden will ich noch einen weiteren Fall zur Illustration dieser Zusammenhänge aufführen. Ein sechsunddreißigjähriger Mann kam zu mir und klagte über Verdauungsstörungen und Sodbrennen. Die Symptome traten so häufig auf, daß er daran gewöhnt war, im Handel frei erhältliche Antazida regelmäßig zu sich zu nehmen. Er war ein vielbeschäftigter Rechtsanwalt mit einem nervenaufreibenden Arbeitsalltag, glücklich verheiratet, trank vier Tassen Kaffee pro Tag und ein alkoholisches Getränk nach der Arbeit. Er spielte wettkampforientiert Racquetball als körperlichen Ausgleich und nahm zu

Hause vernünftige gesunde Mahlzeiten zu sich, »verwöhnte« sich jedoch, wenn er mit seinen Mandanten mittags essen ging, mit schweren mexikanischen Gerichten. Obgleich er kurz zuvor medizinisch durchgecheckt worden war und die Bluttests normale Werte lieferten, hatte sein Arzt vorgeschlagen, es eine Weile mit verschreibungspflichtigen Medikamenten zur Unterdrückung der Magensäureproduktion zu versuchen. Als ich zuhörte, wie dieser Mann meine vielen Fragen über sein Leben beantwortete, kam ich mehr und mehr zu dem Schluß, daß er im wesentlichen gesund war, jedoch Schwierigkeiten in den Bereichen Ernährung, Gewohnheiten und Streßbewältigung hatte.

Ich empfahl ihm ein Programm, dem er gut folgen konnte, angefangen mit dem Verzicht auf Kaffee, der bekanntermaßen magenreizend wirkt. Ich machte Verbesserungsvorschläge für seine Ernährung, schlug ihm auch verschiedene Restaurants vor, die er aufsuchen, und Gerichte, die er wählen konnte, wenn er außer Haus aß. Ich brachte ihm eine Atemübung zur Entspannung bei, die auch Bestandteil des 8-Wochen-Programms ist. Ich erklärte ihm, daß ich nicht grundsätzlich gegen den Genuß von Alkohol eingestellt sei, empfahl ihm jedoch, darauf zu verzichten, bis seine Magensymptome zurückgegangen seien – vor allem weil er auch erfolgreich Atemübungen zur Entspannung nach einem normalen Arbeitsalltag machen könne. Ich erforschte mit ihm die Möglichkeit, ein Körperübungsprogramm zu entwickeln, das nicht auf einer derart wettkampforientierten Sportart basierte, und fand heraus, daß er früher begeistert radgefahren war, sein Fahrrad inzwischen aber nur mehr selten benutzte. Schließlich erzählte ich ihm von einem Süßholzextrakt, das in Naturkostläden, Drogerien oder Apotheken erhältlich ist und womit er die Antazida und das verschriebene Medikament ersetzen konnte. (Süßholz[12] baut die Schleimhäute an den Mageninnenwänden auf und macht sie gegen die reizende Wirkung von Säure widerstandsfähiger.) Weil der Patient sich keine weiteren medizinischen Untersuchungen und Medikamente

57

mehr zumuten wollte und seine Symptome als ernsten Hinweis darauf verstand, daß es an der Zeit war, Veränderungen in seinem Leben vorzunehmen, nahm er meine Ratschläge an und schien sie bereitwillig durchführen zu wollen. Ich bat ihn, mich einmal im Monat aufzusuchen und mir von seinen Fortschritten zu berichten.

Als er mich nach einem Monat erstmals wieder besuchte, erzählte er mir, daß ihm die Befolgung einiger Vorschläge leicht und anderer schwergefallen sei. Die Einnahme des Süßholzextrakts war problemlos und half ihm, sich die Antazida abzugewöhnen. Auch mit den Atemübungen hatte er keine Probleme, da er sich unmittelbar durch ihre entspannende Wirkung belohnt fühlte. Auf Kaffee zu verzichten fiel ihm allerdings schwer. Er trank nur noch zwei Tassen pro Tag, wollte darauf jedoch nicht verzichten, weil er sich sonst morgens zu müde fühlte, um sich seinem Arbeitstag zu stellen. Er bemühte sich, sein Eßverhalten in Restaurants zu ändern, aber sein Fahrrad setzte in der Garage immer noch weiter Staub an. Alkohol nahm er nur noch jeden zweiten Tag nach der Arbeit zu sich. Seine Magensymptome waren »ein wenig besser«. Ich erklärte ihm, daß es eine gute Entscheidung war, einen Schritt nach dem anderen zu tun und sich darum zu bemühen, seine Abhängigkeit vom Kaffee zu überwinden. Ich riet ihm, Kaffee durch Getreidekaffee zu ersetzen oder durch Kräutertees wie Kamille- und Pfefferminztee, die beide den Magen beruhigen. Wenn er dennoch nicht auf Koffein verzichten könne, solle er sich lieber auf japanischen grünen Tee umstellen. Dieser ist nicht nur frei von den meisten Reizstoffen, die Kaffee aufweist, er ist darüber hinaus auch noch auf mehrerlei Weise gesundheitsförderlich (grüner Tee wirkt nachweislich cholesterinsenkend und krebsvorbeugend).

Die Nachuntersuchung zwei Monate später erbrachte sogar ein noch besseres Ergebnis. Er trank nun jeden Morgen statt des Kaffees zwei Tassen grünen Tee, und obgleich es ihm schwerfiel, sich daran zu gewöhnen, und er seinen Kaffee vermißte, ging es seinem Magen doch so viel besser, daß er mit dieser

Veränderung einer Gewohnheit zufrieden war. Er äußerte sich begeistert zu der Atemübung: »Ich glaube, ich bin süchtig danach«, sagte er, »aber wenigstens ist es eine gesunde Abhängigkeit.« Er fuhr nun nach der Arbeit Fahrrad und spielte an den Wochenenden nur mehr zum Vergnügen Racquetball. Bei seinen Restaurantbesuchen aß er viel bewußter. Er konnte nun besser schlafen und fühlte sich insgesamt leistungsfähiger.

Nach einem weiteren Monat teilte er mir mit, daß er es nicht für nötig halte, mich noch zu konsultieren. Inzwischen verwende er das Süßholzextrakt nur noch gelegentlich, habe praktisch keine Magenbeschwerden mehr und könne sogar ab und zu ein schweres mexikanisches Mittagessen zu sich nehmen. Er trinke »hier und da ein Glas mit Freunden«, brauche Alkohol aber nicht mehr, um am Ende eines Arbeitstags zu entspannen.

Die Erfahrungen dieses Patienten damit, alte Gewohnheiten zu verändern, sind typisch. Definitionsgemäß sind Gewohnheiten ein sich wiederholendes Verhalten; als solches fallen sie leicht und sind vertraut. Es sind die Gruben, in die wir auf dem Weg durch unser Leben leicht fallen können. Gewohnheiten zu verändern fällt schwer, vor allem am Anfang braucht man dafür ein entschlossenes Bemühen und Zeit, damit die Veränderungen auch von Bestand sind. Dieser Mann benötigte ungefähr zwei Monate, um sich das Trinken von Kaffee abzugewöhnen, obwohl das Getränk seinem Magen Probleme bereitete.

Wie verhält es sich nun bei größeren Veränderungen im Zusammenhang mit Eßgewohnheiten oder körperlicher Betätigung, zum Beispiel beim Verzicht auf Fleisch oder einem täglichen Spaziergang? Ich gab diesen Rat vielen meiner Patienten, und ich beobachtete sie in Heilbädern und Fitneßzentren bei ihren ersten Schritten in diese Richtung. Auch hier, meine ich, gibt es zwei Voraussetzungen für den Erfolg: Motivation und Entschlossenheit, um die Veränderungen einzuleiten, und schließlich Zeit, um die neuen Verhaltensmuster einzuüben. Mindestens zwei Monate waren für diesen Prozeß erforderlich.

Lassen Sie mich noch ein weiteres Beispiel anführen: Ein junger Mann Ende Zwanzig suchte mich wegen seiner Angstgefühle auf. Er sagte, er sei schon immer nervös gewesen; er habe unter Symptomen wie »Schmetterlingen im Bauch« und schweißigen Handflächen vor Prüfungen in der Schule gelitten, manchmal verbunden mit Durchfall. In den vergangenen Jahren war er zum Opfer schwerer Angstattacken geworden, die ihn überfielen, etwa während er gerade an seinem Schreibtisch saß. (Er arbeitete als Computerprogrammierer am medizinischen Zentrum einer Universität.) Sein Atem ging dann schnell und flach, und er hatte das Gefühl, nicht genug Luft zu bekommen. Zugleich nahm seine Haut einen blassen Farbton an, wurde kalt und feucht. Dabei hatte er immer dunkle Ahnungen, als ob ihm irgendeine Katastrophe bevorstünde. Solche Attacken konnten mehrere Minuten oder über eine Stunde dauern und sorgten dafür, daß er sich den Rest des Tages erschöpft und unfähig fühlte, sich zu konzentrieren. Ein Psychologe, den er einige Male aufgesucht hatte, diagnostizierte eine Angstneurose und schickte ihn zu einem Arzt, der ihm entsprechende Medikamente verschrieb. Doch der Patient konnte den Zustand nicht ertragen, in dem er sich nach Einnahme der Arznei befand (die Medikamente störten seine Aufmerksamkeit und beeinträchtigten sein Gedächtnis bei der Arbeit). Er machte sich Sorgen, weil die Attacken immer häufiger auftraten.

Dieser Mann brauchte eine Veränderung in seiner Lebensführung. Seine Ernährung war in Ordnung; er nahm weder Alkohol, Tabak, Koffein noch andere Drogen zu sich. Aber er betätigte sich nicht körperlich, war in Entspannungstechniken ungeübt, sozial mehr oder weniger isoliert und brachte – meiner Meinung nach – zuviel Zeit damit zu, im Internet zu surfen und Nachrichten zu hören, die ihn regelmäßig aufregten. Ich empfahl ihm, täglich spazierenzugehen und Atemarbeit durchzuführen, da ich beides für die beste Behandlung bei Angstzuständen halte. Ich bat ihn eindringlich, auf Nachrichten zu verzichten, so wie ich auch Sie im Zusammenhang mit dem 8-Wochen-Programm um »Nachrichtenfasten« bitten werde.

Ich hielt ihm einen Vortrag über die Gefahren der Internetsucht und schickte ihn zu einem psychologischen Berater, der, wie ich meinte, ihm bei der Überwindung seiner sozialen Isolation helfen würde. Außerdem erklärte ich ihm die Anwendung der Passionsblumentinktur, eines rein pflanzlichen Heilmittels mit leicht entspannender und beruhigender Wirkung. Seine Angstattacken hatten ihn genug erschreckt, um in ihm die erforderliche Bereitschaft zum Mitmachen zu wecken. Er nahm all diese Vorschläge bereitwillig auf und versprach, sie sorgsam zu befolgen.

Und so geschah es auch. Doch nach einem Monat war er enttäuscht, weil der große Fortschritt ausblieb, und er kam in Versuchung, seine alten Gewohnheiten wiederaufzunehmen – die Spaziergänge seinzulassen und sich wieder mit dem Internet und den Nachrichten zu beschäftigen. Die Angstattacken überfielen ihn immer noch ebenso häufig wie zuvor. Ich bat ihn, dranzubleiben und geduldig zu sein, vor allem mindestens zweimal täglich und wenn er das Herannahen einer Attacke spürte, die Atemübungen durchzuführen. Nach einem weiteren Monat berichtete er, daß die Angstzustände an Häufigkeit und Intensität abnahmen, und er war nun motiviert, um das Programm beizubehalten. Die Passionsblumentinktur mied er dann jedoch mit der Begründung, er könne damit nichts erreichen. Er sagte außerdem, er fühle sich »leistungsfähiger und zuversichtlicher« und könne sich keinen Tag mehr ohne seine Atemübungen und ohne Spaziergang vorstellen. Es dauerte ganze sechs Monate, bis die Angstattacken vollkommen aufhörten. Bis zu diesem Zeitpunkt waren die neuen Gewohnheiten zu einem festen Bestandteil seines Lebens geworden, und er war glücklich darüber, daß er nun etwas länger im Internet surfen konnte, ohne sich von den Nachrichten aus dem Gleichgewicht bringen zu lassen. Für meine Begriffe hatte er die Umstellung allerdings schon nach zwei Monaten geschafft, als seine neuen, gesünderen Verhaltensweisen gerade anfingen Fuß zu fassen und zu einer Gewohnheit zu werden.

Weil ich also beobachten konnte, wie natürliche Therapien

wirken und auf welche Weise Menschen bleibende Veränderungen in ihrer Lebensführung zu machen versuchen, bin ich zu dem Schluß gekommen, daß zwei Monate oder acht Wochen sowohl die kritische Zeitspanne sind, um die positive Wirkung therapeutischer Programme herauszufinden, als auch, um alte Angewohnheiten durch neue zu ersetzen. Das schließt keinesfalls aus, daß Veränderungen nicht auch schon früher auftreten oder mehr Zeit in Anspruch nehmen können. Doch wenn es Ihnen gelingt, einem Gesundheitsprogramm zwei Monate lang zu folgen, dann haben Sie die Zeit und Energie aufgebracht, die erforderlich ist, damit es greifen kann. Wenn Sie das 8-Wochen-Programm in diesem Buch bis zum Ende durchhalten, dann haben Sie bereits angefangen, das Heilungssystem Ihres Körpers zu verbessern, und steuern auf einen lebenslangen Kurs optimaler Gesundheit zu.

Und ich hoffe, daß all diejenigen von Ihnen, die das Programm ausprobieren, ähnlich positive Erfahrungen machen wie die folgenden Menschen:

- Laura Tabaracci aus Poughkeepsie, New York: »Ich habe Dr. Weils 8-Wochen-Programm durchgehalten! Die Ergebnisse sind wunderbar. Mein Immunsystem scheint stärker zu sein. Ich habe gelernt, anders zu atmen, und habe eine größere Bewußtheit für die Reaktionsweisen meines Körpers erlangt. Das Programm hat mich dazu bewogen, meine Lebensweise zu überprüfen.«
- Dennis Stitz aus Denville, New Jersey: »Ich habe Ihrem 8-Wochen-Programm fast vollständig (zu 98 Prozent) Folge geleistet. Ich fühle mich physisch, mental und spirituell gesünder. Ich habe mehr Energie, schlafe in weniger Stunden besser. Ich fühle mich glücklicher, ruhiger und weniger ängstlich. Mein Immunsystem ist stärker. Ich bin seltener erkältet. Ich bin nach einem anstrengenden Tag nicht mehr so abgespannt. Die Ergebnisse meiner Bluttests sind besser. Und ich funktioniere überhaupt im gesamten Tagesablauf besser.«

Teil II
Das 8-Wochen-Programm

– 5 –

Erste Woche

Ich gratuliere Ihnen! Sie sind im Begriff, sich auf ein aufregendes und gesundes Abenteuer einzulassen, bei dem Sie Ihr Leben neu gestalten, um zu optimaler Gesundheit zu gelangen. Ich werde Ihnen genaue Anleitungen für bestimmte Maßnahmen, für Veränderungen in Ihrer Ernährung und für Ihre körperliche Betätigung geben. Ich werde Sie über die Nährstoffergänzung informieren, die sicher und wirkungsvoll ist, und Ihnen Vorschläge unterbreiten, wie Sie sich die Vorteile der Geist-Körper-Medizin zunutze machen und Ihre spirituelle Energie erhöhen können. Ich beginne damit, Ihnen die einzelnen Schritte dieser ersten Woche des 8-Wochen-Programms darzulegen; dann werde ich jeden der Schritte ausführlich besprechen, damit Sie die Gründe für ihre Notwendigkeit verstehen können. Lassen Sie uns anfangen!

Maßnahmen

• Beginnen Sie, indem Sie durch Ihre Speisekammer gehen und in Ihren Kühlschrank schauen, um weitverbreitete ungesunde Nahrungsmittel auszusortieren. Werfen Sie alle Öle außer Olivenöl fort und auch das Olivenöl, das alt riecht oder ranzig ist. Entfernen Sie jegliche Margarine, feste pflanzliche Backfette und Produkte, die mit ihrer Hilfe hergestellt wurden (wie Kekse und Gebäck). Ich rate meinen Patienten auch stets, keine Produkte zu verwenden, die mit Baumwollsaatöl (Cottonöl) hergestellt wurden. Lesen Sie sich die Etiketten sämtlicher Lebensmittel durch, damit Sie vor allem jene aussortieren können, die »teilhydrierte« Öle jeglicher Art enthalten (Hydrierung = Härtung [von Ölen]). Sollten Sie kein natives Olivenöl extra vergine (aus erster Pressung) im Haus haben, dann kaufen Sie sich eine Flasche, und fangen Sie an, es regelmäßig zu verwenden. Sie sollten sich außerdem im Naturkostladen eine kleine Flasche mit aus organischem Anbau stammendem und kaltgepreßtem Canolaöl kaufen (bei dem Namen handelt es sich um eine Zusammensetzung von »Canadian oil«) sowie in einem chinesischen oder japanischen Geschäft oder in der Asienabteilung eines Supermarkts eine Flasche dunkles, geröstetes Sesamöl.

- Entfernen Sie alle künstlichen Süßstoffe, die Saccharin oder Aspartam enthalten, ebenso alle damit hergestellten Produkte.
- Sortieren Sie alle Lebensmittel aus, die künstliche Farbstoffe enthalten.
- Nehmen Sie sich vor, in Zukunft immer die Etiketten der Nahrungsmittel zu lesen, die Sie kaufen. Achten Sie insbesondere auf den Fettgehalt, vor allem auf die enthaltene Menge gesättigter Fettsäuren. Ich empfehle Ihnen, Ihre Fettaufnahme auf 20 bis 25 Prozent der Gesamtkalorienaufnahme zu reduzieren, wobei der Anteil gesättigter Fettsäuren so gering wie möglich sein sollte. Kaufen Sie keine Produkte, deren Etikett mehr Chemikalien aufführt als erkennbare Inhaltsstoffe.

Gesunde Ernährung

- Fangen Sie in der ersten Woche damit an, frischen Brokkoli zu essen. Wenn Sie dieses Gemüse mögen und bestimmte Zubereitungsarten bevorzugen, dann wissen Sie, was Sie tun müssen. Sonst können Sie das Rezept auf Seite 77 ausprobieren. Essen Sie in der ersten Woche zweimal Brokkoli.

- Essen Sie Lachs, Sardinen oder Bückling (Räucherhering) wenigstens einmal in dieser Woche. (Auf Seite 78 ff. finden Sie ein paar großartige, leichte Lachsrezepte.) Sollten Sie nicht gern Fisch essen, dann kaufen Sie sich in einem Naturkostladen Leinsamen, mahlen Sie ihn (Anweisungen befinden sich auf Seite 76), und verteilen Sie ihn in dieser Woche ein- oder zweimal über Ihren Mahlzeiten.

Nährstoffergänzung

- Beginnen Sie mit der Einnahme von Vitamin C, wenn Sie dies nicht bereits tun: 1000 bis 2000 Milligramm jeweils mit dem Frühstück, dem Mittagessen und nach dem Abendbrot vor dem Zubettgehen.

Körperliche Bewegung

- Versuchen Sie in dieser Woche fünfmal zehn Minuten spazierenzugehen. Sollten Sie bereits auf Sauerstoffverbrauch ausgelegten Sport treiben, dann machen Sie die Spaziergänge zusätzlich.

Psyche und Geist

- Denken Sie über Ihre eigenen Erfahrungen mit Heilung nach. Stellen Sie eine Liste von Krankheiten oder Verletzungen zusammen, von denen Sie sich in den vergangenen zwei Jahren erholt haben. Schreiben Sie alles auf, was Sie getan haben, um den Heilungsprozeß zu beschleunigen.

- Fangen Sie an, jeden Tag fünf Minuten lang Ihren Atem zu beobachten (siehe Seite 88).
- Kaufen Sie sich Schnittblumen, und stellen Sie sie dort auf, wo Sie Freude an ihnen haben.

KOMMENTAR

Maßnahmen

Ich habe Sie gebeten, Ihre Speisekammer und Ihren Kühlschrank von ungesunden Lebensmitteln, angefangen bei Fetten und Ölen, zu befreien. Hier folgen nun die Gründe für diese Aufforderung.

Alte Fette sind außerordentlich ungesund. Fette oxidieren, wenn sie der Luft ausgesetzt sind. Mehrfach ungesättigte Fettsäuren oxidieren leichter als einfach ungesättigte, und diese wiederum oxidieren schneller als gesättigte. Wenn Oxidation erfolgt, wird Fett ranzig, ein Zustand, der sich leicht mit der Nase feststellen läßt. Oxidiertes Fett kann die DNA schädigen, die Entstehung von Krebs fördern und alterungsbeschleunigende wie degenerative Veränderungen des Gewebes bewirken. Riechen Sie immer am Öl, bevor Sie es verwenden. Entsorgen Sie es sofort, wenn es auch nur eine Spur ranzig riecht. Außerdem ist es sinnvoll, an fetthaltigen Nahrungsmitteln – insbesondere an Nüssen, Chips und anderem Knabberzeug – zu riechen, bevor Sie sie verzehren, um sicherzugehen, daß die darin enthaltenen Öle noch nicht oxidiert sind. Beim Kauf von Öl sollten Sie lieber kleinere als größere Gefäße erwerben, sie dann im Kühlschrank aufbewahren und rasch verbrauchen.

Die Tendenz, leicht zu oxidieren, ist ein Problem aller pflanzlichen Öle, insbesondere der mehrfach ungesättigten, welche die Regale der Supermärkte füllen: Distel-, Sonnenblumen-, Maiskeim-, Sesam- und Sojaöl. Ich rate davon ab, auch nur eines von ihnen zu verwenden. Die einzige Ausnahme stellt für mich das dunkle, geröstete Sesamöl dar, das in der chinesischen und japanischen Küche eine beliebte Zutat ist. Sein Aroma ist so intensiv, daß es in sehr kleinen Mengen verwendet werden kann – von ein paar Tropfen bis zu höchstens einem oder zwei Teelöffeln –, um Suppen und Pfannengerichte am Schluß des Kochvorgangs zu würzen; es kann außerdem für die Zubereitung eines großartigen fettarmen Salatdressings herangezogen werden (siehe Rezept auf Seite 81).

Das beste Allroundöl ist Olivenöl. Es enthält hauptsächlich einfach ungesättigte Fettsäuren, die dem menschlichen Körper sehr viel besser zu bekommen scheinen als mehrfach ungesättigte oder gesättigte. Wir scheinen Ölsäure, die in Olivenöl vorrangig enthaltene Fettsäure, leichter als irgendeine andere Fettsäure verarbeiten zu können, und Bevölkerungen, die in ihrer Ernährung Olivenöl als Hauptfettquelle nutzen, leiden – obwohl ihre gesamte Fettaufnahme nicht wesentlich geringer ist – seltener unter Herzinfarkten und Krebs, als dies bei Amerikanern und den meisten Europäern der Fall ist. Auch Olivenöl ist natürlich Fett; wenn man es in unvernünftigen Mengen zu sich nimmt, kann der Cholesterinspiegel erhöht und Fettleibigkeit gefördert werden. In Maßen angewandt, handelt es sich jedoch um ein gesundes Nahrungsmittel, das Speisen sehr viel schmackhafter machen kann. Kaufen Sie eine gute Marke natives Olivenöl extra vergine, die naturbelassene erste kalte Pressung, um sich an seinem guten Geschmack zu erfreuen. Lassen Sie sich von Ihren Augen und von Ihrer Nase führen: Die besten Olivenöle sind grün oder grünlich gelb und haben ein angenehm fruchtiges Aroma. Professionelle Köche raten häufig vom Kochen mit nativem Olivenöl extra vergine ab und vertreten die Auffassung, daß es nur für Salate und besondere Gerichte vorbehalten sein sollte. Ich bin nicht dieser Meinung. Bewahren Sie auch dieses Öl wie alle anderen im Kühlschrank auf, um es vor Licht, Hitze oder der daraus folgenden Oxidation zu bewahren. Olivenöl wird in der Kälte langsam hart, kann jedoch in einem heißen Wasserbad von einigen Minuten schnell wieder verflüs-

sigt werden. (Wenn Sie es häufig verwenden, dann ist es sinnvoll, eine kleine Menge bei Raumtemperatur aufzubewahren.)

Sollten Sie für ein bestimmtes Gericht ein Öl mit einem neu-
tralen Geschmack benötigen, dann rate ich Ihnen zur Verwendung von Canolaöl, ein vor allem aus einfachen ungesättigten
Fettsäuren bestehendes Öl, das aus Rapssaat gewonnen wird.
In den letzten Jahren hat sich Canolaöl den Ruf erworben, insbesondere im Zusammenhang mit dem Herzen gesund zu sein,
aber ich bin der Meinung, daß es nicht an das Olivenöl heran-
reicht. Canolaöl besteht weder vorrangig aus Ölsäure, noch besitzen wir epidemiologische Beweise, die denen des Olivenöls
vergleichbar sind und zeigen, daß in ganzen Bevölkerungsgruppen ein Zusammenhang zwischen guter Gesundheit und der
Verwendung dieses Öls herzustellen ist. Jedenfalls ist das mei-
ste Canolaöl nicht akzeptabel, da es auf eine fettsäuredefor-
mierende Form extrahiert wird. (Ich werde Ihnen die Zusammenhänge genauer erklären, wenn ich darauf zurückkomme,
warum Sie auf Margarine verzichten sollten.) Außerdem verwenden die Rapserzeuger große Mengen an Pestiziden, mit deren Rückständen das Öl vermutlich belastet sein dürfte. Aus
diesen Gründen kann ich nur kaltgepreßtes Canolaöl aus bio-
logisch-organischem Anbau empfehlen.

Nun zur Margarine. Für jeden, der zu optimaler Gesundheit
gelangen will, sprechen zwei Dinge gegen Margarine. Erstens
erhöht der Prozeß der Härtung von pflanzlichen Ölen, um sie
streichfähig zu machen, den Prozentsatz der darin enthaltenen
gesättigten Fettsäuren und macht somit jeden Vorteil für Herz
und Blutgefäße im Vergleich zur Butter zunichte. Zweitens –
und für mich noch bedeutender, weil die Gefahr von Ärzten bisher wenig erkannt ist – deformiert der Prozeß der künstlichen
Hydrierung (Härtung) die Fettsäuren und läßt eine unnatürlich
zusammenhängende Form in der sogenannten *Trans*-Konfigu-
ration entstehen, die *Trans*-Fettsäuren oder TFS[13] (im Gegensatz
zur natürlichen gebogenen Form, der sogenannten Cis-Konfi-
guration). *Trans*-Fettsäuren bringen im Körper möglicherweise

das für die Regulierung der Heilung zuständige Hormonsystem aus dem Gleichgewicht; dies führt zu defekten Zellmembranen und unterstützt die Entwicklung von Krebs.

Wenn Sie die Wahl haben zwischen Butter und Margarine, wählen Sie immer Butter. Aber ich hoffe, daß es Ihnen gelingen wird, Ihren Butterkonsum einzuschränken, da Butter eine der bedeutendsten Quellen für gesättigte Fettsäuren in unserer Ernährung und eindeutig in die Entstehung von Atherosklerose und anderen arteriellen Erkrankungen verwickelt ist. Man kann es lernen, sich an wirklich gutem Brot zu erfreuen, ohne daß sich etwas darauf befindet; und auch Gemüse ist ohne Butter und Margarine schmackhaft. Müssen Sie unbedingt Fett aufs Brot streichen, dann versuchen Sie es mit ein wenig Olivenöl oder mit einer Paste aus zerdrückter reifer Avocado (eine weitere Quelle für einfache ungesättigte Fettsäuren). Inzwischen stoßen Sie in den Kühlregalen der Naturkostläden auch auf emulgierte Brotaufstriche aus pflanzlichen Ölen, die ohne Hitze oder Hydrierung hergestellt wurden.

Die Gründe, die mich dazu veranlassen, Margarine als Nahrungsmittel abzulehnen, gelten auch für alle anderen Quellen künstlich gehärteter Fette. Man kann gut ohne feste Backfette auskommen. Viel schwerer ist es, auf all die im Handel erhältlichen Produkte zu verzichten, die mit teilhydrierten Ölen hergestellt werden. Lebensmittelproduzenten verwenden diese unnatürlichen Fette gern, weil sie sehr viel langsamer oxidieren als flüssige Öle und eine längere Verfallsspanne zulassen. Gleichgültig, wie gut auch die Öle ursprünglich sind, die den Prozeß der Teilhärtung durchlaufen, was dabei herauskommt, ist unnatürlich und ungesund, weil es voll ist mit *Trans*-Fettsäuren. Ich sage voraus, daß die zunehmende Zahl medizinischer Beweise dafür, daß teilhydrierte Öle schädlich sind, sie schließlich vom Markt verdrängen werden. In der Zwischenzeit kann ich Ihnen nur raten, Etiketten sorgfältig zu lesen und auf alle Produkte zu verzichten, die sie enthalten. Sie sind in Zwischenmahlzeiten, Backwaren, Keksen, Gebäck, Brotaufstrichen und vielen anderen Lebensmitteln aus dem Supermarkt allgegenwärtig.

Ich rate meinen Patienten, auf Cottonöl und alle daraus hergestellten Produkte zu verzichten, weil sein Gehalt an gesättigten Fettsäuren zu hoch ist, es viele natürliche Toxine enthält und vermutlich durch ein inakzeptabel hohes Niveau an Pestiziden belastet ist, da Baumwolle nicht zu den Lebensmitteln gerechnet wird und die Bauern folglich eine große Menge Chemikalien benutzen, um sie anbauen zu können. Auch hier kann ich nur dazu raten, Etiketten sorgfältig durchzulesen.

Fette gehören neben Eiweißen und Kohlenhydraten zu den drei bedeutenden Nährstoffbereichen, die wir abdecken müssen. Inzwischen gibt es umfassende Informationen darüber, auf welche Weise die Mengen und Arten von Fett, die wir essen, unsere Gesundheit beeinflussen, und ich werde sie auch weiterhin in den Kommentaren zu den einzelnen Wochen für Sie zusammenfassend erwähnen. Außerdem werde ich Ihnen die neuesten Forschungsergebnisse über die vernünftige Auswahl von Eiweißen und Kohlenhydraten mitteilen, damit Sie Ihre Kapazität für natürliche Heilung schützen und fördern können.

Bei den anderen Produkten, von denen Sie sich in der ersten Woche trennen sollten, handelt es sich um solche, die künstliche Süßstoffe, künstliche Farbstoffe und große Mengen anderer Lebensmittelzusätze enthalten. Zu diesen Substanzen sind keine ausführlichen Kommentare notwendig.

Es gibt nicht den geringsten Beweis dafür, daß das Vorhandensein von künstlichen, kalorienfreien Süßstoffen[14] irgend jemandem dabei geholfen hat, abzunehmen – die Hauptursache für ihre Popularität –, doch häufen sich die Hinweise auf ihre Schädlichkeit, was zu einem Ausschluß aus einer gesunden Ernährung führen sollte. Sacharin, Zyklamat und Aspartam (NutraSweet) schmecken alle irgendwie unnatürlich und wirken sich bei manchen Menschen störend auf die Physiologie aus (sie verursachen zum Beispiel Kopfschmerzen und Menstruationsbeschwerden). Manche Experten glauben, daß sie Krebs hervorrufen und eine toxische Wirkung auf das Nervensystem haben. Es ist immer noch sehr viel besser, in geringen Mengen Zucker zu verwenden, als irgendeinen dieser unnatürlichen Stoffe zu sich zu nehmen.

Die Chemikalien, die zur Färbung von Nahrungsmitteln, Medikamenten und Kosmetika verwendet werden, sind gleichfalls eine Gruppe stark reaktiver Moleküle, die möglicherweise so mit der DNA in Wechselwirkung treten, daß Mutationen und bösartige Zellveränderungen bewirkt werden können. Lesen Sie also die Etiketten, und meiden Sie stark chemisch gefärbte Nahrung. Gegen natürliche Farbstoffe wie Annato (gelb/orange [E 160b]), Betenrot (E 162), Carotinoide (orange [E 160]) und Chlorophylle (grün [E 140]) habe ich hingegen weit weniger Bedenken.

Gesunde Ernährung

Die Ernährungsumstellungen, die ich Ihnen im 8-Wochen-Programm empfehle, sollen Sie dazu bewegen, weniger Fett zu essen (vor allem weniger gesättigte Fettsäuren), weniger tierisches Eiweiß, mehr Vollkorn und andere komplexe Kohlenhydrate sowie mehr Früchte und Gemüse. Für diese Woche habe ich Sie gebeten, frischen Brokkoli zu essen, eines der gesündesten Mitglieder der Kohlfamilie oder Kruziferen. (Der Name bedeutet »Kreuzträger« und bezieht sich auf die kreuzförmigen Blüten, welche die Pflanzen in dieser Familie bilden.) Kreuzblütler beugen zuverlässig gegen Krebs vor, besonders gegen Darmkrebs. Brokkoli ist in dieser Hinsicht am wirkungsvollsten. Bei Versuchen zur Krebsprophylaxe wurden aus den Kreuzblütlergemüsen chemische Stoffe isoliert, Indole genannt. Natürlich sind isolierte Indole ebensowenig mit Kohl identisch wie Beta-Karotin mit einer Mohrrübe. Brokkoli besteht aus vielen Nährstoffen, schützenden Bestandteilen und Ballaststoffen. Außerdem schmeckt er köstlich und kann in der Ernährung eine Quelle des Genusses sein, wenn er richtig zubereitet wird.

Mir wurde in meinem Leben häufig schlecht zubereiteter Brokkoli vorgesetzt, was alles andere als ein Genuß ist. Am leichtesten kann man dieses Gemüse ruinieren, indem man es zu lange kocht und in eine gelblichgrüne, schlechtriechende Masse verwandelt. Ich bin sicher, daß die meisten Menschen, die Brokkoli nicht zu mögen glauben, ihn nur in dieser Form kennen. Ich rate nicht dazu, Brokkoli roh zu essen, da er nicht besonders gut schmeckt und auch schlechter verdaulich ist. Perfekt zubereiteter Brokkoli muß wunderschön grün, zart und fest sein; meine Familie und ich mögen ihn richtig knackig. Dazu muß man ihn nur fünf Minuten oder kürzer kochen, und das heißt, man darf nicht den Topf auf den Herd stellen und ihn dann vergessen... Auch Brokkolistrünke schmecken hervorragend, wenn man sie richtig schält, und eine einfache Technik, das Fortnehmen der faserreichen Schicht, macht auch die kleineren Stämmchen zarter. Es stimmt, daß die Zubereitung frischer Gemüse viel Zeit in Anspruch nimmt – im Fall von Brokkoli ist es nicht gar soviel –, doch wichtiger ist das Wissen, wie man den Geschmack, das Aussehen und den Nährwert noch verbessern kann. Ich hoffe, daß Sie mit neuen Gemüsen experimentieren und herausfinden werden, wie man sie am besten zubereitet. Die wissenschaftlichen Beweise dafür, daß Gemüse die Gesundheit schützen, sind sehr überzeugend. In den kommenden Wochen des Programms werde ich Ihnen weitere Vorschläge dafür machen, wie Sie Ihre Ernährung durch Gemüse und entsprechende Rezepte für ihre Zubereitung bereichern können.

Die andere Veränderung in der Ernährung, die ich von Ihnen erbeten habe, war, in dieser Woche mit dem Essen von Fisch[15] zu beginnen, wenn Sie dies nicht bereits tun. Die Fischarten, die ich empfohlen habe, besitzen ein öliges Fleisch und stammen aus kalten nördlichen Gewässern: Lachs, Sardinen, Bückling und Makrelen. Lachs, Bückling und Makrelen kann man leicht frisch erhalten, Sardinen oft nur in Dosen. Der Grund, warum ich diese Fischsorten im 8-Wochen-Programm aufnehme, ist die Tatsache, daß sie ausgezeichnete Quellen für Omega-3-Fettsäuren sind, besondere Fettsäuren, die sich positiv auf viele Körperfunktionen auswirken. Beispielsweise hemmen sie die Blutgerinnung und verringern somit das Herzinfarktrisiko. Sie verbessern die Blutfettwerte und modifizieren die Produktion der Hormone (Eicosanoide [siehe Seite 170]), die das Gewebewachstum und die Gewebereparatur kontrollieren. Sie schwächen zu starke Entzündungsreaktionen ab und fördern den Heilungsprozeß. Wenn Sie Fisch nicht essen mögen, dann gibt es auch einige vegetarische Quellen von Omega-3-Fettsäuren, von denen ich Ihnen gleich berichten werde, doch sollten Sie sich dessen bewußt sein, daß Fisch als Bestandteil der Ernährung die Gesundheit auch noch auf andere Weise verbessern könnte. In der Regel leben überwiegend Fisch verzehrende Bevölkerungsgruppen länger und leiden weniger unter Krankheiten als solche, die wenig Fisch essen, und dieser Unterschied ist möglicherweise nicht allein auf die Einnahme von Omega-3-Fettsäuren zurückzuführen.

Ich mag Lachs sehr, und ich werde Ihnen am Ende dieses Abschnitts (siehe Seite 78 ff.) meine Lieblingsrezepte für seine Zubereitung geben. Wildlachs hat einen größeren Nährwert als Zuchtlachs und enthält bedeutend mehr Omega-3-Fettsäuren. Bückling gibt es frisch oder ungesalzen in Dosen in jedem Supermarkt. Sardinen stehen in vielen verschiedenen Zubereitungsarten zur Verfügung. Vermeiden Sie Dosenfisch, der in etwas anderem als Olivenöl eingelegt ist, aber gießen Sie auch dann so viel Öl wie möglich ab, bevor Sie den Fisch verarbeiten, um möglichst viele zusätzliche Fettkalorien loszuwerden. Frische Makrele schmeckt wunderbar, ist jedoch nicht immer erhältlich; die meisten Geschäfte führen Makrelen in Dosen, manchmal in einer Tomatensauce oder auf andere würzige Weise zubereitet.

Nun folgen die Möglichkeiten, Omega-3-Fettsäuren anders als durch Fisch zu sich zu nehmen. In Drogerien und Naturkostläden sind Fischkapseln erhältlich, doch ich rate Ihnen davon ab. Man kann nicht sicher sein, daß sie die Vorzüge des ganzen Fischs wirklich in sich tragen, und sie enthalten möglicherweise Giftstoffe. Statt dessen schlage ich vor, die Mahlzeiten um geschrotete Leinsamen zu ergänzen, da es sich dabei um eine preisgünstige und leicht zugängliche Quelle der benötigten Fettsäuren handelt. Kaufen Sie sich Leinsamen in Bio- oder Naturkostläden. Bewahren Sie sie im Kühlschrank auf, und mahlen Sie nach Bedarf etwa eine halbe Tasse voll mit einer Getreide- oder Kaffeemühle. Gemahlene Leinsamen schmecken nussig und passen gut zu Getreide, Salaten, Kartoffeln, Reis oder zu gekochtem Gemüse. Ein Eßlöffel des Mehls einmal pro Tag versorgt Sie ausreichend mit Omega-3-Fettsäuren. Leinsamen sind außerdem sehr ballaststoffhaltig und werden folglich die Menge des abgesetzten Stuhls vergrößern. Bei manchen Menschen wirken sie möglicherweise abführend. Die meisten heißen diese Wirkung willkommen, andere aber nicht. Sollte Ihnen dies Probleme bereiten, dann verringern Sie die eingenommene Menge.

In den Kühlregalen mancher Naturkostläden bin ich auf dunkle Plastikflaschen mit Leinöl gestoßen. Ich bevorzuge jedoch geschrotete Leinsamen, weil sie preisgünstiger sind und besser schmecken. Leinöl oxidiert sehr schnell und entwickelt, wenn es nicht sorgsam genug abgefüllt und verpackt worden ist, einen unangenehmen Geruch nach Ölfarben, ein Hinweis darauf, daß es ranzig geworden ist und in dieser Form wohl kaum eine gute Nährstoffergänzung ist. Andere Öle, die Omega-3-Fettsäuren liefern, jedoch noch nicht weit genug verbreitet sind, werden aus Hanf- und Rapssaat gewonnen. Canola- und Sojaöl sind die einzigen bekannteren pflanzlichen Öle, die Omega-3-Fettsäuren enthalten, wenn auch nicht annähernd soviel wie Leinsamen.

Darüber hinaus gibt es ein Gemüse, in dem Omega-3-Fettsäuren enthalten sind: Portulak. Es gehört zu den eßbaren wilden Kräutern, wird von den meisten Gärtnern jedoch als wucherndes Unkraut wenig geschätzt. In anderen Teilen der Welt wird Portulak kultiviert und als Gemüse verzehrt; die Griechen zum Beispiel würzen damit die Suppe, und manche Experten machen ihn für die Herzgesundheit der Mittelmeerraumbewohner verantwortlich. Manche Gärtnereien bieten ein spezielles Portulaksaatgut für den Hausgarten an. Für den Fall, daß Sie Ihr Gemüse gern selbst ziehen, sollten Sie auch dieses leicht anzubauende schlingpflanzenähnliche Gewächs mit den fleischigen Blättern in Betracht ziehen.

Im folgenden beschreibe ich Ihnen nun einige Rezepte, die Ihnen helfen werden, die Ernährungsempfehlungen für diese erste Woche des Programms zu erfüllen:*

Brokkoli

Hier ist mein Lieblingsrezept für dieses wunderbare, gesunde Gemüse:

 1 großer Kopf Brokkoli
 1 Eßlöffel natives Olivenöl extra vergine,
  mehrere Knoblauchzehen, gehackt
  Salz zum Abschmecken
 1 rote Chilischote, gehackt, nach Geschmack (wahlweise)

1. Schneiden Sie das untere Ende des Brokkolistrunks ab und werfen Sie es fort. Trennen Sie jeweils den Hauptstrunk ab, schälen Sie die faserige Schicht ab und zerteilen den Rest in mundgerechte Stücke. Zerschneiden Sie den Kopf in kleine Röschen, und säubern Sie die kleinen Strünke ein wenig mit dem Messer, damit sie zarter werden.
2. Waschen Sie den so zerlegten Brokkoli in kaltem Wasser, lassen ihn abtropfen und geben ihn mit einer viertel Tasse kaltem

---

* Alle Rezepte ergeben, wenn nicht anders angegeben, drei bis vier Portionen.

Wasser, dem Olivenöl, den gehackten Knoblauchzehen und etwas Salz in einen Topf. Geben Sie die Chilistückchen dazu, wenn Sie eine würzige Mahlzeit vorziehen.

3. Lassen Sie den Brokkoli fest zugedeckt aufkochen und garen, bis er leuchtendgrün, zart und knackig ist, nicht länger als fünf Minuten. Nehmen Sie das Gemüse mit der Schaumkelle aus dem Topf und servieren Sie es sofort. Sie können den so zubereiteten Brokkoli mit etwas von der verbliebenen Flüssigkeit auch zu gekochter Pasta geben (ich bevorzuge Penne oder Rigatoni) und, wenn Sie wollen, mit geriebenem Parmesan würzen.

Gegrillter oder gebackener Lachs

Für die Marinade:
1 Tasse Sake
½ Tasse natürliche Sojasauce oder Tamari
1 Eßlöffel frisch geriebene Ingwerwurzel
2 zerdrückte frische Knoblauchzehen
1 Eßlöffel brauner Zucker

Lachsfilets (200 g pro Person)
Scheiben von unbehandelten Zitronen (wahlweise)

1. Bereiten Sie die Marinade zu, indem Sie den Sake (japanischen Reiswein), die natürliche Sojasauce (mit geringerem Natriumgehalt, wenn Sie dies vorziehen), Ingwer, Knoblauch und den braunen Zucker miteinander vermischen.

2. Spülen Sie die Lachsfilets unter kaltem Wasser ab, legen Sie sie in eine feuerfeste Glas- oder Keramikform und geben Sie die Marinade darüber. Decken Sie das Behältnis ab und lassen Sie alles ein bis drei Stunden im Kühlschrank marinieren, wobei Sie ein- oder zweimal die nicht mit der Marinade in Berührung kommenden Fischstücke mit einem Löffel übergießen.

3. Bereiten Sie den Grill vor oder heizen Sie den Backofen auf der höchsten Stufe vor.

4. Gießen Sie die Marinade ab und legen Sie den Fisch in einer Folie auf den Grill oder auf das Blech im Backofen. Lassen Sie ihn so lange garen, bis er »durch« ist, aber überkochen Sie ihn auch nicht. Servieren Sie den Fisch dann, wenn Sie wollen, mit einer Zitronenscheibe. Ergibt mit Reis und einem gekochten Gemüse oder mit Salat eine großartige Mahlzeit.

Gedünsteter Lachs

Lachsfilets (200 g pro Person)
1 Mohrrübe, in Scheiben geschnitten
1 kleine Zwiebel, in Scheiben geschnitten
1 Stiel Sellerie, in Scheiben geschnitten
2 Scheiben einer unbehandelten Zitrone
* mehrere Ästchen Petersilie*
6 Lorbeerblätter (möglichst türkische)
1 Tasse trockener Weißwein
Saft von 1/2 Zitrone
Salz zum Abschmecken

1. Schneiden Sie die Lachsfilets in kleinere, aber nicht zu kleine Stücke.

2. Geben Sie Mohrrüben, Zwiebeln, Sellerie, Zitronenscheiben, Petersilie und Lorbeerblätter in eine Pfanne.

3. Geben Sie den Fisch dazu, decken ihn mit kaltem Wasser ab, gießen den Weißwein und den Zitronensaft hinzu und salzen Sie nach Bedarf. Lassen Sie den Inhalt der Pfanne ohne Deckel aufkochen.

4. Dann lassen Sie den Fisch nur mehr auf kleiner Flamme fünf Minuten lang köcheln.

5. Stellen Sie den Herd aus, und lassen Sie den Fisch zehn Minuten lang ruhen. Dann geben Sie ihn vorsichtig auf eine Servier-

platte; der Lachs wird vollständig gar sein. Er schmeckt sowohl warm als auch kalt.

Lachs en papillote

Dies ist ein leicht zuzubereitendes und festliches Hauptgericht. Sie benötigen dazu Küchenpergamentpapier, das in Haushaltsgeschäften oder in Supermärkten erhältlich ist.

dünne Spaghetti
Olivenöl
Salz
Dill oder Petersilie, frisch und gehackt
frisches Gemüse (siehe unten)
Dijonsenf
Pergamentpapier

1. Heizen Sie den Backofen auf 200°C vor.
2. Kochen Sie die dünnen Spaghetti nur so lange, daß sie noch »Biß haben« (*al dente* sind). Gießen Sie sie ab, schwenken Sie sie in Olivenöl und geben Sie etwas Salz und frischgehackten Dill dazu (verwenden Sie Petersilie, wenn Sie keinen Dill haben).
3. Bereiten Sie das frische Gemüse zum Garnieren vor: Mohrrüben- und Zucchinistifte, Spargelspitzen, grüne Bohnen oder Zuckerschoten etc.
4. Spülen Sie die Lachsfilets ab, schneiden Sie sie in kleinere, aber nicht zu kleine Stücke, und tupfen Sie sie trocken. Streichen Sie die Oberseite jedes Stücks mit Dijonsenf ein.
5. Geben Sie für jede Person eine Portion Pasta auf ein Blatt Pergamentpapier, darauf den Lachs und die Gemüsegarnierung, und drehen Sie die Ecken des Pergaments so zusammen, daß eine abgeschlossene Tasche entsteht.
6. Setzen Sie die Taschen in die Mitte des vorgeheizten Ofens und backen Sie sie zehn Minuten lang. Servieren Sie die Mahl-

zeit in den noch verschlossenen Taschen, die erst direkt vor dem Essen geöffnet werden sollen.

Dr. Andrew Weils Lieblingssalatdressing

gewürzter Reisweinessig*
dunkles, geröstetes Sesamöl
1 Knoblauchzehe (wahlweise)

1. Gießen Sie etwas Essig über den in einer Schüssel vorbereiteten grünen Salat.
2. Geben Sie einen Teelöffel dunkles, geröstetes Sesamöl hinzu – sein Aroma ist so stark, daß man mit wenig erstaunlich viel erreichen kann.
3. Rühren Sie gut um und servieren Sie.

Einfacher geht es nicht. Zur Abwechslung können Sie eine zerdrückte Knoblauchzehe in den Essig geben, bevor Sie diesen über Salat und Kräuter gießen.

Nährstoffergänzung

Sie beginnen in dieser Woche damit, Vitamin C einzunehmen, das erste von schließlich vier Antioxidantien, mit denen ich mich selbst ebenfalls versorge und deren Einnahme ich jedem anraten möchte. Möglicherweise ergänzen Sie Ihre Ernährung bereits mit Vitamin C und mit anderen Vitamin- und Mineral-

---

* Gewürzter Reisweinessig ist in asiatischen Lebensmittelgeschäften erhältlich; er ist mit Zucker und Salz gewürzt. Verzichten Sie auf Sorten, die mit Glutamat versetzt sind. Es ist auch einfacher, ungewürzter Reisweinessig erhältlich, den Sie nach Ihrem eigenen Geschmack mit Zucker oder Honig und Salz würzen können.

stoffpräparaten. Wenn nicht, dann will ich Ihnen jetzt Gründe nennen, warum Sie damit anfangen sollten.

Fast alle Tiere stellen Vitamin C im Körper selbst her. Nur Menschen, andere Primaten und sehr wenige andere Arten haben diese Fähigkeit verloren und müssen sich Vitamin C über die Ernährung zuführen, vor allem mittels frischer Früchte und Gemüse. Eine bestimmte Menge Vitamin C ist notwendig, um starke Bindegewebe auszubilden – hierzu ist auch die Ausklei- dung der Herzkranzgefäße zu rechnen – und um dem Hei- lungssystem die Reparatur von verletzten Geweben zu ermög- lichen. Ich vertrete die Auffassung, daß höhere Dosierungen die Heilung auf allen Ebenen beschleunigen und außerdem den Körper darin unterstützen, sich gegen Oxidationsschäden durch freie Radikale zu schützen, gegen jene in hohem Maße reaktiven Moleküle, die durch den Kontakt mit chemischen und energetischen Toxinen wie auch durch den normalen Stoff- wechsel entstehen können.

Um Ihnen ein Beispiel für die starke Einwirkung von Vitamin C auf das Heilungssystem zu geben, will ich Ihnen eine Ge- schichte erzählen, die sich einige Wochen, bevor ich diese Zeilen schrieb, ereignet hatte. Der ältere Bruder eines meiner Freunde mußte sich einer Operation unterziehen, bei der ein Teil des Magens und die Speiseröhre entfernt wurden. Bevor er ins Kran- kenhaus kam, fragte er mich, was er tun könne, um seine Ge- nesung zu beschleunigen. Ich gab ihm zwei Empfehlungen, die man in einer solchen Situation generell befolgen sollte. Erstens riet ich ihm, er solle sich vom zuständigen Anästhesisten die Er- laubnis holen, daß er während der Operation Kopfhörer tragen dürfe, um sich eine Kassette mit Suggestionen für eine erfolg- reiche Operation und eine schnelle Genesung mit möglichst wenig Schmerzen anzuhören. Damit könne er zweierlei errei- chen: Er würde zum einen jedes Gespräch im Operationssaal, das ungewollte Vorstellungen in ihm erzeugen könnte, aku- stisch überdecken. Zum anderen könne er sich zu einem Zeit- punkt, da das Unbewußte bereitwillig Suggestionen aufnehmen würde, des positiven Einflusses bedienen, den der Geist auf das Heilungssystem hat. Zweitens sollte er seinem Chirurgen sagen, daß er vom Beginn des Eingriffs an bis zu dem Moment, da der intravenöse Tropf entfernt werden würde, seine hohen Vitamin-C-Dosen durch den Tropf zu empfangen wünsche: 20 Gramm über 24 Stunden verteilt. Außerdem riet ich ihm, bei diesem Wunsch kein Entgegenkommen seitens der Ärzte zu erwarten; meiner Erfahrung nach halten die meisten Schulmediziner nichts von solchen Maßnahmen.

Doch der Patient nahm eine sehr resolute Haltung gegenüber seinen Ärzten ein und bestand auf dem intravenös gegebenen Vitamin C. Er setzte sich durch. Als der Chirurg ihn einige Tage nach der Operation untersuchte, gestand dieser, er habe noch nie eine so schnelle Heilung nach einem solchen Eingriff gesehen. Weil er so beeindruckt davon war, habe er angeordnet, in Zukunft bei jeder Operation Vitamin C intravenös zuzuführen.

Die Nährstoffergänzung Vitamin C ist ungiftig. Sie fördert nicht die Ausbildung von Nierensteinen, wie manche behauptet haben, doch sie kann bei sehr hohen Dosierungen die Verdauung stören. Wenn Sie viel davon zu sich nehmen, werden Sie an irgendeiner Stelle den Punkt erreichen, an dem Ihre Verdauung nicht mehr verträgt. Anfangs wird sich dies in Form von Blähungen und später von Durchfall äußern. Sie werden natürlich unter der Dosis bleiben wollen, welche diese Symptome verursacht. Doch da sie sich von Person zu Person stark unterscheiden kann, werden Sie experimentieren müssen. Ich empfehle 1 bis 2 Gramm (1000 bis 2000 Milligramm) zwei- bis dreimal täglich, um eine Tagesgesamtdosis von 2 bis 6 Gramm (2000 bis 6000 Milligramm) zu erreichen. Wenn Sie daran denken, das Vitamin dreimal täglich einzunehmen (also zum Beispiel beim Frühstück, beim Mittagessen und vor dem Zubettgehen), so steht es Ihrem Körper ununterbrochen zur Verfügung. Mindestens sollten Sie Vitamin C jedoch zweimal täglich in Zwölf-Stunden-Intervallen zuführen.

Erwarten Sie keine unmittelbare Wirkung, obwohl Vitamin

C möglicherweise die Häufigkeit von Erkältungen vermindert und bei manchen Menschen dafür sorgt, daß sie nicht mehr so leicht blaue Flecken bekommen. Nehmen Sie es ein als Bestandteil einer auf lange Sicht angelegten Strategie zum Schutz und zur Funktionssteigerung Ihres Heilungssystems, damit es Ihr Wohlergehen von Tag zu Tag bewahrt und Ihnen im Fall einer Krankheit eine rasche Genesung ermöglicht.

Körperliche Bewegung

Körperliche Betätigung ist eine entscheidende Voraussetzung für eine gesunde Lebensführung. Es ist unmöglich, sich einer optimalen Gesundheit und Heilung zu erfreuen, wenn man immer nur sitzt. Vielleicht haben Sie schon einmal gehört, daß Gehen die beste Bewegungsart ist. Das stimmt, und ich werde Sie auffordern, in dieser 8-Wochen-Periode viel zu gehen. Folgende Vorteile bringt das Gehen mit sich:

- Sie wissen bereits, wie man es macht.
- Sie können es quasi überall tun.
- Sie brauchen dafür keine spezielle Ausrüstung, nur ein Paar guter Schuhe.
- Gehen bringt im Vergleich zu anderen Sport- bzw. Bewegungsarten das geringste Verletzungsrisiko mit sich.
- Gehen sorgt für eine gleichmäßige Beanspruchung des gesamten Körpers, und zwar genauso gut oder sogar besser als jede andere Sportart.
- Gehen erfüllt ein Leben lang bis hinauf ins hohe Alter all Ihre Bedürfnisse nach körperlicher Bewegung.

Viele Fitneßenthusiasten finden Gehen im Vergleich zum Laufen, zu einer Wettkampfsportart oder zur verschwitzten Erschöpfung, zu der man auf einem Hometrainer und ähnlichen Foltergeräten kommen kann, zu zahm. Doch ich kenne Leute, die maximale Fitneß allein durch Gehen erreicht haben; sie taten es gewissenhaft, regelmäßig und ausreichend lange, um sich die wunderbar konditionsfördernde Wirkung zunutze zu machen, die Gehen auf den Körper hat; und sie führten keine andere besondere körperliche Betätigung aus, um ihr Ziel zu erreichen. Ich habe außerdem miterlebt, daß sehr fettleibige Menschen innerhalb mehrerer Monate und in Kombination mit einer vernünftigen Ernährungsumstellung (siehe Kapitel 23) ihr optimales Gewicht erreicht haben.

Ich ziehe es vor, im Freien in einer schönen Umgebung zu gehen, aber wenn ich mich in einer Stadt befinde, dann laufe ich auch dort soviel wie möglich herum. Und falls das Wetter schlecht ist, dann gehe ich entweder von einer überdachten Einkaufspassage zur nächsten, oder ich suche mir ein Fitneßcenter mit einem Laufband. Um das Herz-Kreislauf-System optimal zu unterstützen, sollten Sie sich eine Route suchen, die auch aufwärts führt – am besten ist ein langsam und gleichmäßig ansteigender Weg – oder schnell genug gehen, um ihre Herzfrequenz zu steigern.* Manchmal gehe ich gern allein, um mit meinen Gedanken in der Natur für mich zu sein. Manchmal macht es mir Spaß, mit einem Freund zu gehen und die Zeit im Gespräch zu verbringen. Manchmal nehme ich einen Walkman mit und höre mir Musik mit einem Rhythmus an, der meine Füße in rascher Bewegung hält. Kassettenrecorder und Kassetten haben für viele

---

* Es ist möglich, einen kleinen Herzrhythmusmonitor zu erwerben, den man wie eine Armbanduhr am Handgelenk trägt. Oder aber Sie lernen es, Ihren Puls fünfzehn Sekunden lang zu zählen und dann mit vier zu multiplizieren, um die Zahl Ihrer Herzschläge pro Minute zu erhalten. Der angestrebte Herzfrequenzbereich, in dem maximale Sauerstoffaufnahme und Fettverbrennung stattfindet, kann durch eine nicht allzu komplizierte Formel errechnet werden. Finden Sie zunächst Ihre zulässige maximale Herzfrequenz heraus. Für körperlich inaktive Männer und Frauen jeglichen Aktivitätsniveaus beträgt sie 220 abzüglich des Alters; für körperlich aktive Männer beträgt sie 205 abzüglich des Alters. Der angestrebte Herzfrequenzbereich

Menschen das Gehen zu einer neuen Erfahrung gemacht; ich kenne viele, die sich während ihrer täglichen Spaziergänge Hörbücher oder Fremdsprachenkassetten anhören.

Ich habe Sie gebeten, sich zunächst einen zehnminütigen Spaziergang anzugewöhnen (wenn Sie bereits täglich gehen, dann behalten Sie dies bei!), und ihn auch dann zu machen, wenn Sie bereits in anderer Form Sport treiben. Ich vertrete die Auffassung, daß Gehen Vorteile hat, die andere Ertüchtigungsarten nicht bieten können. Zum Beispiel bedingt Gehen in Reaktion auf die koordinierten Bewegungen von Armen und Beinen positiv wirkende Rhythmen im Gehirn: Rechtes Bein und linker Arm werden gleichzeitig vorwärts bewegt und entsprechend linkes Bein und rechter Arm. Durch diese Art der Bewegung werden im Gehirn elektrische Signale erzeugt, die einen harmonisierenden Einfluß auf das gesamte Zentralnervensystem haben. Sollten Sie es nicht gewohnt sein, Spaziergänge zu machen, dann achten Sie auf die Auswahl des richtigen Schuhwerks. Ich rate zu Laufschuhen mit einer guten Polsterung der Innensohle; in Sportgeschäften gibt es viele verschiedene Arten zur Auswahl. Dort werden auch doppellagige Socken angeboten, die Blasenbildung verhindern und Schweiß aufnehmen. Machen Sie sich Gedanken darüber, wo und wann Sie spazierengehen wollen und wie Sie dies in Ihren Tagesrhythmus ein-

---

beläuft sich dann auf 65 bis 75 Prozent Ihrer zulässigen maximalen Herzfrequenz. Zum Beispiel bin ich jetzt 54 Jahre alt und körperlich aktiv, also beträgt meine zulässige maximale Herzfrequenz 151. Mein angestrebter Herzfrequenzbereich liegt bei 98 bis 113, und mein Puls innerhalb eines 15-Sekunden-Zeitabschnitts würde folglich ein Viertel oder eine Pulsrate von 24 bis 28 betragen. Allgemein ausgedrückt, wenn Sie Ihren Körper über Ihren angestrebten Herzfrequenzbereich hinaus belasten, dann nehmen Sie mehr Sauerstoff auf, als er umwandeln kann, liegt die Belastung unterhalb dieses Bereichs, dann werden Sie feststellen, daß Ihre Herz- und Atemfrequenz bedeutend höher liegt als unter normalen Umständen.

bauen können. Ich mache am liebsten Morgenspaziergänge noch vor dem Frühstück, doch wenn dies aus irgendeinem Grund nicht möglich ist, gehe ich abends ebensogern.

In den nächsten Wochen, in denen die Dauer Ihrer Spaziergänge zunehmen wird, werde ich Ihnen weitere Informationen über diesen entscheidenden Bestandteil des 8-Wochen-Programms geben.

Psyche und Geist

Die Empfehlungen, die unter dieser Überschrift zusammengefaßt werden, sind von größter Wichtigkeit. Falls Sie meine früheren Veröffentlichungen zum Thema Gesundheit gelesen haben, wissen Sie, daß ich ein starker Befürworter der ganzheitlichen Geist-Körper-Medizin bin, der davon überzeugt ist, daß eine Erkrankung des physischen Körpers oft die Folge eines Ungleichgewichts im geistigen oder spirituellen Bereich ist. Damit Ihr Heilungssystem optimal funktionieren kann, müssen Sie diese Felder Ihres Seins ebenso ansprechen, weil Sie sich auch um die Bedürfnisse Ihres Körpers kümmern sollten. Ich verschaffe Ihnen einen leichten Zugang zu diesem Bereich, indem ich Sie mit sanften und interessanten Praktiken arbeiten lasse, von denen ich meine, daß Sie an ihnen Gefallen finden werden, und die trotz ihrer Einfachheit hoch wirksam sind.

In dieser Woche habe ich Sie aufgefordert, über Ihre eigenen Erfahrungen mit Heilung nachzudenken – über kurze Zeit zurückliegende Krankheiten, Verletzungen oder Probleme (emotionale ebenso wie körperliche). Ich möchte, daß Sie Ihre Aufmerksamkeit auf Heilung richten, weil man eine Sache, die man häufiger und tiefer erfahren möchte, zunächst einmal bewußter wahrnehmen muß. Wenn Sie Freude daran haben, ein Tagebuch zu führen, dann möchten Sie sich vielleicht eine eigene Kladde anschaffen, in der Sie solche und neu hinzukommende Erfahrungen festhalten können. Auf diese Weise ist es möglich, in Ihrem Inneren das Vertrauen auf die Kraft der Spontanheilung aufzubauen.

Als nächstes habe ich Sie gebeten, mit Ihrem Atem zu arbeiten, eine Praxis, die Sie auf Ihrem Weg durch das 8-Wochen-Programm noch weiter entwickeln werden. Ich habe in anderen Büchern[16] schon viel über die Kraft des Atems geschrieben. Es reicht wohl aus, wenn ich sage, daß der Atem das Verbindungsglied zwischen Körper und Geist, zwischen Bewußtem und Unbewußtem ist. Er ist der Generalschlüssel zur Kontrolle der Gefühle und zu den Funktionen des Nervensystems. Außerdem steht der Atem für die Bewegung des Geists in der Materie. Indem Sie Ihre Aufmerksamkeit auf Ihre Atmung richten, wenden Sie sich automatisch der Entspannung und Meditation zu und bringen sich bewußt in Berührung mit ihrer vitalen, nicht physischen Essenz.

Die einfachste Atemtechnik besteht einfach darin, den Atem zu beobachten, nichts anderes zu tun, als den Atemzyklen mit Ihrem wahrnehmenden Geist zu folgen, ohne sie auf irgendeine Weise beeinflussen zu wollen. Gehen Sie folgendermaßen vor:

1. Lockern Sie Ihre Kleidung und finden Sie eine angenehme Sitzposition, bei der Ihr Rücken gerade ist und Ihre Augen leicht geschlossen sind.
2. Richten Sie Ihre Aufmerksamkeit auf Ihren Atem und folgen Sie den Konturen seines Zyklus beim Ein- und Ausatmen; achten Sie dabei, wenn Sie können, auf die Momente, bei denen die eine Phase zur nächsten übergeht.

Machen Sie diese Übung einmal täglich fünf Minuten lang. Ihr Ziel ist es lediglich, Ihre Aufmerksamkeit auf Ihren Atemrhythmus gerichtet zu halten und zu beobachten. Gleichgültig, wie sehr sich der Atem auch verändern mag, selbst wenn das Auf und Ab des Atems immer geringer wird, tun Sie nichts, als ihm zu folgen. Bei dieser Übung handelt es sich um eine grundlegende Form von Meditation, um eine Entspannungsmethode und um eine Möglichkeit, Körper, Geist und Seele zu harmonisieren.

Schließlich habe ich Sie gebeten, diese Woche frische Schnittblumen zu kaufen und irgendwo in Ihrem Zuhause in einer Vase aufzustellen, wo Sie sich an ihnen erfreuen können. Ich glaube, hierzu muß nicht viel erklärt werden. Blumen stehen für die Schönheit und das Wunder der Natur und erfreuen die Sinne. Es fühlt sich gut an, von ihnen umgeben zu sein. Sie verbessern die Stimmung.

Damit haben Sie alle erforderlichen Informationen, um die erste Woche des 8-Wochen-Programms zu durchlaufen.

Heilungsgeschichte: Der Wert der Nährstoffergänzung

Hier folgt eine kurze, fröhliche Geschichte von Patti Lewis aus Tempe, Arizona:

»Ich bin Ihren Empfehlungen in Sachen Vitamine und Nährstoffe gefolgt. Auf diese Weise wurde meine Genesung für mich zu einer positiven, heilsamen Erfahrung. Der Brustkrebs hat mein Leben für immer verändert. Vor der Diagnose hatte ich nie darüber nachgedacht oder mich darum bemüht, mein Immunsystem zu stärken. Ich war gesund, also spielte es keine Rolle. Nun sorge ich sehr gut für mich und folge Ihren praktischen, vernünftigen Ratschlägen für gute Gesundheit.

Die Nährstoffergänzung sorgt dafür, daß ich in der Erkältungszeit gesund bleibe, obwohl mein Immunsystem durch die Chemotherapie kaputtgemacht wurde. Die Vitamingabe hat eine wichtige Rolle dabei gespielt, Körper, Geist und Seele für

mich im Gleichgewicht zu halten. Meine Stimmung blieb
ebenso während des Genesungsprozesses gut, und es gelang
mir, alles mit Humor zu sehen. Ich fuhr auch während der Genesung weiter Fahrrad, was dafür sorgte, daß ich mich fit und
zufrieden fühlte. Freunde und Familienmitglieder schüttelten
ihre Köpfe und wunderten sich darüber, wie gut es mir ging.
Ihre Empfehlungen sind ihr Gewicht in Gold wert. Ich werde
mit der Nährstoffergänzung weitermachen und freue mich auf
ein langes, gesundes und glückliches Leben.«

6

Zweite Woche

Maßnahmen

- Finden Sie heraus, woher Ihr Trinkwasser kommt, wenn Sie dies nicht bereits wissen, und welche Verunreinigungen es enthält. Trinken Sie kein Wasser, das nach Chlor schmeckt. Informieren Sie sich über Wasserfiltersysteme für Ihr Zuhause, wenn Sie noch keins haben. Kaufen Sie in der Zwischenzeit Flaschenwasser.

Gesunde Ernährung

- Essen Sie auch in dieser Woche mindestens einmal Fisch und zweimal Brokkoli.
- Versuchen Sie Ihren Verzehr von Vollkornprodukten zu erhöhen. Wählen Sie zum Beispiel Vollkornbrot oder -müsli. Oder probieren Sie eines der Rezepte für Getreidespeisen aus, die ich Ihnen im folgenden anbieten werde (ab Seite 105).
- Suchen Sie einen Naturkostladen auf, und machen Sie sich mit den vielen verschiedenen Produkten aus Sojabohnen im Kühlregal vertraut. Wählen Sie eins aus, um es zu probieren.
- Kaufen Sie sich japanischen oder chinesischen grünen Tee, um ihn zu probieren. Wenn Sie Kaffee oder schwarzen Tee

trinken, dann versuchen Sie, einen Teil davon oder alles durch grünen Tee zu ersetzen.

Nährstoffergänzung

- Beginnen Sie damit, pro Tag eine Kapsel gemischte Karotinergänzung mit dem Frühstück einzunehmen. Das Produkt sollte 25 000 IE (Internationale Einheiten) Beta-Karotin neben verwandten Stoffen (wie Alpha-Karotin, Lutein und Zeaxanthin) enthalten. Außerdem sollte Lycopin enthalten sein, damit Sie den vollen Nutzen aus dieser Familie natürlicher Farbstoffe ziehen. Falls Sie eine solche Nährstoffergänzung nicht erhalten können, sollten Sie Beta-Karotin-Ergänzungen nehmen und den Verzehr von karotinhaltigen Nahrungsmitteln erhöhen.
- Steigern Sie Ihren täglichen Spaziergang auf eine Dauer von fünfzehn Minuten.

Psyche und Geist

- Suchen Sie einen Park oder einen anderen bevorzugten Ort in der Natur auf. Verbringen Sie dort so viel Zeit wie möglich, ohne irgend etwas Besonderes zu tun; fühlen Sie einfach nur die Energie des Ortes.
- Versuchen Sie einen Tag lang das »Nachrichtenfasten«. Lesen, hören und sehen Sie einen Tag lang keine Nachrichten.
- Fahren Sie mit der Atembeobachtung fünf Minuten täglich fort und fügen Sie eine zweite Atemübung hinzu: Versuchen Sie, eine Minute pro Tag den Atemzyklus zu erfahren, indem Sie in Ihrer Vorstellung mit dem Ausatmen beginnen und mit dem Einatmen enden. In allen Einzelheiten wird diese neue Übung auf Seite 114 beschrieben.

Optionen

- Richten Sie Ihre Aufmerksamkeit auf Ihre geistige Bilderwelt und machen Sie sich einige Notizen über Bilder, die eine starke emotionale Wirkung auf Sie haben. Denken Sie darüber nach, wie Sie diese als Heilungsimaginationen einsetzen könnten.

KOMMENTAR

Maßnahmen

Trinkwasser ist mit die bedeutendste Quelle für die Umweltgifte, die Ihr Heilungssystem beeinträchtigen können; glücklicherweise kann man dagegen etwas unternehmen.

Wenn man den neuesten Berichten Glauben schenken darf, dann wird Trinkwasser in den Vereinigten Staaten, unabhängig davon, ob man in der Stadt oder auf dem Land lebt, zu einem wachsenden Gesundheitsrisiko. In anderen Industriegesellschaften wird die Situation vergleichbar sein. Mehr als hundert Millionen Amerikaner trinken Wasser, das drei karzinogene Chemikalien in bedeutender Höhe enthält: Arsen, Radon und Chlorverbindungen (Trihalogenmethane). Nitrate – die das lebensgefährliche Zyanosesyndrom (Blausucht) bei Säuglingen verursachen können, wenn Säuglingsnahrung mit nitratverseuchtem Wasser angerührt wird – sind in hohem Maße in mehr als 2000 Wassersystemen in vierzig Staaten nachgewiesen worden; ländliche Gegenden mit bedeutenden landwirtschaftlichen Abwässern sind am gefährlichsten.[17]

Von der Verschmutzung durch Chemikalien einmal abgesehen, gelangen auch chlorresistente Viren und Parasiten wie *Cryptosporidum* oder *Giardia lamblia* durch die mehr als tausend großen Wassersysteme der USA, denen angemessene Filteranlagen fehlen. (Nach Angaben der Gesundheitsbehörde erkranken in den Vereinigten Staaten jedes Jahr mehr als eine Million Menschen an den im Trinkwasser befindlichen Mikroorganismen.) Meiner Meinung nach ist bereits Chlor ein bedeutendes Gesundheitsrisiko, das zugunsten einer sichereren Desinfektionsmethode, wie zum Beispiel mittels Ozon, aufgegeben werden sollte. Abgesehen davon, daß es Trihalogenmethane bildet, wenn es mit organischen Bestandteilen reagiert, ist Chlor außerdem ein starkes Oxidationsmittel, das möglicherweise koronare Herzkrankheiten hervorruft und das körpereigene Verteidigungssystem schädigt.

Trotz der abnehmenden Qualität des Trinkwassers in den Vereinigten Staaten ist die Gesetzgebung in dieser Hinsicht unangemessen und ihre Durchsetzung noch schwächer. Die sogenannten »sicheren« Grenzwerte für toxikologisch relevante Substanzen sind einfach zu hoch angesetzt, und außerdem werden nur sechs der 700 gefährlichen chemischen Stoffe überhaupt in die Regulierung einbezogen. Die US-Umweltbehörde verlangt noch immer nicht die Überwachung von radioaktiven Substanzen, Schwermetallen, Chlornebenprodukten oder Cryptosporidum. Außerdem versäumen es Wasserwerke immer wieder, Verbraucher darüber in Kenntnis zu setzen, wenn das Wasser verseucht ist, obgleich die Gesetze sie dazu verpflichten.

Hier sind meine Vorschläge, um sich besser schützen zu können:

- Trinken Sie niemals Wasser, das nach Chlor schmeckt, auch dann nicht, wenn Sie durstig sind. Bestellen Sie, wenn Sie auswärts essen, Wasser in Flaschen, oder führen Sie einen tragbaren Aktivkohlefilter bei sich, mit dem man jedes Glas einzeln filtern und Chlor sowie alle übrigen schlechtschmeckenden Stoffe entfernen kann.
- Erkundigen Sie sich bei Ihren Wasserwerken nach den Analysedaten ihres Leitungswassers. Sie sollten wissen, ob Kolibakterien, der Gehalt von Blei, Fluor, Chlor, Arsen, Nitraten

und die Wasserhärte im tolerierbaren Bereich liegen und ob das Wasser Parasiten, andere Mikroorganismen, Sulfate, Herbizide, Pestizide und weitere Giftstoffe enthält, die in Ihrer Gegend vorkommen. Falls Sie das Wasser aus Ihrer Wasserleitung analysieren lassen, werden dabei auch die Giftstoffe erfaßt werden können, die aus Ihren Leitungen stammen, zum Beispiel Blei. Testen Sie Ihr Wasser jedes Jahr zu einer anderen Jahreszeit, da manche Giftstoffe wie Nitrate nur saisonal vorhanden sein können. Die Ergebnisse einer Trinkwasseranalyse werden Ihnen sagen, ob Sie sich ein Filtersystem anschaffen müssen, und wenn ja, welcher Art.

- Sie sollten Wasser auf jeden Fall auf seinen Bleigehalt über-prüfen, denn das Leitungssystem im Inneren von alten Häu-sern ist die häufigste Ursache für eine Bleivergiftung. Wasser, das mehr als 0,01 Mikrogramm Blei* enthält, ist ein Ge-sundheitsrisiko, vor allem für Kleinkinder, Kinder und schwangere Frauen, wahrscheinlich jedoch für alle Men-schen.

- Spülen Sie Ihr Wasserrohrsystem täglich durch, indem Sie das Wasser morgens oder nachdem Sie eine Zeitlang kein Wasser gebraucht haben, drei bis fünf Minuten laufen las-sen, bevor Sie es als Trinkwasser oder für die Zubereitung von Nahrungsmitteln gebrauchen. Wasser, das länger in der Leitung steht, ist mit größerer Wahrscheinlichkeit verunrei-nigt, weist vermutlich eine höhere Bleikonzentration auf und ist damit gefährlicher.

- Verwenden Sie niemals heißes Leitungswasser zum Trinken oder Kochen, weil es die Verunreinigungen aus dem Inneren des Boilers und aus den Wasserrohren enthalten kann.

- Wasser in Flaschen ist höchstens eine Übergangslösung, wenn es ein Trinkwasserproblem gibt. Es ist für die aus-

* Zum Vergleich: Der Grenzwert für Blei beträgt in der Bundesrepu-blik 40 Milligramm! (Anm. d. Übers.)

schließliche Verwendung viel zu teuer, und man kann auch nicht immer davon ausgehen, daß es keine Schadstoffe enthält. Ein großer Teil des in den USA erhältlichen Flaschenwassers ist zum Beispiel nichts anderes als Leitungswasser, und auch abgefülltes »Quellwasser« kann schadstoffbelastet sein (1990 wurde etwa in einzelnen Flaschen mit Kohlensäure versetztem Perrier-Wassers Benzol [Lösungsmittel] gefunden). Sauberkeit ist die größte Sorge, denn Bakterien vermehren sich in ungechlortem Wasser rasch. Eine Untersuchung der US-Umweltbehörde von 25 Abfüllanlagen ergab bei jeder einzelnen große Probleme mit der Sauberkeit.

- Kaufen Sie kein Wasser von einem Abfüller, der Ihnen die Analysedaten in bezug auf chemische Belastungen, Schwermetallgehalt, Natriumgehalt sowie Abbauprodukte infolge von Chlorierung vorenthält, sofern Chlor zur Desinfektion eingesetzt wurde. Wenn Sie ein gutes Mineralwasser gefunden haben, dann kaufen Sie es in einem Geschäft mit hohem Umlauf. Lagern Sie es fern von Sonnenlicht, und verbrauchen Sie es rasch. Um die chemische Verunreinigung durch die Behälter zu vermeiden, kaufen Sie nur Wasser in Glasflaschen oder in klaren Plastikbehältern.

- Ein Wasserfiltersystem ist eine gute Investition in Ihre Gesundheit, doch wenn Sie eines benötigen – die Ergebnisse der Trinkwasseranalyse werden Ihnen hierüber Auskunft geben –, dann müssen Sie sich informieren, welche Art Filter für Sie der richtige ist. Vielleicht reicht Ihnen ein einfaches System, das nur schlechten Geschmack und Geruch entfernt. Wahrscheinlicher jedoch ist, daß Sie ein System benötigen, das auf mehr als einem Verfahren beruht, um organische Chemikalien, Schwermetalle, Nitrate und Bakterien aus dem Wasser herauszulösen.

- Verlassen Sie sich nicht auf kostenlose Analysen, die der Hersteller des Filtersystems anbieten mag – sie sind nicht immer gründlich genug. Wenden Sie sich gegebenenfalls an ein unabhängiges Labor.

- Während ich diese Zeilen schreibe, verwendet eines der besten und kostengünstigsten Filtersysteme eine Kombination aus zwei Technologien: einen Aktivkohlefilter und eine elektrochemische Methode, welche das Wasser einer Kupferzinklegierung aussetzt. Solche Systeme sind in der Regel zu einem vernünftigen Preis zu haben und leicht zu warten. Sie entfernen einen Großteil der besorgniserregenden Schadstoffe (obwohl Sie vielleicht eine weitere Komponente hinzufügen müssen, wenn Sie in einer Gegend mit hohem Anteil landwirtschaftlicher Abwässer leben) und versetzen das Wasser mit Spuren von Kupfer und Zink, was von den meisten Experten als sinnvoll erachtet wird.

- Kaufen Sie ein System mit standardisierten Kartuschen, damit auch dann Ersatzteile erhältlich sind, wenn es den Hersteller nicht mehr gibt. Wählen Sie außerdem Ihr System nach den Kosten aus, die sich pro verbrauchtem Liter Wasser ergeben, und nicht nach den Anschaffungskosten. Manche Filter sind beim Kauf günstig, doch wegen des hohen Stromverbrauchs oder der Ersatzteile teuer im Unterhalt.

- Machen Sie sich mit dem Wartungsplan Ihres Filtersystems vertraut, und halten Sie sich daran. Irgendwann ist ein Filter erschöpft, und Bakterien können sich anreichern. Entscheiden Sie über den Zeitpunkt des Auswechselns anhand der gefilterten Menge statt anhand irgendeiner Zeitvorgabe.

- Sollten Sie Ihr Wasser filtern, dann könnte es erforderlich werden, zum Schutz Ihrer Zähne Fluortabletten einzunehmen. Befragen Sie hierzu Ihren Zahnarzt.

Vielleicht kommt es Ihnen so vor, als ob ich hier zuviel Aufhebens um das Trinkwasser gemacht habe. Aber ich habe es mit dem Ziel getan, Ihnen deutlich zu machen, wie wichtig es ist, sich selbst und das eigene Heilungssystem gegen Toxine zu schützen. Es ist nicht so leicht, mit jenen in der Luft und in den

Lebensmitteln fertig zu werden. Doch gegen die Schadstoffe im Wasser kann jeder etwas tun.

Gesunde Ernährung

Vollkorngetreide, das Keim und Kleie wie auch die Stärke des rohen Getreidekorns enthält, ist eine hervorragende Quelle für Ballaststoffe, die für gewöhnlich in unserer Ernährung unterrepräsentiert sind. Ballaststoffe sorgen dafür, daß das Verdauungssystem gut arbeitet, sie unterstützen die Verringerung von Cholesterin, reduzieren das Darmkrebsrisiko, verlangsamen die Aufnahme von Zucker in den Blutstrom und wirken vermutlich noch auf vielerlei andere Art gesundheitsförderlich, auch wenn die Forscher die Einzelheiten und Mechanismen noch nicht völlig durchschauen. Es wird empfohlen, 40 Gramm Ballaststoffe pro Tag aufzunehmen, die doppelte Menge dessen, was die meisten zu sich nehmen. Weißes Mehl liefert nur sehr wenig Ballaststoffe; Sie müßten fünfzig Laibe Weißbrot essen, um allein durch diese Quelle Ihren täglichen Bedarf zu decken.

Am einfachsten läßt sich die Aufnahme von Ballaststoffen steigern, indem man mehr frisches Gemüse, mehr Obst und mehr Vollkornprodukte ißt. Es gibt zahlreiche wohlschmekkende Frühstückszerealien, die man sowohl warm als auch kalt essen kann, wie auch eine Vielzahl von Alternativen zu weißem Reis. Inzwischen kann man roten und schwarzen Reis, braunen Rund- bis Langkornreis, Buchweizengrütze, Quinoa und wilden Reis (inzwischen auf weit größeren Flächen kultiviert und damit bezahlbarer als früher) kaufen. Sie müssen nicht vollständig auf Weißbrot oder auf andere Weißmehlprodukte verzichten. Essen Sie einfach weniger davon und dafür mehr Vollkornprodukte sowie Gemüse und Obst.

In dieser Woche sollen Sie die Wunder der Sojabohnen kennenlernen. Seit Jahrhunderten kultivieren Chinesen und Japaner Soja als Hauptnahrungsmittel und ausgezeichnete Proteinquelle. Soja kann in zahlreiche Erzeugnisse umgewandelt werden, zum Beispiel in Milch und Käse oder in Speisen, die aussehen und schmecken wie die tierischen Lebensmittel, deren Verzehr in manchen buddhistischen Traditionen verboten ist. Wir haben die Freude an Sojaprodukten wie Tofu erst vor kurzer Zeit entdeckt, und noch kürzer beschäftigen sich unsere Wissenschaftler mit dem Beitrag solcher Lebensmittel daran, daß der Großteil der asiatischen Bevölkerung von den »typisch westlichen« Krankheiten verschont bleibt.

Abgesehen davon, daß Sojabohnen billiger sind, weisen sie auch noch in anderer Hinsicht Vorteile gegenüber tierischen Produkten auf. Ihr Eiweiß bringt keine Unmenge gesättigter Fettsäuren mit sich, welche die Leber dazu anregen, Cholesterin zu produzieren; und sie versorgen das Verdauungssystem mit Ballaststoffen. Außerdem enthalten sie Isoflavone, das sind Verbindungen, die möglicherweise einen bedeutenden Schutz gegen Krebs bieten. Sie scheinen im menschlichen Körper mit Östrogen in Wechselwirkung zu treten, weshalb sie von manchen Forschern auch als Phytoöstrogene, also als östrogenartige Substanzen pflanzlichen Ursprungs, bezeichnet werden.

Eine Vielzahl von Frauenkrankheiten stehen mit Östrogen in Zusammenhang – das heißt, sie sind eine Folge einer zu hohen Östrogenproduktion oder der zu starken Beeinflussung durch östrogenartige Hormone, was zu Wucherungen und pathologischem Wachstum der darauf reagierenden Zellen führt. Gewebsveränderungen in den Brüsten, Brust-, Gebärmutterkrebs, Gebärmutterleiomyom (»gutartige« Geschwulst) und Endometriose (das Auftreten verschleppten Gebärmuttergewebes außerhalb der Gebärmutter) sind Beispiele für solche Krankheiten. Manche dieser Leiden, vor allem Brustkrebs, nehmen weltweit auf alarmierende Weise zu.

Einige Wissenschaftler erklären diese Zunahme damit, daß Frauen vermehrt Xenoöstrogenen[18] ausgesetzt sind – also fremden Östrogenen, die nicht im eigenen Körper hergestellt werden. Es ist wohlbekannt, daß immer wieder Hormone als

Wachstumsbeschleuniger in der Massentierhaltung eingesetzt werden;* Rückstände davon können in Rind- und Schweinefleisch, in Geflügel und Milchprodukten vorkommen. Beängstigender ist jedoch die Möglichkeit, daß die Umwelt angereichert ist mit Schadstoffen, die wie Xenoöstrogene wirken. Diese dringen in den Körper ein, veranlassen empfängliche Zellen dazu, sich vermehrt zu teilen und zu wachsen, und vergrößern auf diese Weise das Risiko einer bösartigen Gewebsveränderung. Eine ganze Reihe industrieller Nebenprodukte und Pestizide fallen in diese Kategorie; sie kommen inzwischen in Boden und Wasser weit verbreitet vor.

Man ist diesen Toxinen unfreiwillig ausgesetzt, doch die Phytoöstrogene in Sojabohnen stellen sehr wahrscheinlich eine effektive Verteidigungsstrategie dar: Sie besetzen die Östrogenrezeptoren, aktivieren sie nur schwach und verhindern für stärkere fremde Östrogene den Zugang. Zum Beispiel litten japanische Frauen, die sich traditionell ernährten, nur sehr selten an Brustkrebs. (Ich bediene mich hier der Vergangenheit, weil die traditionelle Ernährung auch in Japan immer mehr von einem höheren Fleischkonsum der westlichen Ernährungsweise verdrängt wird.) Sobald diese Frauen in die Vereinigten Staaten einwanderten und sich den dortigen Ernährungsgewohnheiten anpaßten, trat Brustkrebs bei ihnen ebenso häufig auf wie bei amerikanischen Frauen. Medizinische Forscher glaubten lange Zeit, dies gehe auf den nun höheren Konsum von Fett zurück – die traditionelle japanische Ernährung ist eine der fettärmsten der Welt, während Amerikaner mehr als ein Drittel ihres Kalorienbedarfs über Fett abdecken –, doch neuere Studien lassen Zweifel daran aufkommen, ob die hohe Fettaufnahme

---

* In der Bundesrepublik ist der Einsatz von wachstumsfördernden Mitteln schon seit 1959 verboten. Das Hormonverbot der EG untersagt seit Anfang 1988 die Aufzucht von Tieren mit Hormonen; seit dem 1.1.1989 ist die Einfuhr von hormonbehandeltem Fleisch in die EG verboten (Anm. d. Red.).

als Risikofaktor für Brustkrebs tatsächlich eine solche Rolle spielt.

Ich halte es für wahrscheinlicher, daß das Vorherrschen von Sojaerzeugnissen in Japan der Schlüssel ist. Japanische Frauen haben auch sehr viel weniger Probleme mit der Menopause als amerikanische, wahrscheinlich weil sie schützende Phytoöstrogene über ihre Nahrung zu sich nehmen. Und es gibt Gründe für die Annahme, daß dieselben Stoffe Männer vor Prostatakrebs schützen, eine ebenfalls hormonal bedingte Krankheit (in diesem Fall ausgelöst durch Androgene – die männlichen Sexualhormone –, die Gegenspieler der Östrogene). Zwei der am besten untersuchten Soja-Phytoöstrogene sind Genistein und Daidzein. Vor kurzem habe ich diese beiden Stoffe im Naturkostladen erstmals in Pillenform gesehen, wo sie als die magischen Bestandteile der Sojabohne angepriesen wurden, die gegen Krebs schützt. Wie beim Sulforaphan (»Brokkoli in Pillenform«) ist dies lediglich ein weiterer Fall reduktionistischen Denkens: Der Teil wird für das Ganze gehalten. Sojabohnen und viele daraus hergestellte Lebensmittel scheinen durch die Gesamtheit ihrer Bestandteile antikarzinogen zu wirken; es ist unvernünftig anzunehmen, daß ein einzelner, isolierter Inhaltsstoff ebendieselbe Wirkung haben kann.

Ein beliebter gesunder Snack in Japan besteht aus ganzen grünen Sojabohnen – »Edamame« genannt –, die in ihren Hülsen in Salzwasser gekocht und kalt als Vorspeisen in Sushibars serviert oder zu Hause beim Bier gegessen werden, so wie wir abends gern Erdnüsse essen. Man nimmt die Hülse und drückt die schmackhafte Bohne direkt in den Mund. Traditionell gab es Edamame in Japan nur während des Sommers, aber ich habe es in den USA inzwischen tiefgekühlt in asiatischen Lebensmittelläden das ganze Jahr lang gesehen.

Meiner Meinung nach besteht die gesündeste Ernährungsumstellung, die man vornehmen kann, darin, einige (oder alle) tierischen Produkte durch Sojaerzeugnisse zu ersetzen. Um diesen Schritt tun zu können, müssen Sie sich zunächst mit der Auswahl vertraut machen, die es in dieser Hinsicht gibt. Deshalb habe ich Sie gebeten, in der zweiten Woche in den Naturkostladen zu gehen und sich dort umzusehen. Sie werden auf Tofu, Tempeh, Sojawürstchen und -burger, Frühstücksfleisch und viele andere Produkte stoßen. Manche von ihnen schmecken hervorragend, andere entsetzlich; einige kann man direkt essen, andere müssen erst zubereitet werden. Tofu zum Beispiel ist ein äußerst vielseitiges Nahrungsmittel, aber es ist wenig sinnvoll, es einfach nach Hause zu bringen, in einen Salat fallen zu lassen und davon auszugehen, daß die Familie es mag. Mit ein wenig Einfallsreichtum und Bemühen kann man aus Tofu delikate Hauptmahlzeiten, Brotaufstriche und sogar Nachspeisen zubereiten, die keineswegs ungewöhnlich schmecken. Die neue Generation von Sojaburgern, die es inzwischen in den Geschäften gibt, ist Fleisch in Aussehen und Geschmack so ähnlich, daß manche Vegetarier sich weigern, sie zu essen. Bitte experimentieren Sie damit.

Lassen Sie mich Ihnen jedoch auch ein paar Warnungen zu Sojaprodukten geben. Manche, vor allem Sojagrütze, Sojamehl und texturiertes Sojaeiweiß (TVP = Textured Vegetable Protein), können entsetzliche Blähungen verursachen, wenn man sie nicht gewohnt ist. Diese Zutaten sind in herkömmlichen Sojalebensmitteln vorherrschend, die es schon seit Jahren gibt und die vor allem von Gruppen wie den Adventisten vom Siebten Tag gegessen werden. Die neu entwickelten Sojalebensmittel haben diese Wirkung nicht. Beachten Sie bitte auch, daß Sojabohnen einen relativ hohen Fettgehalt aufweisen. Das Fett besteht aus mehrfach ungesättigten Fettsäuren und ist für Herz und Blutgefäße unbedenklich, was den Wechsel von tierischen zu Sojaprodukten zu einem guten Schritt für die Herzgesundheit macht. Dennoch können Sie den Anteil der durch Fett aufgenommenen Kalorien in Ihrer Ernährung zu hoch ansteigen lassen. Es gibt jedoch Tofu und andere Sojaprodukte mit reduziertem Fettgehalt. Manche der besten Sojawürstchen und -burger sind vollkommen von Fett befreit und schmecken sehr gut.

Berücksichtigen Sie aber auch, daß die stark verarbeiteten Produkte, die aus »isoliertem Sojaeiweiß« hergestellt wurden, möglicherweise ihre antikarzinogenen Isoflavone eingebüßt haben. Je mehr sich der Verbraucher jedoch ihres Nutzens bewußt wird, desto rascher werden die Hersteller entsprechend reagieren, sie wieder hinzufügen und über das Etikett auf den Gehalt von Genistein und Daidzein hinweisen. Schließlich sollten Sie, wann immer möglich, Produkte kaufen, die aus organisch-biologisch angebauten Sojabohnen hergestellt wurden.

Sobald Sie Sojalebensmittel gefunden haben, die Sie mögen, sollten Sie einen Teil der tierischen Produkte auf Ihrem Speiseplan durch sie ersetzen.

Das andere Experiment, das ich diese Woche von Ihnen verlange, ist, chinesischen oder japanischen grünen Tee zu kaufen und zu trinken. Grüner Tee ist das unfermentierte Blatt der Teepflanze, *Camellia sinensis*. Bei der Herstellung des weiter verbreiteten schwarzen Tees werden die Blätter in dicken Schichten ausgelegt und einem Fermentationsprozeß (Gärung) überlassen, bei dem sich die Blätter verfärben und Aroma wie auch Geschmack ändern. In den letzten Jahren haben medizinische Forscher bei Tee zahlreiche gesundheitliche Vorzüge ermittelt, die etwas mit den darin enthaltenen Katechinen zu tun haben. Grüner Tee[19] liefert mehr Katechine als schwarzer, da ein Teil des Gehalts im Verlauf des Fermentationsprozesses zerstört wird. (Oolongtee liegt in Färbung, Geschmack und Katechingehalt zwischen schwarzem und grünem Tee.) Katechine wirken cholesterinspiegelsenkend und verbessern den Fettstoffwechsel. Außerdem wirken sie antibakteriell und beugen gegen Krebs vor. Mit zunehmendem Bekanntheitsgrad dieser bemerkenswerten Eigenschaften sind Naturkostläden dazu übergegangen, grünen Tee in Pillenform zu verkaufen, was meine japanischen Freunde zum Lachen finden. Inzwischen gibt es sogar Deodorants auf der Basis von grünem Tee, denen angeblich die antibakterielle Wirkung der Pflanze zu eigen ist.

Alle Teearten enthalten Theophyllin, ein naher Verwandter

des Koffeins und ein natürliches Stimulans. Man kann von Tee abhängig werden, aber lange nicht so leicht wie von Kaffee. Trinkt man ein bis zwei Tassen pro Tag, kann grüner Tee mit seinem feinen und leicht bitteren Aroma zu einer angenehmen und gesunden Ergänzung der Ernährung werden. Es sind viele verschiedene Formen und Arten von grünem Tee erhältlich, sehen Sie sich also einmal um und probieren Sie aus, was Ihnen schmeckt. In manchen Supermärkten gibt es grünen Tee auch in Teebeuteln, doch um einen größeren Überblick zu gewinnen, sollten Sie in einer größeren Stadt einmal in ein asiatisches Lebensmittelgeschäft oder in einen Teeladen gehen.

Sollten Sie hauptsächlich Kaffee oder Cola trinken, dann versuchen Sie einen Teil durch Tee zu ersetzen. Wenn Sie bereits schwarzen Tee trinken, nehmen Sie statt dessen grünen. Falls Sie keinerlei koffeinhaltige Getränke zu sich nehmen, können Sie in Betracht ziehen, sich gelegentlich dekoffeinierten Tee aufzubrühen, um in den Genuß der darin enthaltenen Katechine zu kommen. Vielleicht stoßen Sie ja sogar auf dekoffeinierten grünen Tee. Die Qualität von Tee in Beuteln ist eindeutig geringer als bei losem Tee. Es lohnt sich, Zeit und Bemühen zu investieren, um Tee guter Qualität zu finden, an dem man Freude haben kann. Ich habe in Japan gelernt, grünen Tee zu trinken, und bringe seinen Genuß mit einer guten Zeit in Verbindung; sobald ich den subtilen Duft einatme, fühle ich mich in mit Tatamis ausgelegte Tempel und Restaurants zurückversetzt, wo ich mit Freunden auf dem Boden saß, Blumenarrangements und kunstvoll zusammengestellte Speisen bewunderte. Eine solche Erfahrung ist zugleich sinnlich und meditativ, ich weiß, daß ich meinem Körper damit etwas gebe, was ihm guttut.

Nun also einige Rezepte, die Sie diese Woche ausprobieren können:

Kascha mit Gemüse

In diesem Rezept kommt Buchweizen (Kascha) zum Einsatz, ein getreideähnliches Hauptnahrungsmittel aus Nordeuropa und Rußland. Das Gericht läßt sich mit gerösteter Buchweizengrütze besser zubereiten; ist sie nur roh erhältlich, dann können Sie sie leicht in einer trockenen Bratpfanne unter häufigem Rühren bei mittlerer Hitze rösten.

60 g getrocknete Pilze
1 Tasse Buchweizengrütze
1 große Mohrrübe, in Scheiben geschnitten
1 mittelgroße Zwiebel, grob gehackt
Salz oder natürliche Sojasauce zum Abschmecken

1. Weichen Sie die getrockneten Pilze (Shiitake oder Porcini [Steinpilze] sind sehr aromatisch) in Wasser ein, bis sie weich werden. Gießen Sie das Einweichwasser in eine Schüssel ab, um es später weiterzuverwenden. Schneiden Sie die Pilze klein, und entfernen Sie die Teile, die nicht weich genug geworden sind.
2. Geben Sie die Buchweizengrütze in einen Topf, der drei Tassen kochendes Wasser enthält (das Einweichwasser der Pilze eingeschlossen). Stellen Sie die Hitze herunter und geben Sie die Mohrrüben, die Zwiebel und die Pilze hinzu.
3. Decken Sie den Topf mit einem Deckel ab und lassen Sie den Inhalt köcheln, bis die gesamte Flüssigkeit aufgesogen ist. Geben Sie Salz oder natürliche Sojasauce hinzu.

Leichte Misosuppe

Miso ist ein traditionelles fermentiertes Sojaprodukt, das täglich in japanischen Küchen zum Einsatz kommt. Sie werden viele Sorten dieser Paste in den Kühlregalen von Naturkostläden finden, sowohl stark gewürzte dunklere als auch milde hellere. Sie alle sind gut und halten sich im Kühlschrank sehr lange. In einer solchen Suppe vereinigen sich die Vorteile von Sojabohnen mit Gemüse und Ingwer.

2 Teelöffel Canolaöl
3 Scheiben frische Ingwerwurzel
1 große Zwiebel, in dünne Scheiben geschnitten
2 Mohrrüben, in dünne Scheiben geschnitten
2 Selleriestangen, in dünne Scheiben geschnitten
4 Tassen grob gehackten Kohl
4 Eßlöffel Miso
2 Schalotten, in dünne Scheiben geschnitten
dunkles, geröstetes Sesamöl nach Geschmack

1. Erhitzen Sie das Canolaöl in einem großen Topf.
2. Geben Sie den Ingwer und die Zwiebeln hinzu; braten Sie beides bei mittlerer Hitze fünf Minuten lang.
3. Fügen Sie Mohrrüben, Sellerie und Kohl hinzu. Rühren Sie gut um.
4. Geben Sie fünf Tassen Wasser hinzu, lassen Sie alles rasch aufkochen, dann stellen Sie die Hitze herunter und lassen die Suppe etwa zehn Minuten lang köcheln, bis die Gemüse zart sind. Schließlich entfernen Sie den Topf von der Herdplatte.
5. Geben Sie das Miso in eine Schüssel, fügen ein wenig von der Brühe hinzu und rühren um, bis sich eine cremige Masse ergibt. Schütten Sie mehr Brühe hinzu, um das Gemisch zu verdünnen, dann gießen Sie es in den Topf mit der Suppe. Lassen Sie sie einige Minuten lang ruhen.
6. Servieren Sie die Suppe in Schüsseln, in die Sie zuvor die rohen Schalotten gegeben haben. Möglicherweise möchten Sie die Ingwerscheiben vor dem Servieren entfernen, und Sie können ein paar Tropfen des Sesamöls in jede Schüssel geben.

Tofu-Sandwichfüllung

1 500-g-Block Tofu
1 Teelöffel gemahlene Gelbwurz (Kurkuma)
1 Eßlöffel Senf
1 Eßlöffel süß-saure Sauce
3 Eßlöffel gehackter Sellerie
3 Eßlöffel gehackte Zwiebel
1 Teelöffel gehackte frische Petersilie
1 Prise Paprika
Salz zum Abschmecken
Tabasco (nach Wahl)

1. Lassen Sie den Tofu gut abtropfen und zerdrücken Sie ihn grob in einer Schüssel.
2. Geben Sie Gelbwurz, Senf, süß-saure Sauce, Sellerie, Zwiebeln, Petersilie, Paprika und Salz nach Geschmack hinzu.
3. Vermischen Sie den Aufstrich gründlich. Würzen Sie ihn nach Ihren Vorstellungen. Geben Sie nach Wahl Tabasco hinzu.

Pfannengemüse mit Tofu

500 g gebackenen, gepreßten Tofu
8 Tassen kleingeschnittenes Gemüse: Zwiebeln, Mohrrüben, Paprika, Pilze, Sellerie, Brokkoli, Spargel, Mungobohnensprossen (Ersatz möglich)
1 Eßlöffel Canolaöl

Würzmischung:
¼ Tasse trockener Sherry
¼ Tasse natürliche Sojasauce
2 Knoblauchzehen, zerdrückt
2 Eßlöffel braunen Zucker

1 Teelöffel feingehackte Ingwerwurzel
1 Teelöffel dunkles, geröstetes Sesamöl

1. Schneiden Sie den Tofu in Streifen und ordnen Sie ihn mit den nach Art getrennten Gemüsesorten auf einem Teller an.
2. Geben Sie das Canolaöl in eine große Pfanne oder in einen Wok und erhitzen Sie es bei mittlerer Hitze. Geben Sie zunächst die festeren Gemüse und dann später die zarten wie Bohnensprossen und Spargel hinzu. Rühren Sie das Gemüse dabei ständig um und gießen Sie ein wenig Wasser hinzu, wenn es ansetzt oder anbrennt. Ziel ist es, alle Bestandteile knackig-zart in typischer Färbung und Charakteristik zu erhalten.
3. Geben Sie schließlich den Tofu und die Gewürzmischung hinzu (welche zuvor verrührt wurde, bis sich der Zucker aufgelöst hat). Kochen Sie die Mischung bei großer Hitze noch eine Minute weiter, dann servieren Sie sie mit Reis oder Nudeln.

Gegrillte Tempeh-Sandwichs

Tempeh ist ein weiteres fermentiertes Sojaprodukt, ein Grundnahrungsmittel aus Indonesien, welches in seiner Beschaffenheit Fleisch ähnelt und einen milden Geschmack hat. In Naturkostläden sind eingefrorene oder gekühlte Pakete erhältlich.

1 Paket Tempeh

Marinade:
1 Tasse Rotwein
4 Eßlöffel Olivenöl
3 große Knoblauchzehen, zerdrückt
2 Teelöffel Koriander (oder 1 Teelöffel gemahlener Koriander)

Salz zum Abschmecken
Brot
grüner Salat und Tomaten, in Scheiben geschnitten

1. Tauen Sie den Tempehblock auf, schneiden Sie ihn in vier Teile und halbieren diese mit einem scharfen Messer in der Horizontale.
2. Marinieren Sie die Tempehscheiben mindestens eine Stunde lang bei Raumtemperatur oder drei Stunden im Kühlschrank.
3. Lassen Sie die Tempehscheiben abtropfen und grillen Sie sie, bis sie gut gebräunt sind. Machen Sie daraus Sandwichs mit getoastetem Brot, grünem Salat, Tomatenscheiben und Ihrem Lieblingsbrotaufstrich.

Apfel-Haferkleie-Muffins

2	*Tassen Vollkornweizenmehl*
1	*Tasse ungebleichtes Weißmehl*
1¼	*Tassen Haferkleie*
2½	*Teelöffel Backpulver*
1	*Teelöffel Zimt*
¼	*Teelöffel Muskatnuß*

350 g reinen Apfelsaft
2 *große Boskopäpfel, geschält und grob gehackt*

1. Heizen Sie den Backofen auf 160 °C vor und ölen Sie zwölf Muffinförmchen leicht ein.
2. Sieben Sie Vollkornweizenmehl, ungebleichtes Weizenmehl, Haferkleie, Backpulver, Zimt und Muskatnuß in eine Schüssel. Geben Sie den reinen Apfelsaft, die gehackten Äpfel und genug Wasser (ungefähr eine Tasse) hinzu, um einen leichten Teig zu erhalten. Vermischen Sie alle Bestandteile ausreichend miteinander.
3. Verteilen Sie den Teig auf die Muffinförmchen und backen

Sie sie 25 bis 30 Minuten, bis sie leicht gebräunt sind. Nehmen Sie die Muffins aus den Förmchen, solange sie noch heiß sind.

Quinoapudding

Hier folgt ein ungewöhnlicher, aber gesunder Nachtisch, der aus dem Hauptnahrungsmittel der Andenbewohner gemacht wird. Quinoa ist inzwischen in einigen Naturkostläden erhältlich.

1 Tasse Quinoa
2 Tassen Apfelsaft
1 Tasse Rosinen
1 Tasse gehackte Nüsse
Saft von einer Zitrone
Zimt nach Geschmack
Salz zum Abschmecken
2 Teelöffel Vanilleextrakt
Beeren, Bananenscheiben oder Ahornsirup (nach Belieben)

1. Geben Sie das Quinoa in ein Sieb und waschen Sie es gründlich unter fließendem kalten Wasser. Lassen Sie es abtropfen und geben Sie es mit zwei Tassen kaltem Wasser in einen Topf. Lassen Sie es aufkochen, decken Sie den Topf mit einem Deckel ab, stellen Sie die Hitze herunter und lassen Sie es langsam etwa fünfzehn Minuten köcheln, bis das Wasser aufgenommen und das Quinoa zart ist.
2. Messen Sie zwei Tassen gekochtes Quinoa ab und geben Sie dazu Apfelsaft, Rosinen, Nüsse, Zitronensaft sowie Zimt und Salz nach Geschmack. Lassen Sie es zugedeckt noch weitere fünfzehn Minuten simmern.
3. Nehmen Sie den Topf vom Feuer und rühren Sie den Vanilleextrakt unter.
4. Lassen Sie den Pudding abkühlen. Servieren Sie ihn, wie er

ist, oder mit Beeren oder Bananenscheiben oder mit Ahornsirup, wenn Sie ihn süßer mögen.

Nährstoffergänzung

Die gemischten Karotine, mit deren Einnahme Sie diese Woche beginnen sollten, sind die zweite Komponente meiner oxidationshemmenden Vitaminformel zum Schutz Ihres Heilungssystems. Früchte und Gemüse, die Karotin enthalten, das im Körper zu Vitamin A umgewandelt wird, spielen bei der Vorbeugung gegen Krebs eine wichtige Rolle. Hierzu zählen auch Honigmelonen, Pfirsiche, Aprikosen, Mangos, Kürbis und Süßkartoffeln, dunkelblättrige Gewächse wie Kohl und Grünkohl und natürlich Mohrrüben. Bis vor kurzem rieten viele Gesundheitsexperten dazu, Beta-Karotin einzunehmen, ein zentrales Mitglied der Karotinfamilie und eine direkte Vorstufe des Vitamin A. Aber neueste Forschungsergebnisse[20] lassen daran zweifeln, daß Beta-Karotin allein dazu fähig ist, die schützende Wirkung der Lebensmittel zu erzielen, in denen es enthalten ist.

Davon auszugehen, daß Beta-Karotin eine »Mohrrübe in Pillenform« mit allen Vorteilen der natürlichen Pflanze ist, gehört also zu den Fehlannahmen, wie ich sie bereits weiter oben erwähnt habe, als ich vom Sulforaphan des Brokkoli und vom Genistein der Sojabohnen sprach. Dennoch dokumentieren viele in der medizinischen Literatur veröffentlichten Studien die Nützlichkeit von Beta-Karotin als Oxidationshemmer, vor allem wenn es zusammen mit Vitamin C und den anderen Komponenten meiner Vitaminformel eingenommen wird. Inzwischen sind mir neue Produkte bekannt geworden, die Beta-Karotin mit einigen der anderen Karotine verbinden, und ich halte diese für sehr viel besser. Von einem der weniger bekannten Karotine, dem roten Farbstoff in Tomaten namens Lycopin, hieß es kürzlich, daß es das Risiko von Prostatakrebs[21] reduziert. Ein Präparat gemischter Karotinergänzung einzunehmen bedeutet nicht, daß Sie keine Tomaten, Mohrrüben oder grünes Gemüse mehr zu essen brauchen, aber es ist eine sichere Methode, um den Körper mit den Wirkstoffen zu versorgen, die er braucht, um sich effizient gegen toxische Schäden und vor frühzeitigem Altern zu schützen.

Lesen Sie sorgfältig die Etiketten der Vitaminpräparate, die Sie kaufen, um sicherzugehen, daß sie Lycopin enthalten und Ihnen 25 000 IE Beta-Karotin zuführen. Falls Sie keine gemischten Karotine erhalten, sollten Sie ein Beta-Karotin-Präparat nehmen und den Verzehr von karotinhaltigen Nahrungsmitteln erhöhen.

Körperliche Bewegung

Sie steigern die Dauer Ihres täglichen Spaziergangs nun auf fünfzehn Minuten. Versuchen Sie, zügig auszuschreiten, um Ihre Herzfrequenz und Ihre Atmung zu steigern. Wenn möglich, suchen Sie sich einen Weg, der bergauf führt. Machen Sie diesen Spaziergang fünfmal in dieser Woche. Denken Sie daran: Dies ist das beste Allround-Konditionstraining, das Sie Ihrem Körper bieten können.

Psyche und Geist

Sich mit der Natur zu verbinden ist Heilung. Sie nimmt die Hast von uns, holt uns aus unserer Routine heraus und erinnert uns daran, daß wir auf einem wunderbaren Planeten leben, den wir mit zahlreichen anderen Lebensformen teilen. In einer natürlichen Umgebung zu sitzen oder zu gehen ist eine einfache Form der Meditation, ein Gegenmittel, das hilft, wenn man sich zu sehr mit seinen eigenen Gedanken und Gefühlen beschäftigt. Falls Sie in einer großen Stadt leben, wählen Sie einen Park aus, den Sie aufsuchen können. Sie werden feststellen, daß die Luft dort besser ist und daß die Bäume tröstend wirken. Sie müssen nichts Besonderes tun, sitzen Sie nur einfach still da und lassen Sie sich von dem Ort beruhigen. Vielleicht haben Sie bereits einen Lieblingsplatz, zu dem Sie gehen können; möglicherweise möchten Sie diese Woche nutzen, um sich einen neuen zu suchen.

Ich habe Sie außerdem darum ersucht, einen Tag lang auf Nachrichten zu verzichten. Ich will nicht, daß Sie über die Ereignisse auf der Welt im unklaren bleiben, aber ich habe festgestellt, daß Nachrichtenhören in unterschiedlichem Ausmaß zu Angst, Wut und zu anderen emotionalen Zuständen führt, die vermutlich das Heilungssystem behindern. Ich habe Ihnen viele Vorschläge zu Ihrer Ernährung gemacht, darüber, wie Sie Ihren Körper erhalten können. Ich bin der Meinung, daß es auch sinnvoll ist, unsere Vorstellung von Ernährung um das zu erweitern, was wir unserem Bewußtsein zuführen. Viele Menschen üben darüber nicht allzuviel Kontrolle aus und nehmen in der Folge eine Menge mentales Junk food auf. Indem ich Sie zum »Nachrichtenfasten« auffordere, möchte ich Ihnen die Entdeckung ermöglichen, daß Sie selbst entscheiden können, wieviel von diesem Material Sie aufnehmen wollen. Ich habe nichts dagegen, wenn Sie die Nachrichten um der Informationen willen anstellen, die Sie wirklich brauchen; ich mache mir aber Sorgen um Menschen, die sie zwanghaft oder unbewußt anstellen, die von Nachrichten und dem emotionalen Auf und Ab, das sie bieten, abhängig sind. Achten Sie auf mögliche Unterschiede in Ihrem körperlichen und geistigen Empfinden, wenn Sie sich dafür entscheiden, die Nachrichten eine begrenzte Zeit lang zu ignorieren. Sind Sie weniger ängstlich? Fühlen Sie sich weniger gestreßt, wütend, furchtsam? Sobald Sie zum Ende des 8-Wochen-Programms kommen, werde ich Sie wieder fragen, und in der Zwischenzeit können Sie sich darüber Klarheit verschaffen, wieviel Nachrichten Sie wirklich in Ihr Leben einlassen wollen.

Schließlich hätte ich gern, daß Sie Ihre Atemübung aus der vergangenen Woche um eine neue ergänzen. Die neue heißt »Mit dem Ausatmen beginnen«, und ich glaube, daß Sie sie interessant finden werden.

Die Atmung erfolgt ununterbrochen, ohne Anfang und Ende, doch neigen wir dazu, einen Atemzyklus mit dem Einatmen beginnen und mit dem Ausatmen enden zu lassen. Ich möchte, daß Sie die Umkehrung dieser Vorstellung üben. Versuchen Sie dies nach Ihrer fünfminütigen Beobachtung des Atmens. Richten Sie wieder Ihre gesamte Konzentration auf Ihren Atem, ohne ihn beeinflussen zu wollen, aber diesmal erleben Sie das Ausatmen zu Beginn jedes neuen Zyklus. Machen Sie diese Übung nur eine Minute lang. Ich glaube, Sie werden überrascht sein, wie anders Atmen ist, wenn man es in dieser Weise »auf den Kopf stellt«. Beginne ich mit dem Ausatmen, dann habe ich das Gefühl, viel stärker an meiner Atmung beteiligt zu sein, aktiv mit ihr zu arbeiten, statt sie nur passiv zu erleben.

Es gibt einen wichtigen physiologischen Grund, Sie um diese Umkehrung zu bitten: Potentiell haben Sie größere Kontrolle über das Aus- als über das Einatmen, weil Sie die Zwischenrippenmuskulatur einsetzen können, um den Atem aus Ihren Lungen zu pressen. Und diese Muskulatur ist sehr viel kräftiger als jene, mit der Sie Luft einatmen. Gelingt es Ihnen, mehr Luft herauszupressen, dann können Sie automatisch auch mehr Luft aufnehmen. Es ist wünschenswert, die Atmung zu vertiefen, und am leichtesten ist dies möglich, indem man das Ausatmen als ersten Teil der Atmung begreift und sich nicht zu viele Sorgen um das Einatmen macht. Ach, übrigens, das chinesische Schriftzeichen für »Atmung« setzt sich aus zwei Zeichen zusammen, von denen eines »Ausatmen« und das andere »Einatmen« bedeutet, und das Ausatmen steht an erster Stelle.

Die Atemübungen sind ein integraler und einzigartiger Aspekt des 8-Wochen-Programms. Der Atem ist der Generalschlüssel für Gesundheit und Heilung, und ich möchte, daß Sie lernen, sich seiner zu Ihrem besten Nutzen zu bedienen. Ich werde oft gefragt: »Wenn Sie den Menschen nur eines empfehlen dürften, um ihnen einen größeren Zugang zur Spontanheilung zu verschaffen, was würde es sein?« Ich zögere nie mit der Antwort: »Arbeiten Sie mit Ihrem Atem!«

Optionen

Ich habe an anderer Stelle über Visualisierungen[22] als mächtige Technik geschrieben, um einen Zugang zu Heilung zu finden. Hypnotherapie, geführte Imaginationsarbeit und andere Varianten des Themas machen sich allesamt die visuelle Vorstellungskraft als Schlüssel zur Geist-Körper-Verbindung zunutze. Nach meiner Erfahrung ist kein Teil des Körpers und kein Krankheitsprozeß für diese Herangehensweisen unerreichbar. In manchen Fällen vermögen Visualisierungen vollständige Heilungsreaktionen auszulösen; in anderen können sie die Wirksamkeit konventioneller Therapien steigern und ihre toxischen Nebenwirkungen lindern. Um die Aussicht auf die Wirksamkeit dieser Arbeit zu erhöhen, müssen Sie Bilder wählen, die eine starke emotionale Resonanz bewirken. Es reicht nicht aus, wenn Ihnen jemand sagt, daß Sie Ihren Körper »in weißem Licht baden« sollen. Es wird Ihnen sehr viel wahrscheinlicher gelingen, Ihr Heilungssystem zu aktivieren, wenn Sie emotional aufgeladene Phantasiebilder verwenden, egal, ob sie nun aus der Natur, vom Computerbildschirm oder von Ihren sexuellen Phantasien herrühren. Nur Sie allein wissen, welche Art Bilder Ihnen eine starke Gefühlsreaktion entlocken. Es ist sinnvoll, eine Art Bestandsaufnahme Ihrer mentalen Phantasiebilder zu machen, um die wirkungsvollsten darunter zu erkennen. Schreiben Sie sie nieder und denken Sie darüber nach, wie Sie sie einsetzen könnten, falls Sie jemals Visualisierungen benötigen, um Ihr Heilungssystem im Kampf gegen eine Krankheit oder Verletzung zu unterstützen.

Heilungsgeschichte:
Besser sehen mit Mohrrüben

Nardia Boyer, eine professionelle Musikerin aus Mountain View in Kalifornien, schreibt:

»*Mich überraschte die Sehkraftverbesserung, die sich einstellte, nachdem ich dem 8-Wochen-Programm gefolgt war. In der zweiten Woche rieten Sie zu einer Nährstoffergänzung mit gemischten Karotinen. Statt dessen schälte und entsaftete ich frische Mohrrüben. Innerhalb einer einzigen Woche verschwand eine Sehstörung, die mich bereits drei oder vier Jahre lang geplagt hatte. Ich war davon so überrascht, daß ich die Neuigkeit meinem Augenarzt mitteilte, der inzwischen ebenfalls Ihr Buch gelesen hat.*

Mein Problem war das folgende: Ich bin Harfenistin, und ich sah schon nach kurzem Spiel und vor allem bei schlechten Lichtverhältnissen die Saiten doppelt. Meine erste Brille wurde mir vor vier Jahren verschrieben, als ich sechsundvierzig Jahre alt war. Diesen Sommer spielte ich auf einer Hochzeit und nahm die Brille ab, um den Geistlichen und das Zeichen sehen zu können, das er mir geben würde. Ich blickte zurück auf mein Instrument – und ich sah es vollkommen scharf! Ich war baß erstaunt, daß ich diese Sehstörung los war. Ich spielte den Rest des Tages und den ganzen Abend lang bei schlechten Lichtverhältnissen und ohne Brille. So ist es seither geblieben.«

7

Dritte Woche

Maßnahmen

- Finden Sie heraus, wo Sie die besten Nahrungsmittel aus bio-
logisch-dynamischem Anbau kaufen können. Fragen Sie in
Lebensmittelgeschäften oder in Naturkostläden danach.
Nehmen Sie sich vor, biologisch-dynamisches Obst und
Gemüse einzukaufen, vor allem solche Sorten, die ich auf
Seite 121 als jene nenne, die mit hoher Wahrscheinlichkeit
Rückstände von in der Landwirtschaft verwendeten Chemi-
kalien enthalten.
- Sollten Sie eine elektrisch beheizbare Decke verwenden,
dann nehmen Sie davon in Zukunft Abstand. Entfernen Sie
den elektrischen Radiowecker von Ihrem Nachttisch und
aus der direkten Nähe Ihres Betts. Wenn Sie an einem alten
Computer arbeiten, dann kaufen Sie einen Bildschirmfil-
ter für Ihren Monitor. Erwerben Sie eine Sonnenbrille mit
UV-Schutz, wenn Sie noch keine besitzen.

Gesunde Ernährung

- Bemühen Sie sich bewußt darum, bei mindestens einer
Mahlzeit in dieser Woche zusätzlich Obst und Gemüse zu
essen.

- Essen Sie in dieser Woche mindestens zweimal Fisch.
- Ersetzen Sie wenigstens eine Fleischmahlzeit durch ein Soja-produkt Ihrer Wahl.

Nährstoffergänzung

- Nehmen Sie mit dem Mittagessen oder mit Ihrer größten Mahlzeit 400 bis 800 IE Vitamin E und 200 bis 300 Mikro-gramm Selen ein.

Körperliche Bewegung

- Steigern Sie die Dauer Ihres täglichen Spaziergangs auf zwanzig Minuten. Wenn Sie anderen auf Sauerstoffver-brauch ausgelegten Sport treiben, dann ziehen Sie es in Be-tracht, diesen auf zwei- bis dreimal die Woche zu reduzieren und lieber durch den Spaziergang zu ersetzen.
- Machen Sie einige einfache Stretchingübungen, um Ihre Fle-xibilität zu verbessern (Übungsbeispiele finden Sie auf Seite 137 f.).

Psyche und Geist

- Ergänzen Sie Ihre Atemarbeit um eine weitere Übung. Diese heißt »Sich atmen lassen«, und Sie finden ihre Beschreibung auf Seite 139.
- Bitten Sie Ihre Freunde und Ihren Buchhändler, Ihnen anre-gende Bücher zu empfehlen. Stellen Sie sich eine Liste eini-ger Titel in den Bereichen Spiritualität, Ratgeber, Dichtung, Biographie und so fort zusammen, die Sie gern lesen würden, und wählen Sie ein Buch aus, mit dem Sie diese Woche be-ginnen.

- Stellen Sie eine Liste mit Namen von Freunden und Bekannten zusammen, in deren Gesellschaft Sie sich lebendiger fühlen, glücklicher und optimistischer sind. Nehmen Sie sich vor, in dieser Woche mit einem jener Menschen etwas Zeit zu verbringen.
- Denken Sie daran, auch diese Woche wieder einen Tag lang auf Nachrichten zu verzichten.

Optionen (doch sehr empfohlen)

- Kaufen Sie sich mehr Blumen.
- Versuchen Sie, einen Teil Ihrer Nahrungsmittel selbst anzubauen, und sei es nur in einem Blumenkasten auf dem Balkon.

KOMMENTAR

Maßnahmen

Bei beiden Maßnahmen für diese Woche geht es darum, daß Sie weitere Schritte ergreifen, um sich vor Toxinen zu schützen: vor chemischen Giften bzw. Schadstoffen in der Nahrung und vor energetischen (»Elektrosmog«) zu Hause. Eine Anhäufung toxischer Schädigungen ist die Hauptursache für das Versagen des Heilungssystems mit zunehmendem Alter.

Ich kann nicht genug betonen, wie wichtig es ist, sich der toxischen Rückstände in der Nahrung bewußt zu werden und daran zu arbeiten, sie zu reduzieren. Einer der Gründe dafür, auf tierische Produkte zu verzichten, sind die möglicherweise darin enthaltenen Hormone und Medikamente (siehe auch Seite 100, Fußnote). Tiere, die weit oben in der Nahrungsmittelkette stehen, konzentrieren in sich Umweltgifte, die sich vor allem im Fett anreichern. Schalentiere sind wegen ihrer

Ernährungsgewohnheiten ebenfalls riskant, aber auch weil wir die Küsten mit so vielen Abfällen ruinieren. Süßwasserfische sind gefährlich, weil ein so großer Teil der Binnengewässer auf der ganzen Welt vergiftet ist, und auch zahlreiche Meeresfische sind nicht mehr schadstofffrei, vor allem große fleischfressende wie Schwertfisch und Marlin.

Im Verlauf des 8-Wochen-Programms werden Sie Ihren Verzehr von Obst und Gemüse wegen ihrer zahlreichen gesundheitlichen Vorteile steigern. Wenn Früchte reif und schmackhaft sind, dann sind sie ein wundervolles Nahrungsmittel; außerdem liefern sie Vitamine, Mineral-, Ballaststoffe, Pigmente mit krebsvorbeugenden Eigenschaften (ich denke dabei zum Beispiel an die Proanthocyanidine in dunklen Trauben und Heidelbeeren) und natürlichen Zucker, der die Bauchspeicheldrüse weit weniger unter Druck setzten als der handelsübliche Rohr- und Rübenzucker. Gemüse hat einen geringen Fettanteil und wenig Kalorien, ist reich an Ballaststoffen und zahlreichen die Gesundheit schützenden Faktoren.

Doch Obst und Gemüse werden oft mit Schädlingsbekämpfungsmitteln (Pestiziden) behandelt, mit pilztötenden Substanzen (Fungiziden) überzogen oder sind voller Schadstoffe, welche die Pflanzen über die Wurzeln aus der Erde aufnehmen. Eine der gesundheitsförderlichsten Veränderungen, die ich in unserer Gesellschaft erkennen kann, ist das Zunehmen kontrollierter biologisch-dynamischer Landwirtschaft als Reaktion auf die Verbraucherforderung nach chemikalienfreien Produkten. Ich möchte Sie dazu ermutigen, mit Ihrer Stimme in den Chor einzustimmen, um dieser Forderung weiteren Nachdruck zu verleihen. In vielen Geschäften und auf Bauernhöfen mit Direktverkauf sind Produkte aus biologisch kontrolliertem Anbau in gleichbleibend guter Qualität und in großer Auswahl zu Preisen erhältlich, die nicht viel über denen der herkömmlichen Produkte liegen. In manchen Gegenden kann man sie gar nicht oder nur selten, in schwankender Qualität und zu hohen Preisen bekommen. Versorgen Sie sich soweit wie möglich mit Lebensmitteln aus kontrolliertem Anbau, oder finden Sie heraus, welche Pflanzen am wahrscheinlichsten mit Rückständen belastet sind, und konzentrieren Sie sich darauf, von diesen nur solche aus biologisch-dynamischem Anbau zu kaufen. Ist Ihnen dies nicht möglich, dann streichen Sie solche Nahrungsmittel lieber aus Ihrem Speiseplan – oder reduzieren wenigstens die Menge des Verzehrs ganz erheblich – und ersetzen sie durch andere, weniger schadstoffbelastete Lebensmittel.

In den Vereinigten Staaten berichtet eine gemeinnützige Vereinigung namens Environmental Working Group regelmäßig über die Gesundheitsrisiken durch Pestizide. Sie behauptet, daß man das Risiko, solche chemischen Rückstände aufzunehmen, um die Hälfte reduzieren kann, indem man einfach den Verzehr des »schlechten Dutzends« verringert – zwölf Obst- und Gemüsesorten, die am stärksten belastet sind. Zum gegenwärtigen Zeitpunkt handelt es sich bei dem »schlechten Dutzend« um Erdbeeren, Paprika (sowohl grüne als auch rote), Spinat, Kirschen, Pfirsiche, mexikanische Melonen, Sellerie, Äpfel, Aprikosen, grüne Bohnen, chilenische Weintrauben und Gurken.

Ich möchte diese Liste um Weizen, Sojabohnen, Kartoffeln und Pilze ergänzen. Mit »Weizen« meine ich auch alle Produkte, die aus Weizen und Weizenmehl hergestellt werden: Frühstückszerealien, Brot, Gebäck, Kekse und so fort. Mit »Sojabohnen« meine ich Tofu, Fleischersatz und andere Nahrungsmittel aus der vielseitigen Bohne; da ich Sie dazu ermuntere, Sojaprodukte zu essen, rate ich Ihnen dringend, nach Marken zu suchen, die ihren Rohstoff aus kontrolliertem Anbau beziehen. Mit »Kartoffeln« meine ich die normale weiße Speisekartoffel. Und mit »Pilzen« die weitverbreitet in Supermärkten erhältlichen weißen und dunklen Champignons.

Indem ich diese Lebensmittel aufzähle, will ich nicht die anderen entlasten. Ich baue einen Großteil meiner benötigten Gemüsesorten selbst an, aber wenn in meinem Garten etwas nicht gedeiht, dann versuche ich mir Tomaten, Salat oder Brokkoli aus biologisch-dynamischem Anbau zu beschaffen. In

Südarizona, wo ich lebe, sind solche Produkte, wie in vielen anderen Gegenden auch, noch nicht so selbstverständlich wie zum Beispiel in Kalifornien, und sie sind meist erheblich teurer. Daher ist es sinnvoll, die Pflanzen zu kennen, die am stärksten belastet sind, um entweder beim Einkaufen entsprechende Prioritäten zu setzen oder um den Verzehr solcher Obst- und Gemüsesorten einzuschränken, wenn ihre biologisch-dynamische Variante nicht erhältlich oder unbezahlbar ist.

Ich bin mir dessen wohl bewußt, daß viele Wissenschaftler und Behörden darüber lächeln, wenn man sich Sorgen macht über chemische Rückstände in den Lebensmitteln, und sagen, die enthaltenen Mengen seien viel zu gering, um irgendeinen Schaden zu verursachen. Ich sehe zwei Fehlannahmen in einer solchen Einstellung. Erstens basieren die Standards für die hinnehmbare Menge toxischer Agrochemikalien in Lebensmitteln auf dem Risiko einer akuten Toxizität – auf der Wahrscheinlichkeit, daß ein unmittelbares Ausgesetztsein Schaden hervorruft. Sie ziehen nicht das Risiko einer langsamen, aber stetigen Ansammlung und langfristigen Schädigung des Immunsystems und der Heilungsfähigkeit in Betracht. Zweitens übersehen jene, die behaupten, daß die chemischen Toxine ohne Konsequenzen für die Gesundheit sind, die Möglichkeit einer synergetischen Wechselwirkung zwischen den einzelnen Stoffen – das heißt, daß erst mehrere Gifte zugleich eine ernste Gefahr darstellen könnten.

Ein Experiment,[23] von dem in der Ausgabe der Zeitschrift *Science* vom 7. Juni 1996 berichtet wird, liefert beunruhigende Beweise für die zuletzt genannte Möglichkeit. Eine Gruppe von Wissenschaftlern an der Tulane-Universität bediente sich eines neuen Verfahrens – der genetischen Manipulation von Hefezellen zur Produktion menschlicher Östrogene –, um die östrogenartige Einwirkung von vier Pestiziden zu untersuchen. (Meine Meinung über die östrogenartige Wirkung von Pestiziden und anderer Umweltgiftstoffe, die ich für die Verursacher der weltweiten Verbreitung von Brustkrebs halte, habe ich bereits im

6. Kapitel dargestellt.) Die vier Chemikalien, die an den Hefezellen getestet wurden, wiesen selbst nur eine schwache östrogenartige Wirkung auf. Doch als zwei von ihnen – Endosulfan und Dieldrin – miteinander verbunden wurden, nahm ihre Wirksamkeit um den Faktor 160 bis 1600 zu. In einem Interview sagte der Leiter der Forschungsgruppe: »Am meisten Respekt nötigte uns die dramatische Synergie zwischen zwei einander nicht ähnlichen Chemikalien ab. Statt daß eins und eins zwei ergab, stellten wir fest, daß eins und eins ein tausendfaches Ergebnis lieferte. Wir gingen davon aus, daß es zu einer Wechselwirkung kommen würde, aber es überraschte uns, daß die derartig stark war.«

Endosulfan ist eines der in den Vereinigten Staaten am weitesten verbreiteten Insektizide, wovon jährlich etwa eine Million Kilogramm auf Obst, Gemüse und andere Pflanzen verteilt werden. Die US-Umweltbehörde hat Dieldrin in den achtziger Jahren verboten, aber es ist noch ein hartnäckiger Giftstoff in vielen Teilen des Landes.

Sich vor Toxinen zu schützen bedeutet einen entscheidenden Schritt, wenn man eine gesunde Lebensführung entwickeln will. Ich habe Ihnen Informationen über Trinkwasser gegeben und darüber, was Sie tun können, um die durch Wasser verursachten Gesundheitsrisiken zu minimieren. Nun möchte ich Ihnen darlegen, welche Vorgehensweise im Zusammenhang mit der Ernährung ratsam ist.

Die Toxine, über die ich bisher gesprochen habe, sind allesamt materielle Substanzen: Schwermetalle, Agrochemikalien oder Mikroorganismen. Nun will ich Ihnen aber auch einige Vorschläge dazu machen, wie Sie sich gegen toxische *Energie*formen schützen können. Auf gewisse Weise ist dieses Thema schwerer zugänglich, weil einige der gefährlichsten Energieformen wie Röntgenstrahlen unsichtbar sind und wir sie auch nicht mit unseren anderen Sinnen wahrnehmen. Außerdem hat sich die medizinische Wissenschaft wenig mit der gesundheitlichen Gefährdung durch elektromagnetische Verschmutzung befaßt, dem sogenannten Elektrosmog, und es ist schwierig, ursächliche Zusammenhänge herzustellen zwischen dem Strahlungseinfluß und einer Erkrankung, die möglicherweise erst Jahre später ausbricht. Die wissenschaftlichen Beweise in diesem Zusammenhang sind dürftig und widersprüchlich; das gesamte Thema wird »kontrovers« diskutiert. Dennoch meine ich, daß es unvernünftig wäre, nicht schon jetzt zu handeln, obwohl man noch auf Beweise wartet.

Ich habe bereits an anderer Stelle über die Gefahren ionisierender Strahlung[24] geschrieben, über jene kurzwellige und energiereiche Art, die stark genug ist, um Elektronen aus ihrer Bahn zu katapultieren und direkte Schäden in der DNA, zunehmende Mutationen und Krebsbildung zu verursachen. Röntgen- und Kernstrahlung gehören in diese Kategorie. Ich möchte hier noch einmal betonen, daß es so etwas wie eine ungefährliche Strahlendosis nicht gibt. Denn das Risiko einer genetischen oder einer Schädigung des Immunsystems korreliert mit der gesamten Strahlenmenge, die man im Laufe des Lebens empfängt, und jede noch so geringe Menge addiert sich mit dem sich anhäufenden Gesamtwert und Risiko. Schenken Sie niemals irgend jemandem Glauben, der Ihnen weismachen will, daß die Strahlenmenge, der Sie durch eine beliebige Quelle ausgesetzt sind, zu gering ist, um von Bedeutung zu sein!

In diesem Abschnitt möchte ich nun nichts weiter über ionisierende Strahlung schreiben, die inzwischen weitgehend als Gefahr für das Leben anerkannt ist. Darüber hinaus mache ich mir inzwischen mehr Sorgen über schwächere Formen elektromagnetischer Umweltverschmutzung[25], von der ich meine, daß sie ein subtileres Risiko für unser Wohlergehen und unsere natürlichen Heilungskapazitäten darstellt. Vermutlich haben Sie weder ein Röntgengerät noch nukleare Abfälle in Ihrem Haus, aber sehr wahrscheinlich besitzen Sie Geräte, die elektromagnetische Felder erzeugen. Selbst wenn die Felder schwach sind, können sie die empfindlichen biologischen Mechanismen des Heilungssystems stören, es mit der Zeit in seiner Funktion beschneiden und uns mit zunehmender Alterung für degenerative Erkrankungen anfällig machen.

Es ist eine wichtige Tatsache im Zusammenhang mit diesen Umweltgefahren, daß die Stärke des Feldes mit zunehmender Entfernung zwischen Ihnen und der Strahlungsquelle exponentiell abnimmt und daß folglich bereits eine kleine Erhöhung des Abstands für ausreichenden Schutz sorgen kann. Zum Beispiel verursachen ältere Computerbildschirme eine bedeutende elektromagnetische Umweltverschmutzung (neuere Modelle sind besser abgeschirmt), vor allem aus dem rückwärtigen Teil des Geräts, aber auch vom Bildschirm aus. Es sind Bildschirmfilter erhältlich, die man direkt am Monitor befestigen kann, aber am besten ist es, wenn man sich in einer größeren Entfernung zu dem Gerät befindet.

Ich rate Ihnen dringend, auf Heizdecken und -kissen zu verzichten. Sie erzeugen große elektromagnetische Felder und liegen direkt am Körper an. Benutzen Sie normale Decken oder Daunenbetten, und wenn Sie auf ein angewärmtes Bett nicht verzichten können, dann erkundigen Sie sich in Ihrer Drogerie oder im medizinischen Fachhandel nach Heizverfahren, bei denen man ohne Strom auskommt. Ich bin der Meinung, daß dies ausreichend sein sollte. Eine weitere typische Gefahr im Haushalt stellt der mit dem Stromnetz verbundene – nicht der batteriebetriebene – Radiowecker dar. Sollten Sie ein solches Gerät neben Ihrem Bett haben, dann müssen Sie es mindestens einen halben Meter von Ihrem Kopf entfernt aufstellen. Achten Sie außerdem auf elektrische Haartrockner; sie stellen eine Gefahr dar, weil sie ebenfalls in unmittelbarer Nähe vom Kopf zum Einsatz kommen.

Andererseits bin ich noch nicht davon überzeugt, daß Funktelefone wirklich gefährlich sind. Bisher gibt es nicht genug Informationen über ihre möglichen biologischen Auswirkungen. Sollten Sie sich deshalb Sorgen machen, vielleicht weil Sie eine Sendung darüber gehört oder gesehen haben, die Funktelefone mit Gehirntumoren in Verbindung bringt, dann beschaffen Sie sich eine als Filter gegen elektromagnetische Strahlen vorgesehene Hülle für Ihr Handy.

Mikrowellen sind ein weiteres Thema. Stellen Sie sich nicht direkt neben das Gerät, wenn es in Betrieb ist, aber noch wichtiger ist, daß Sie es nur zum Auftauen, Erwärmen oder schnellen Kochen von Speisen verwenden. Langes Kochen von Hauptgerichten – zum Beispiel dreißig Minuten oder länger – verändert möglicherweise die Eiweißchemie und erzeugt neue Moleküle, deren Wirkung schädlich sein könnte. Stellen Sie auch niemals Lebensmittel in Plastikschüsseln oder mit Zellophanfolie abgedeckt in die Mikrowelle, denn die Strahlung kann Plastikmoleküle in die Nahrung schicken; benutzen Sie nur Glas- oder Keramikgefäße, die Sie mit Wachspapier oder mit Küchenkrepp abdecken.

Es ist mit großer Wahrscheinlichkeit gefährlich, in der Nähe oder im Einflußbereich von Mikrowellensendern auf Militärbasen zu leben. (Eine weitere Form verdächtiger Strahlung ist ELF [Extremely low-frequency = extrem niedrige Frequenz], die der militärischen Kommunikation über weite Entfernungen dient.) Außerdem ist es nicht ratsam, neben oder in der Nähe von Hochspannungsleitungen zu wohnen oder zu arbeiten.

Bevor ich dieses Thema abschließe, muß ich Sie vor einer weiteren Quelle ungesunder Strahlung warnen, die Ihnen äußerst vertraut ist, vor der Sonne. Sie badet nicht nur den Planeten in lebenswichtiger Wärme und Licht, sie setzt auch ununterbrochen ultraviolettes Licht und ionisierende Strahlung frei. Die Erdatmosphäre filtert die gefährlichsten Wellenlängen heraus, darunter nichtsolare, kosmische Strahlung aus dem weiter entfernten Weltraum, doch wenn man hoch über dem Meeresspiegel lebt, wo die Atmosphäre dünner ist, oder viel Zeit in Flugzeugen verbringt, dann muß man erheblich mehr Strahlung aushalten. Außerdem sind alle Menschen auf der Erde der UV-Strahlung ausgesetzt, zu manchen Tageszeiten und Jahreszeiten mehr als zu anderen.

UV-Licht wirkt nicht ionisierend und ist auch nicht kräftig

genug, um tiefer einzudringen als in die Haut, aber sie kann die Erbinformation in den Hautzellen schädigen und damit Mutationen und bösartiges Wachstum hervorrufen. Sie ist die primäre Ursache für Hautkrebs, darunter auch für potentiell tödliche Melanome, die in beängstigendem Ausmaß zugenommen haben – das jährliche Auftreten hat sich seit den achtziger Jahren verdoppelt. Einer der Gründe für diese Veränderung könnte die Beschädigung der Ozonschicht sein, die einen Großteil der ultravioletten Strahlung von der Sonne absorbiert. UV-Licht verursacht Sonnenbrand, vorzeitiges Altern der Haut und schädigt die Augen; tatsächlich ist es sogar die Hauptursache für die beiden Augenkrankheiten, die bei älteren Menschen am häufigsten den Verlust der Sehkraft verursachen: grauer Star und Netzhautdegeneration. Die oxidationshemmende Vitaminformel, die Sie im 8-Wochen-Programm kennenlernen, hilft Ihrem Heilungssystem, den Körper gegen UV-Schädigung zu verteidigen und ihn zu reparieren, aber sie ist kein Ersatz für das Wichtigste in diesem Zusammenhang – das Wissen, wie man sich vor gefährlichen Strahlungsdosen schützen kann.

Die beiden Arten von UV-Strahlen finden ihren Weg durch die Atmosphäre bis zu unserer Haut. UV-B-Strahlen verursachen Sonnenbrand und Körperbräunung (das ist kein Zeichen für Gesundheit, sondern für den Versuch der Haut, sich vor der Strahlung zu schützen), und bis vor kurzem meinte man, daß sie Falten, Hautkrebs und andere Schäden verursachen. Neuere Forschung zeigt jedoch, daß die UV-A-Strahlen mit ihren längeren Wellen möglicherweise ein größeres Problem darstellen, weil sie tiefer in die Haut hineinreichen, wo sie auch tieferliegende Zellen schädigen können; offenbar sind es die UV-A-Strahlen, welche die Entstehung von Melanomen fördern. Übrigens gibt es keine »bräunenden« Sonnenstrahlen, die sich von »verbrennenden« unterscheiden, auch wenn die Sonnenstudioindustrie anderes verkündet. Bräunungsstudios sind für die Gesundheit gefährlich.

Die erste Regel beim Sonnenschutz verlangt, daß man sich von der Sonne zurückzieht, wenn ihre Strahlen am stärksten sind: also während der drei Monate nach der Sommersonnenwende in südlichen Ländern, hoch über dem Meeresspiegel und in der Nähe von reflektierenden Oberflächen wie Wasser und weißem Sand mindestens von 10.00 bis 14.00 Uhr. Ein breitkrempiger Hut vermag bis zu siebzig Prozent Ihres Gesichts und Ihres Halses vor Sonnenstrahlen zu schützen, doch lockermaschige Kleidung bietet nicht viel Schutz. (Ein dünnes T-Shirt hat nur den Lichtschutzfaktor 10.) Mittlerweile gibt es extra ausgewiesene Sonnenschutzkleidung mit Lichtschutzfaktor 30.

Haben Sie nicht die Möglichkeit, sich der Sonnenstrahlung zu entziehen, dann rate ich Ihnen, die der Strahlung ausgesetzten Bereiche regelmäßig mit einem Sonnenschutzmittel einzureiben, am besten schon nach dem Aufstehen als Bestandteil Ihres Morgenrituals. Sonnenschutzcremes wurden ursprünglich konzipiert, um UV-B-Strahlen abzublocken, aber neuere Produkte filtern inzwischen auch UV-A-Strahlen; überprüfen Sie die Etiketten der Produkte, um sicherzugehen, daß Sie den erforderlichen Schutz erhalten. Der Sonnenschutzfaktor macht nur eine Aussage über die Wirksamkeit gegen UV-B-Strahlen und gibt an, wie lange man sich in der Sonne aufhalten kann, ohne verbrannt zu werden. Wenn Sie die Wahl haben, dann entscheiden Sie sich lieber für einen hohen als für einen niedrigeren Lichtschutzfaktor. Achten Sie auch darauf, Ihre Kinder zu schützen, und weisen Sie sie auf die Gefahr hin; Dermatologen sagen, daß bereits ein schwerer Sonnenbrand während der Kindheit ausreicht, um das Entstehungsrisiko bösartiger Melanome später im Leben erheblich zu erhöhen. Achten Sie auch darauf, ob im Handel neue Sonnenschutzcremes angeboten werden, in denen oxidationshemmende Vitamine wie C, E und Beta-Karotin enthalten sind. Sie verstärken möglicherweise die Wirksamkeit des Sonnenschutzes und reduzieren den durch freie Radikale – jene hochreaktiven Moleküle, die durch UV-Strahlen in der Haut entstehen – verursachten Schaden.

Schließlich rate ich Ihnen noch, immer Ihre Augen vor UV-Strahlen zu schützen, indem Sie entweder eine entsprechende Sonnenbrille aufsetzen oder aber eine normale Brille mit integriertem UV-Schutz tragen.

Gesunde Ernährung

Nun zu den Gemüserezepten, mit denen Sie diese Woche experimentieren können:

Gemüsebrühe I

Gemüsegerichte lassen sich sehr verbessern, indem man für die Zubereitung statt Wasser eine Gemüsebrühe verwendet. Hier folgen nun drei verschiedene Arten von Brühe, die Sie versuchen können. Es ist praktisch, sie schon mal zuzubereiten und für den späteren Gebrauch in passenden Portionen einzufrieren. Wenn Sie keine selbstgemachte Gemüsebrühe oder keine Zeit haben, sich selbst welche herzustellen, dann verwenden Sie Instantgemüsebrühe aus dem Naturkostladen.

2 mittelgroße Lauchstangen
4 Zwiebeln
6 Mohrrüben
3 Selleriestangen
1 kleines Bund Petersilienzweige
1 Eßlöffel Olivenöl
2 Teelöffel gehackter Majoran
½ Teelöffel getrockneter Thymian
3 türkische Lorbeerblätter

1. Hacken Sie Lauch (der zuvor gesäubert und gewaschen wurde, um die Erde zwischen den Schichten zu entfernen; nehmen Sie nur die weißen und hellgrünen Teile), Zwiebeln, Mohrrüben, Sellerie und Petersilie.

2. Erhitzen Sie das Olivenöl in einem großen Topf, geben Sie das Gemüse hinzu und braten es unter Umrühren an. Dann geben Sie 6 Liter kaltes Wasser hinzu, wie auch den Majoran, Thymian und die Lorbeerblätter.

3. Bringen Sie den Topfinhalt zum Kochen, stellen Sie die Hitze herunter, und lassen Sie die Brühe im halb zugedeckten Topf eine Stunde lang köcheln.

4. Gießen Sie die Brühe durch ein mit einem Leinentuch ausgelegtes Sieb. Nach dem Abkühlen können Sie sie einfrieren.

Gemüsebrühe II

1 große Zwiebel, gehackt
1 große Kartoffel, ungeschält und in Würfel geschnitten
2 Lauchstangen, gesäubert, gewaschen und in Scheiben geschnitten
2 große Mohrrüben, abgeschabt und in Scheiben geschnitten
2 Selleriestangen, in Scheiben geschnitten
2 Tomaten, in Würfel geschnitten
4 Knoblauchzehen, gehackt
$1/4$ Tasse gehackte Petersilie
1 Teelöffel getrocknetes Basilikum
2 türkische Lorbeerblätter
$1/2$ Teelöffel getrockneter Thymian
$1/4$ Teelöffel gemahlener Salbei

1. Geben Sie alle Zutaten in einen großen Topf mit 3 Liter kaltem Wasser.

2. Bringen Sie den Topfinhalt zum Kochen, stellen Sie die Hitze

herunter, und lassen Sie die Brühe mit zugedecktem Deckel eine Stunde köcheln.

3. Gießen Sie die Brühe durch ein Sieb und frieren Sie sie nach dem Abkühlen ein.

Gemüsebrühe III

6 große Kartoffeln, ungeschält und in Würfel geschnitten
1 große Zwiebel, in Scheiben geschnitten
2 Mohrrüben, geschabt und in Scheiben geschnitten
1 kleine Selleriestange, in Scheiben geschnitten
1 kleines Bund frische Petersilie, gehackt
1 Knoblauchzehe, gehackt

1. Waschen Sie die Kartoffeln und entfernen Sie die Schale in fast zentimeterdicken Stücken.

2. Geben Sie die Schalen in einen großen Topf und benutzen Sie die geschälten Kartoffeln in einem anderen Rezept. Fügen Sie die restlichen Zutaten hinzu.

3. Schütten Sie sechs Tassen kaltes Wasser in den Topf, bringen Sie das Gemüse zum Kochen, stellen die Hitze herunter und lassen es anderthalb Stunden köcheln. Geben Sie, wenn erforderlich, Wasser hinzu.

4. Gießen Sie die Brühe durch ein Sieb, lassen Sie sie abkühlen, um sie anschließend einzufrieren.

Gemüsesuppe mit Gerstengraupen

¾ Tasse Gerstengraupen
11 Tassen Gemüsebrühe (siehe oben)
2 Eßlöffel Olivenöl
1½ Tassen gehackte Zwiebeln
1 Tasse in Scheiben geschnittene Mohrrüben

½ Tasse gehackter Sellerie
1 Tasse in dünne Scheiben geschnittene Pilze
Salz nach Geschmack
½ Bund Petersilie

1. Geben Sie die Gerstengraupen und drei Tassen Gemüsebrühe in einen Topf. Bringen Sie den Topfinhalt über mittlerer Hitze zum Kochen, decken Sie den Topf zu und lassen die Gerstengraupen eine Stunde lang kochen oder so lange, bis die Flüssigkeit aufgesaugt ist.
2. Erhitzen Sie inzwischen das Olivenöl in einem weiteren großen Topf und geben Sie Zwiebelwürfel, Mohrrüben, Sellerie und Pilze hinzu. Decken Sie den Topf mit einem Deckel ab und schwitzen Sie das Gemüse fünf Minuten an, bis es anfängt, weich zu werden.
3. Geben Sie die verbliebene Gemüsebrühe hinzu und lassen Sie das Gemüse im zugedeckten Topf dreißig Minuten lang köcheln.
4. Geben Sie die Gerstengraupen hinzu und lassen beides noch einmal fünf Minuten köcheln. Salzen Sie nach Geschmack, füllen Sie die Suppe in Schüsseln und servieren Sie sie mit frisch gehackter Petersilie.

Geschmorter Rotkohl

1 Eßlöffel Olivenöl
1 große Zwiebel, gehackt
2 große Mohrrüben, geschabt und in Scheiben
   geschnitten
1 großer Rotkohlkopf, mit herausgeschnittenem Strunk
   und in 1 Zentimeter dicke Scheiben geschnitten
1 großer Boskopapfel, geschält, entkernt und in Würfel
   geschnitten
Salz zum Abschmecken

132

3 große Knoblauchzehen, zerdrückt
1 türkisches Lorbeerblatt
1/4 Teelöffel Nelken, gemahlen
1 1/2 Tassen trockener Rotwein
1/4 Tasse Rotweinessig
2 Eßlöffel brauner Zucker
1 Tasse geschälte Kastanien (wahlweise)

1. Erhitzen Sie das Olivenöl in einem großen Topf. Geben Sie die Zwiebeln und Mohrrüben hinzu und braten Sie beides über mittlerer Hitze an, bis die Zwiebeln glasig werden.
2. Geben Sie den Rotkohl und den Apfel hinzu und mischen Sie alles gut durch, dann schmecken Sie mit Salz ab und geben Knoblauch, Lorbeer, Nelken, Wein, Essig und Zucker hinzu.
3. Bringen Sie den Topfinhalt zum Kochen, und lassen Sie ihn dann zugedeckt eine Stunde lang köcheln. Entfernen Sie das Lorbeerblatt und würzen Sie nach. (Sie können nach Wahl eine Tasse geschälter Kastanien eine Stunde mitköcheln lassen.)

Gebratenes Wurzelgemüse

1–2 Pfund Wurzelgemüse (nehmen Sie Kartoffeln,
    Mohrrüben, Pastinaken, Steckrüben, Rüben), geschält
    und in 2 Zentimeter dicke Stücke geschnitten
1 mittlere Zwiebel, geschält und in 1 Zentimeter dicke
    Keile geschnitten
2 Eßlöffel Olivenöl
Salz zum Abschmecken
1 Knoblauchknolle, in Zehen zerteilt und geschält
Kräuter oder Balsamessig (nach Wahl)

1. Heizen Sie den Ofen auf 200 °C vor. Geben Sie das Wurzelgemüse und die Zwiebelstücke in eine Reine bzw. einen Schmortopf.

2. Verteilen Sie das Olivenöl gleichmäßig über dem Gemüse und salzen Sie nach Bedarf. Packen Sie das Gemüse nicht zu dicht in die Reine.

3. Lassen Sie die Mischung im Ofen 45 bis 50 Minuten schmoren, rühren Sie alle fünfzehn Minuten um, damit alles gleichmäßig gebräunt und zart ist. Nach dreißig Minuten verstreuen Sie die Knoblauchzehen unter das Gemüse.

4. Schmecken Sie vor dem Servieren mit Gewürzen Ihrer Wahl ab. Sie können das Schmorgemüse beispielsweise mit frisch gehackten Kräutern bestreuen oder mit Balsamessig beträufeln.

Gegrilltes Gemüse

1 Pfund gemischtes Gemüse (Zwiebeln, Pilze, roter und grüner Paprika, Mohrrüben, Süßkartoffeln, Auberginen), in mundgerechte Stücke geschnitten

Marinade:
¼ Tasse Olivenöl
½ Tasse trockener Wermut
1 Eßlöffel brauner Zucker
2 große Knoblauchzehen, zerdrückt
Salz zum Abschmecken
Tabasco (nach Wahl)

Alternative Marinade:
¼ Tasse natürliche Sojasauce
½ Tasse Sake oder trockener Sherry
2 Eßlöffel brauner Zucker
1 Eßlöffel dunkles, geröstetes Sesamöl
2 Teelöffel fein gehackte Ingwerwurzel

1. Bereiten Sie einen elektrischen oder Holzkohlegrill vor und legen Sie Spieße bereit.

2. Geben Sie das Gemüse in eine Schüssel, und gießen Sie die Marinade darüber.

3. Marinieren Sie das Gemüse mindestens fünfzehn Minuten, dann lassen Sie es gut abtropfen und stecken es auf die Spieße.

4. Grillen Sie die Gemüsespieße unter häufigem Umdrehen, bis sie gleichmäßig gar und zart sind und beginnen, sich zu bräunen. Servieren Sie sie mit Reis.

Nährstoffergänzung

Vitamin E und Selen, mit deren Einnahme Sie in dieser Woche beginnen werden, vervollständigen die oxidationshemmende Vitaminformel des 8-Wochen-Programms. Vitamin E bietet dem Körper mächtigen Schutz; unter anderem verhindert es die Oxidation von LDL-Cholesterin, jenes Stoffes, der die Arterien schädigt, dies jedoch nur in oxidierter Form zu tun vermag. Es ist unmöglich, sich über die Ernährung ausreichend Vitamin E zuzuführen, da es vor allem in öligen Körnern vorkommt. Wenn Sie unter vierzig Jahre alt sind, empfehle ich Ihnen täglich 400 IE Vitamin E und 800 IE, wenn Sie vierzig Jahre oder älter sind. Achten Sie darauf, nur natürliches Vitamin E einzunehmen – auf dem Etikett muß es heißen »d-alpha-Tocopherol und andere Tocol- und Tocotrienol-Derivate«. Die Bezeichnung dl-alpha-Tocopherol oder all-rac-a-Tocopherol weist auf synthetisch hergestelltes Vitamin E hin. Gelingt es Ihnen nicht, die natürliche Form in einer Apotheke oder Drogerie zu erwerben, dann versuchen Sie es in einem Naturkostladen oder Reformhaus. Es gibt neuere, trockene Darreichungsformen von Vitamin E, die in Tabletten mit 400 IE angeboten werden; möglicherweise sind sie haltbarer als ölgefüllte Gelkapseln. Nehmen Sie Vitamin E immer mit einer Mahlzeit ein, um sicherzugehen, daß der Körper es gut absorbieren kann. Ich nehme meine zum Mittagessen.

Selen ist ein Spurenelement, dessen antikarzinogene Wirkung

nachgewiesen ist. Ich rate Ihnen, es gemeinsam mit Vitamin E einzunehmen, weil das eine die Absorption des anderen fördert. (Und ich vermeide es, neben Selen gleichzeitig Vitamin C einzunehmen, da das eine die Absorption des anderen behindern kann.) Ich nehme 200 Mikrogramm Selen täglich ein und empfehle Menschen, die bereits Krebs hatten oder ein erhöhtes Krebsrisiko aufweisen, die tägliche Einnahme von 300 Mikrogramm.

Vitamin E ist vollkommen ungiftig. Selen kann in hohen Dosierungen – mehr als das Zehnfache der empfohlenen Dosis – toxisch wirken, doch die ersten Anzeichen einer Überdosis sind leicht auszumachen – sichtbar sich spaltende Fingernägel, sich schälende Haut und Haarausfall.

Körperliche Bewegung

Stretching ist die natürlichste Form einer nicht auf Sauerstoffverbrauch ausgelegten körperlichen Betätigung. Ich halte es für eine wichtige Ergänzung zu aerobischer Konditionsarbeit und führe es diese Woche als fortzuführenden Bestandteil des 8-Wochen-Programms ein. Man kann viel über das eigene Bedürfnis, sich zu strecken, lernen, indem man Katzen und Hunde beobachtet. Sie tun es häufig und nehmen dabei die unterschiedlichsten Haltungen ein, vor allem nachdem sie geschlafen haben oder nach aktiven Perioden. Wir alle strecken uns gerne, nachdem wir längere Zeit in ein und derselben Haltung ausgeharrt haben, und Experten für die menschliche Physiologie empfehlen, sich in die der meisteingenommenen Haltung entgegengesetzte Richtung zu strecken, um die Muskulatur zu trainieren und Sehnen, Bänder und Gelenke beweglich zu halten. Wenn Sie also beispielsweise den ganzen Tag über einen Tisch gebeugt arbeiten, dann sollten Sie, wenn Sie nach Hause kommen, ein paar Minuten mit nach hinten gebeugter Kopf-, Hals- und Schulterpartie ausharren.

Tägliches Stretching ist die beste Methode, um die Flexibilität, ein wichtiger Bestandteil Ihrer Fitneß, zu verbessern. Je flexibler Ihr Körper ist, desto besser kann er den Anforderungen des Alltags begegnen und Verletzungen widerstehen. Außerdem fühlt es sich einfach gut an, sich zu strecken. Tiere sehen so aus, als ob sie am Strecken Freude haben. Tatsächlich liegt die Empfindung beim Stretching irgendwo zwischen Vergnügen und Schmerz, aber das Endresultat ist eine willkommene Bewußtseinsveränderung: Muskeln enthalten Streckrezeptoren, spezielle Zellengruppen, die das Gehirn über ihren Spannungszustand informieren. Dieser direkte Kommunikationsweg über das zentrale Nervensystem erklärt vermutlich, warum Stretching das Niveau unserer Erregung und unserer Stimmung so rasch verändern kann.

Stretching ist so natürlich, daß es Ihnen leichtfallen wird, Ihre eigenen Formen dafür zu finden. Außerdem gibt es in den meisten Fitneßzentren Stretchingkurse, oder aber Sie erlernen die Technik aus Büchern oder durch Videos. Ich vertrete die Auffassung, daß Stretching zusammen mit den Spaziergängen, die Sie im Rahmen des 8-Wochen-Programms machen, den Großteil Ihres Körperbedürfnisses nach Ertüchtigung befriedigen wird. In dieser Woche möchte ich Sie bitten, jeden Tag fünf Minuten lang Stretching zu machen. Üben Sie, wenn Sie von der Arbeit nach Hause kommen, bevor Sie ins Bett gehen oder wann immer es Ihnen gerade passend erscheint. Tun Sie es einfach.

Hier folgen einige Beispiele für einfache Stretchingübungen. Achten Sie darauf, während des Übens nicht den Atem anzuhalten.

- Verschränken Sie Ihre Finger miteinander, dann strecken Sie Ihre Arme mit den Handflächen nach außen vor sich aus. Halten Sie die Streckung zwanzig Sekunden lang aufrecht, dann ruhen Sie einige Augenblicke und wiederholen den Vorgang.

- Verschränken Sie Ihre Finger miteinander, dann drehen Sie die Handflächen nach oben über Ihren Kopf, während Sie die Arme strecken. Halten Sie die Position zehn Sekunden, ruhen Sie sich aus, und wiederholen Sie sie.
- Strecken Sie die Arme mit den Handflächen nach vorn zur Seite, und ziehen Sie sie dann nach hinten. Halten Sie die Position zehn Sekunden, ruhen Sie sich aus, und wiederholen Sie sie.
- Umfassen Sie Ihren rechten Arm oberhalb des Ellbogens mit der linken Hand. Dann ziehen Sie Ihren rechten Ellbogen zur linken Schulter, während Sie dabei über Ihre rechte Schulter blicken. Halten Sie die Position zehn Sekunden. Dann wiederholen Sie den Vorgang mit Ihrem linken Ellbogen und blicken dabei über Ihre linke Schulter.
- Beugen Sie sich aus einer sitzenden Position weit nach vorn, um Ihren unteren Rücken von Spannung zu befreien. Halten Sie diese Position 45 Sekunden, dann legen Sie die Hände auf Ihre Oberschenkel, um dem Körper wieder zu einer aufrechten Position zu verhelfen.

Vielleicht möchten Sie auch mit Yoga experimentieren, um ein formales System des Körperstreckens kennenzulernen. Tatsächlich ist diese alte indische Wissenschaft ein philosophisch-religiöses System zur Bewußtseinserlangung, aber seine physischen Bestandteile, unter dem Namen »Hatha-Yoga« bekannt, schließen eine Reihe von Asanas oder Haltungen ein, an welche die meisten Menschen denken, wenn sie den Begriff »Yoga« hören. Man kann diese Haltungen mit Hilfe von Büchern oder Videos erlernen, doch ist es einfacher, wenn man von einem Lehrer unterstützt wird. Yogakurse werden inzwischen weitverbreitet in Volkshochschulen, Fitneßzentren oder auf privater Basis angeboten. Nachdem Sie die Grundlagen erst einmal erlernt haben, können Sie auch allein weiterüben, ohne an bestimmte Zeiten gebunden zu sein.

Übt man Yoga lediglich als eine stark strukturierte, nicht auf

Sauerstoffverbrauch ausgelegte Stretchingform, dann bietet es mehrere Vorteile. Es kräftigt die Muskulatur, bringt alle Teile des Körpers ins Gleichgewicht und erhöht oft auf erstaunliche Weise die Flexibilität. (Ich rate jedem dazu, der unter chronischen Rückenschmerzen leidet.) Außerdem ruft es eine tiefe Entspannung hervor und reduziert Streß. Yoga kann man in jedem Alter erlernen und üben. Fangen Sie mit Hatha-Yoga an, und versuchen Sie sich nicht gleich an den sehr anstrengenden Formen (wie zum Beispiel an Ashtanga-, Kundalini- oder Iyengar-Yoga), die über den Rahmen dieses 8-Wochen-Programms hinausgehen.

Psyche und Geist

Die Atemübung für diese Woche ist ein wenig anders, vielleicht eher als Imaginationsübung zu bezeichnen und daher möglicherweise schwieriger. Man braucht ein wenig Zeit für sie, doch wenn Sie sie erfolgreich bewältigen, dann, so meine ich, werden Sie sie als sehr erfrischend empfinden. Ich nenne sie »Sich atmen lassen«.

Am besten gelingt die Übung, während man auf dem Rücken liegt; vielleicht finden Sie es daher günstig, sie vor dem Einschlafen oder nach dem Aufwachen durchzuführen.

1. Schließen Sie die Augen, legen Sie die Arme neben Ihren Körper, und richten Sie Ihre Aufmerksamkeit auf Ihren Atem, ohne ihn beeinflussen zu wollen.
2. Nun stellen Sie sich bei jedem Einatmen vor, daß das Universum Luft in Sie hineinbläst, und beim Ausatmen, daß es die Luft wieder zurückholt. Stellen Sie sich vor, Sie seien der passive Empfänger von Atemluft. Spüren Sie, während das Universum in Sie hineinatmet, wie dieser Atem in jeden Teil Ihres Körpers vordringt, selbst in die Finger und Zehen.
3. Versuchen Sie, diese Wahrnehmung zehn Atemzyklen lang aufrechtzuerhalten. Machen Sie die Übung einmal täglich.

Ich habe Sie außerdem gebeten, an Freunde und Bekannte zu denken, in deren Gesellschaft Sie sich lebendiger, glücklicher und optimistischer fühlen. Verbringen Sie Zeit mit solchen Menschen. Unser spirituelles Selbst klingt in dem anderer wider; wenn die Interaktion positiv ist, dann können zwischenmenschliche Verbindungen zu einem wirkungsvollen Heilinstrument werden, die viele schädliche Einflüsse auf der materiellen Ebene zu neutralisieren vermögen.

Optionen

Die Arbeit im Garten ist aus vielerlei Gründen eine gesunde Aktivität. Sie verbindet Sie mit der Natur, verschafft Ihrem Körper Bewegung, stellt Sie vor viele Herausforderungen, deren Bewältigung ein Gefühl von Zufriedenheit hervorruft, und gibt Ihnen die Gelegenheit, selbst eine Auswahl von biologisch-dynamischen Produkten anzupflanzen. Selbst wenn Sie in einer Wohnung leben, ist es Ihnen möglich, Tomaten, Kräuter und Blumen in Blumenkästen und -töpfen anzubauen. Vielleicht haben Sie auch die Möglichkeit, sich gemeinsam mit anderen einen Garten und damit auch eine gemeinsame Aufgabe zu teilen.

Heilungsgeschichte: Wirkungen von Atemübungen

Frau F. E. aus Ann Arbor, Michigan, schreibt:

»Ich bin eine dreiundvierzigjährige Körpertherapeutin und führe Ihr 8-Wochen-Programm durch. Meine Zielvorstellung war es, mich allgemein gesünder zu fühlen. Ich kämpfe mit

140

chronischen Schmerzen im Rücken und in meinem Bein sowie mit einer leichteren Depression. Ich habe mich verschiedenen alternativen Behandlungsformen unterzogen und fühlte mich von Ihrem Plan angezogen, weil darin Ernährung und mental-spirituelle Bestandteile in einer Weise verbunden sind, die mir sehr zusagt. (Ich hatte bereits mit mehreren mental-spirituellen Maßnahmen begonnen, was es mir leichter machte, Ihrem Plan zu folgen.)

Ich glaube, die Atemübungen waren das Wirkungsvollste, um das ich mein Leben bereichert habe. (Ich habe seither aus Büchern weitere Atemübungen erlernt.) Ich fand zu einer tiefen Entspannung und kann mich nun auch besser an meine Träume erinnern. Seitdem ich mit Fragestellungen aus einem Traum-buch arbeite, gelingt es mir erheblich besser, die Angelegenhei-ten in meinem Leben schnell zu ordnen. Dies wird noch geför-dert, indem ich mich regelmäßig mit Freunden treffe, die ebenfalls täglich schreiben. Diese Menschen sind zu meinen speziellen Freunden des spirituellen Wachstums geworden.

Es ist nun ungefähr zehn Monate her, seit ich mit Ihrem Pro-gramm begonnen habe, und ich habe das Gefühl, daß die Ver-änderungen, die ich in diesem Zusammenhang begonnen habe, ein bleibender Bestandteil meines Lebens sind. Ich fahre darin fort, auch andere Strategien zu integrieren; und eine Folge all dieser Veränderungen ist eindeutig, nämlich, daß mein Ge-sundheitszustand sich sogar noch weiter verbessert hat. Dieser Herbst war der erste in vierzehn Jahren, in dem ich auf die Am-brosiapflanze nicht allergisch reagiert habe. Meine Schmerzen sind stark zurückgegangen, ich habe mehr Energie, und ich hege die Hoffnung auf eine vollkommene Wiedererlangung der Gesundheit.«

8

Vierte Woche

Maßnahmen

- Überprüfen Sie Ihr Bett, Ihre Matratze und Ihr Schlafzimmer. Stört ein unbequemes Bett oder eine laute Umgebung Ihren erholsamen Schlaf? Fallen Ihnen andere Störungen ein, die Sie daran hindern, nachts gut zu schlafen? Wenn ja, dann ziehen Sie es in Betracht, die auf Seite 144 vorgeschlagenen Veränderungen vorzunehmen.
- Wenn Sie in einer Gegend mit hoher Luftverschmutzung leben oder unter Allergien der Atemwege, Asthma, Sinusitis oder anderen Atemwegserkrankungen leiden, dann stellen Sie fest, welches Luftfiltersystem sich für Ihr Schlafzimmer oder Ihr Zuhause eignet.

Gesunde Ernährung

- Essen Sie diese Woche etwas mehr Knoblauch – in der Form, die Ihnen zusagt.
- Ersetzen Sie wenigstens zwei Mahlzeiten mit tierischem Eiweiß durch Sojaeiweiß.

Körperliche Bewegung

- Steigern Sie Ihren auf Sauerstoffverbrauch ausgelegten Spaziergang auf 25 Minuten, fünf Tage die Woche.

Geist und Psyche

- Verzichten Sie diese Woche zwei Tage lang auf Nachrichten.
- Führen Sie die bereits erlernten Atemübungen fort. Diese Woche kommt noch eine besonders wirkungsvolle Entspannungsatmung hinzu, die Ihre psychische, mentale und physische Gesundheit verbessern wird (siehe Seite 155).
- Nehmen Sie Verbindung mit einem Menschen auf, von dem Sie wissen, daß er von einer Krankheit oder Verletzung geheilt wurde. Fragen Sie ihn nach den Einzelheiten seiner Erfahrung.

Optionen (doch sehr empfohlen)

- Halten Sie auf eine Weise, die Sie als richtig empfinden, vor Mahlzeiten in einem Augenblick der Dankbarkeit inne.

KOMMENTAR

Maßnahmen

Ausreichender Schlaf ist ein Schlüsselelement einer gesunden Lebensweise; Schlafmangel erhöht die Anfälligkeit gegenüber Krankheiten. Ich bin sicher, auch Sie haben bereits die Erfahrung gemacht, daß zum Beispiel eine Nacht guten Schlafs eine Krankheit bereits im Keim erstickt und die Gesundheit wiederhergestellt hat. Ich habe selbst erlebt, daß schlechter Schlaf für sich genommen bereits ein Hinweis auf eine angegriffene Gesundheit und auf einen bevorstehenden Zusammenbruch ist.

Zu den weitverbreiteten Ursachen für schlechten Schlaf gehören das falsche Bett, eine laute Umgebung des Schlafzimmers, Überreizung durch Drogen oder durch Eindrücke während des Tages, körperliche Schmerzen oder Unwohlsein und geistige oder emotionale Unruhe – Depression und Angst oder die Unfähigkeit, mit dem Nachdenken über unangenehme Ereignisse aufzuhören.

Überprüfen Sie zunächst, ob mit Ihrem Bett etwas nicht stimmt. Vielleicht ist Ihre Matratze zu weich oder zu hart, oder Sie haben das falsche Kopfkissen. Die Auswahl ist groß. Sie reicht von der »orthopädischen« Matratze bis zum Futon oder der Luftmatratze (darunter auch solche, bei der jede Seite individuell reguliert werden kann, damit Sie und Ihr Partner den jeweils am besten geeigneten Härtegrad einstellen können). Auch bei Kopfkissen ist das Spektrum weit gespannt, es gibt sie in den verschiedensten Formen und unterschiedlichsten Materialien.

Schlafen Sie in einer lauten Umgebung, dann ist es die einfachste Lösung, unangenehme Geräusche mit angenehmen zu dämpfen. Dies gelingt beispielsweise mit einem elektronischen Gerät, das auf dem US-amerikanischen Markt bereits erhältlich ist und auf der Basis von weißem Rauschen eine erholsame Geräuschkulisse produziert. Ich habe es in Versandkatalogen gesehen und benutze selbst ein solches Gerät. Es kostet nicht viel und simuliert Wassergeräusche von Wellenrauschen über Wasserfälle bis zu tropischem Regen.

Stimulanzien, meist Koffein, sind in vielen Fällen der Grund für die Schlaflosigkeit. Manche Menschen reagieren so sensibel auf Koffein, daß bereits der Genuß von zwei Tassen eines koffeinhaltigen Getränks zum Frühstück sie viele Stunden später daran hindert, mühelos einzuschlafen. Sollten Sie Schwierigkeiten mit dem Einschlafen haben, dann achten Sie auf die Menge Kaffee, Tee, Cola und Kakao, die Sie konsumieren, und überprüfen Sie auch den Koffeingehalt von verschreibungspflichtigen wie frei verkäuflichen Medikamenten, die Sie möglicherweise einnehmen. Ich rate meinen Patienten stets, auch auf Ephedra und Ephedrin zu achten, die aktiven Komponenten vieler pflanzlicher Nahrungsmittel und Energieprodukte, die in Naturkostläden und Drogeriemärkten gleichermaßen verkauft werden, auf Pseudoephedrin, ein bei Erkältungen Abschwellung bewirkendes Mittel, und auf Phenylpropanolamin, das vielfach in Appetitzüglern und Erkältungsmitteln zu finden ist. Sie alle sind starke Stimulanzien und können, abhängig von Ihrer Empfindlichkeit darauf und von der eingenommenen Menge, Ihren Schlaf stören.

Wenn körperliche Schmerzen oder Unwohlsein Sie nicht schlafen lassen, dann ist es besonders wichtig, auf die Beschaffenheit Ihrer Matratze zu achten. Zusätzlich rate ich Ihnen, einen Osteopathen aufzusuchen, der auf das Einrichten von Knochen und Gelenken spezialisiert ist. Ein oder zwei Sitzungen dieser unschädlichen und wirkungsvollen Behandlungsform vermögen das Leben entscheidend zu verändern.

Ist Ihr Geist überaktiv, dann wird es Ihnen selbst dann nicht gelingen einzuschlafen, wenn Sie das bequemste Bett im ruhigsten Schlafzimmer der Welt haben und niemals auch nur einen Tropfen Kaffee oder Tee trinken. Geistige Überaktivität kann Sie auch aufwecken, nachdem Sie bereits eingeschlafen sind. Es ist sehr sinnvoll, etwas darüber zu lernen, wie man die Sorgen des Tages zurückläßt, wenn man ins Bett geht. In Situationen, in denen ich sehr aufgewühlt bin, greife ich oft zu einem Buch und lese, bis ich darüber einnicke; eine große Zahl der Bücher, die ich zu diesem Zweck in die Hand nehme – egal, ob sie nun gut oder schlecht sind –, führen wirkungsvoll den Schlaf herbei. Außerdem benutze ich die Atementspannung, die ich Ihnen im Verlauf dieses Kapitels nahelegen will (siehe Seite 155). Ich kann sie Ihnen gar nicht genug als Methode, um die Lautstärke der Gedanken herunterzudrehen, und als Einschlafhilfe empfehlen. Eine andere nützliche Methode sind Stretchingübungen, bevor

Sie ins Bett gehen. Sie tragen nicht nur zur Ausbalancierung des Muskel-Knochen-Apparats bei, sie unterstützen Sie auch darin, Ihre Aufmerksamkeit von Ihren Gedanken abzuziehen und sie statt dessen auf das Hier und Jetzt Ihrer Körpereindrücke zu richten.

Ärzte stellen zahllose Rezepte für Schlafmittel aus, und frei verkäufliche mildere Versionen gehen ebenfalls gut. Meiner Meinung nach sind all diese Sedativa potentiell gefährlich wegen ihrer süchtigmachenden Eigenschaften und ihrer Tendenz, Stimmungen zu verzerren, das Gedächtnis und die Funktion des Geistes zu beeinträchtigen. Weniger bekannt ist es, daß alle Sedativa die REM-Phase des Schlafs unterdrücken, jene Phase also, in der sich die Augen rasch bewegen (*rapid eye movements*); sie steht mit dem Träumen in Zusammenhang und ist folglich wichtig für eine gute geistige Gesundheit. Verlassen Sie sich niemals auf eines dieser Medikamente, es sei denn, um für eine kurze, begrenzte Zeitspanne mit einer einschneidenden, schlafraubenden Situation fertig zu werden, etwa beim Verlust eines geliebten Menschen.

Als ich *Heilung aus eigener Kraft* schrieb, da war in den USA gerade das Zirbeldrüsenhormon Melatonin* auf den freien Markt gekommen. Dabei handelt es sich um einen ungiftigen Regulator des Schlaf-Wach-Rhythmus, der trotz der Warnungen der Neurologen, die das Melatonin erforschen, sehr populär geworden ist. Ich wiederhole hier meine Auffassung, daß Melatonin als *Kurzzeit*strategie zur Bekämpfung der Symptome flugbedingter Zeitverschiebung und anderer Störungen der biologischen Uhr nützlich zu sein scheint, aber daß es mir ein sehr ungutes Gefühl macht, wenn jemand es länger als nur ein paar Nächte lang über einen größeren Zeitraum hinweg einnimmt. Niemand kennt die gesamte Bandbreite der Konsequenzen, wenn Melatonin als Nährstoffergänzung täglich eingenommen

---

* Melatonin ist in der Bundesrepublik nur über Rezept erhältlich und muß von der Apotheke importiert werden (Anm. d. Red.).

wird; meiner Ansicht nach gibt es Gründe für die Befürchtung, daß es das feine Gleichgewicht der Hormonphysiologie stören und auf unbekannte Weise Gesundheit und Heilung schaden kann. Wenn Sie Melatonin bei Fernreisen oder bei gelegentlicher Schlaflosigkeit ausprobieren möchten, dann sollten Sie es am besten als Tablette, die nicht mehr als ein Milligramm des Hormons enthält, unter die Zunge legen. (Tabletten mit höherem Wirkstoffgehalt sollten in entsprechende Stücke gebrochen werden.) Benutzen Sie Melatonin nicht öfter als zwei Nächte in Folge, wenn Sie das Einsetzen der Schlafphase in Ihrer inneren Uhr neu einstellen wollen, und verzichten Sie vollständig darauf, wenn es bei Ihnen Alpträume oder andere unerwünschte Symptome hervorruft.

Eine unbedenkliche, natürliche Einschlafhilfe sind die Wurzeln des Heilkrauts Baldrian, die schon seit Jahrhunderten verwendet werden, ohne daß sie irgendeinen Schaden verursacht haben. Sie können Baldriantinkturen in Apotheken und Reformhäusern kaufen. Man nimmt einen Teelöffel in ein wenig warmem Wasser vor dem Zubettgehen. Baldrian macht nicht süchtig, doch es wirkt dämpfend und beeinflußt jeden Menschen auf andere Weise. Für die meisten ist er ein zuverlässiges Schlafmittel ohne unangenehme Nebenwirkungen. Manchen scheint Baldrian nicht zu helfen, einige wenige fühlen sich davon sogar aufgewühlt oder berichten von Katergefühlen am nächsten Morgen. Ich nehme auf Reisen eine Flasche Baldrian für den Notfall mit, der nur selten vorkommt. Jedenfalls kann ich das Mittel nicht für den regelmäßigen Gebrauch und auch nicht als vorrangige Strategie zur Bekämpfung von chronischer Schlaflosigkeit empfehlen.

Ich habe Sie außerdem gebeten, sich diese Woche nach einem Luftfiltersystem für Ihr Zuhause zu erkundigen. Diese Schutzmaßnahme ist dann besonders wichtig, wenn Sie unter Atemwegserkrankungen leiden, zum Beispiel unter allergischen Reaktionen auf eingeatmete Reizstoffe, aber auch, wenn Sie in Gegenden mit hoher Luftverschmutzung leben – was leider auf die meisten Städte zutrifft. Zwei Arten von Verschmutzung machen die Luft in vielen Teilen der Welt zu einem Problem: Partikel in der Luft, darunter Pollen, Staub und Milben, sowie schädliche Gase aus natürlichen (Vulkanen, Waldbränden) und von Menschen verursachten Quellen (Autos, Zigaretten, Industrie).

Die Technologie zur Filterung von Schwebstoffen aus der Luft im Inneren eines Raumes ist inzwischen weit fortgeschritten, und die unterschiedlichsten Geräte sind zu vernünftigen Preisen erhältlich. Entweder Sie schaffen sich ein freistehendes Modell an, das alle Partikel aus der Luft filtert, zum Beispiel in Ihrem Schlafzimmer, oder ein umfassendes System, welches an das Heiz- und Kühlsystem Ihres Hauses angeschlossen wird. Ich habe häufig eine dramatische Verbesserung von Atemwegserkrankungen miterlebt, wenn Patienten diesem Rat Folge leisteten.

Die Luftverschmutzung durch Gase ist schwerer zu bekämpfen und vielleicht der Grund für das starke Zunehmen von Krankheiten wie Asthma, Bronchitis und Sinusitis in der westlichen Welt, ebenso auch ein Faktor bei der Entstehung von Lungenkrebs und Emphysemen (Luftansammlung im Gewebe). Manche Luftfiltersysteme haben auch einen Aktivkohlefilter, der die Luft von unerwünschten Gasen reinigt, solange er regelmäßig gewechselt wird. Eine einfachere und »grünere« Strategie besteht darin, Ihr Zuhause mit Zimmerpflanzen[26] zu füllen, die bekanntermaßen toxische Gase aus der Luft absorbieren. Eine der beliebtesten ist die Grünlilie *(Chlorophytum comosum)*, die sich leicht ziehen läßt und mit wenig Licht zufriedengibt. Geeignet sind auch der Schwertfarn *(Nephrolepis exaltata)*, der gemeine Efeu *(Hedera helix)* oder der gestreifte Drachenbaum *(Dracaena marginata)*.

Die oxidationshemmende Vitaminformel, die Sie im Rahmen dieses Programms einnehmen, hilft Ihrem Körper ebenso bei der Eliminierung der eingeatmeten Toxine, wie es auch das frische, saubere Trinkwasser tut, das Sie reichlich zu sich nehmen. Für die nächste Woche werde ich Ihnen erklären, warum Saunen und Dampfbäder eine wirkungsvolle Methode sind, um die natürlichen Verteidigungsmechanismen Ihres Körpers gegen alle möglichen Toxine zu stärken.

Gesunde Ernährung

Ich könnte – und werde vermutlich – mit Leidenschaft über Knoblauch *(Allium sativum)* schreiben, eines meiner liebsten Würzmittel beim Kochen, dessen gesundheitliche Vorzüge[27] schon seit alters her überall auf der Welt in der traditionellen Volksheilkunde bekannt sind und nun zunehmend, wenn auch vielfach widerwillig, von Ärzten und Forschern anerkannt werden. Ich kann mir nur schwer Speisen vorstellen, die ohne Knoblauch zubereitet werden, und sein Geruch löst sofort ein angenehmes Gefühl bei mir aus, ob ich mich nun in einer Küche oder einem Restaurant aufhalte. Knoblauchgeruch hat mich noch nie bei irgend jemandem gestört. Ich kann es auch bald nicht mehr hören, wenn Rundfunk- und Fernsehredakteure, in deren Programmen ich über die medizinischen Eigenschaften dieser bemerkenswerten Pflanze spreche, mit dem Ausspruch reagieren: »Nun, auf jeden Fall hält es einem alle anderen vom Leib.« Wenn Sie Knoblauch regelmäßig essen – und Ihre Mitmenschen eine positive Einstellung dazu haben –, dann ist der Geruch nur kaum mehr wahrnehmbar.

In den vergangenen Jahren hat es viele wissenschaftliche Untersuchungen über Knoblauch gegeben, und seine therapeutischen Eigenschaften wurden auf zwei internationalen Konferenzen diskutiert. Vor allem aber ist Knoblauch ein überlegenes Tonikum für das Herz-Kreislauf-System. In der sechsten Woche dieses Programms werde ich mich den Tonika detaillierter zuwenden. Hier möchte ich nur einfach feststellen, daß sie ungiftige, natürliche Produkte sind, die, wenn man sie regelmäßig einnimmt, mit der Zeit das Abwehr- und Heilungssystem des

Körpers anregen oder stärken. Naturgemäß haben sie eine sehr allgemeine Wirkung meist auf mehr als nur einen Aspekt der Physiologie. Knoblauch zum Beispiel nimmt nicht nur auf wunderbare Weise Einfluß auf Herz und Arterien, er wirkt auch stark antibiotisch und gegen Krebs.

Knoblauch ist in dreierlei Hinsicht für das Herz-Kreislauf-System förderlich. Erstens senkt er den Blutdruck, und sein Hauptbestandteil ist ein natürliches Mittel gegen Bluthochdruck. Zweitens senkt er den Cholesterin- und Fettspiegel (Triglyzeride) im Blut, erhöht die schützenden (HDL) Bestandteile des Cholesterins, während er die Anfälligkeit der schädlichen (LDL) für die Oxidation senkt und damit die potentielle Schädigung der Arterienwände reduziert. Drittens verhindert Knoblauch Blutgerinnsel, indem er die Verklumpungstendenz der Blutplättchen vermindert. Blutplättchenverklumpung an den durch Atherosklerose aufgerauhten Arterienwänden verursacht meist Blutgerinnsel, die zum Tod eines Teilbereichs des Herzmuskels führen (Herzschlag). Bei all diesen Erscheinungen bietet Knoblauch Schutz gegen Herz-Kreislauf-Erkrankungen; Epidemiologen vertreten die Auffassung, daß der starke Knoblauchkonsum in Teilen von Spanien und Italien bei dieser Bevölkerungsgruppe für ein erheblich geringeres Vorkommen an koronaren Herzerkrankungen sorgt.

Außerdem wirkt Knoblauch stark antiseptisch und hemmt das Wachstum vieler Bakterien und Pilze, die Krankheiten verursachen. Er verstärkt die Aktivität des Immunsystems, stimuliert natürliche Killerzellen, unsere wichtigste Verteidigung gegen Krebs. Knoblauch scheint auch auf andere Weise Schutz gegen Krebs zu bieten, da er einige der Karzinogene deaktiviert, die man zu sich nimmt, und obendrein die DNA noch vor dem Schaden durch andere bewahrt. Als natürlicher Oxidationshemmer schützt Knoblauch Zellen vor degenerativen Veränderungen, vor allem jene in der Leber und im Gehirn.

Um in den Genuß all dieser tonisierenden Wirkungen zu gelangen, schlage ich Ihnen vor, einfach mehr frischen Knoblauch mit der Nahrung aufzunehmen. Hitze zerstört einen Teil seiner positiven Eigenschaften, vor allem die antibiotischen, geben Sie ihn also erst gegen Ende des Kochvorgangs hinzu, um seine Vorteile zu bewahren. Ist es Ihnen möglich, dann essen Sie ab und an ein wenig Knoblauch roh: In sehr dünne Scheiben geschnitten oder fein gehackt, schmeckt er erstaunlich gut auf Sandwiches oder zu Pasta und in Salaten. (Wenn Ihnen diese Vorschläge zu weit gehen, macht das auch nichts; dann setzen Sie halt einfach mehr Knoblauch bei der Zubereitung ein.) Ich halte nicht viel von Knoblauchpulver oder anderen getrockneten und haltbar gemachten Formen, auch nicht von den zahlreichen Knoblauchpillen, die überall erhältlich sind. Sie alle haben den Nachteil, daß für sie Knoblauch verarbeitet werden muß und niemand weiß, ob dann noch die vielen nützlichen Eigenschaften der eigentlichen Pflanze vorhanden sind. Die besten solcher Produkte weisen einen standardisierten Gehalt von Allicin auf, den am genauesten untersuchten Inhaltsstoff aus der im Knoblauch enthaltenen Familie schwefelhaltiger Verbindungen, der sich umgehend bildet, wenn eine Knoblauchzehe eingeschnitten, zerdrückt oder auf andere Weise der Luft ausgesetzt wird. Doch die chemische Zusammensetzung von Knoblauch ist äußerst reichhaltig, und ich weiß bisher nichts von einem Beweis, der mich davon hätte überzeugen können, daß allein Allicin der gesundheitsspendende oder gar einzig wichtige Bestandteil von Knoblauch ist. Ich rate folglich von der Einnahme solcher Knoblauchpillen ab, es sei denn, sie sind die einzige Möglichkeit – zum Beispiel, wenn Sie auf Reisen sind und Knoblauch in anderer Form nicht erhältlich ist.

Nun folgen die Rezepte dieser Woche, die allesamt Knoblauch in seiner reinsten Form enthalten:

Knoblauchsuppe

1½   Eßlöffel Olivenöl
½   türkisches Lorbeerblatt
1   Knoblauchknolle, gepellt und grob gehackt
¼   Teelöffel getrockneter Thymian
1   Prise getrockneter Salbei
6   Tassen Gemüsebrühe (siehe Seite 129 ff.)
Salz zum Abschmecken

1. Geben Sie Olivenöl, Lorbeerblatt, Knoblauch, Thymian und Salbei in die Gemüsebrühe.
2. Lassen Sie den Topfinhalt aufkochen, stellen Sie die Hitze herunter, decken den Topf mit einem Deckel ab und lassen die Suppe dreißig Minuten lang köcheln. Schmecken Sie mit Salz ab.
3. Gießen Sie die Flüssigkeit durch ein Sieb. Sie können sie so trinken oder als Grundlage für eine Suppe verwenden.

Spinat mit Knoblauch

1½   Pfund frischer Spinat
2   Teelöffel Olivenöl
1   Knoblauchknolle, gepellt und klein gehackt
Salz zum Abschmecken
frischer Zitronensaft, Balsamessig oder kleingehackte
      Chilischoten (wahlweise)

1. Waschen Sie den Spinat gründlich, lassen ihn abtropfen, entfernen Sie die dicken Stiele. Wenn die Blätter sehr groß sind, dann teilen Sie sie. Spinat fällt durch den Kochvorgang erstaunlich in sich zusammen, achten Sie also darauf, daß Sie genug haben. Ein Pfund Spinat reicht lediglich für zwei bis drei Personen als Beilage.

2. Erhitzen Sie das Olivenöl in einer großen, schweren Brat-pfanne und geben Sie den Knoblauch hinzu. Braten Sie ihn unter Umrühren zwei Minuten lang gleichmäßig an.

3. Geben Sie den Spinat portionsweise immer dann hinzu, wenn die vorangegangene Portion in sich zusammengefallen ist, und gießen Sie die Flüssigkeit ab, die sich sammelt. Braten Sie den Spinat nur so lange, bis er in sich zusammenfällt und noch strahlend grün ist. Salzen Sie nach Geschmack.

4. Servieren Sie den Spinat, wie er ist, oder schmecken Sie ihn wahlweise mit frischem Zitronensaft, Balsamessig oder klein-gehackten Chilischoten ab.

Bohnendip mit Knoblauch

1 Dose Bohnenmus
1 oder 2 Knoblauchzehen

Zerdrücken Sie eine oder zwei Knoblauchzehen und rühren Sie sie in Ihr Lieblingsbohnenmus (es gibt Sorten ohne zusätzliches Fett, sowohl mild als auch würzig). Lassen Sie das Mus mindestens zwei Stunden ruhen, bis Sie es auf den Tisch bringen.

Pasta mit Knoblauch und Öl

Hierbei handelt es sich um ein klassisches italienisches Rezept, das ich überarbeitet habe, damit Sie noch mehr von dem ge-sundheitlichen Nutzen des Knoblauchs haben, indem Sie ihn kürzer garen.

1 Pfund Pasta
¼ Tasse Olivenöl
5 große Knoblauchzehen, klein gehackt
Salz zum Abschmecken

kleingehackte Chilischoten und/oder frische Petersilie
   (nach Wahl)

1. Während die Pasta kocht, erhitzen Sie das Olivenöl in einer kleinen Bratpfanne und geben die gehackten Knoblauchzehen hinzu. Braten Sie sie eine Minute lang.
2. Gießen Sie die Mischung über die fertiggekochte, abgegossene Pasta und vermischen Sie beides gut. Würzen Sie mit Salz. Wahlweise: Streuen Sie kleingehackte Chilischoten und/oder frische Petersilie darüber.

Pasta mit Knoblauch und Kräutern

1 Pfund Pasta
2 Eßlöffel Olivenöl
1 mittlere Zwiebel, gewürfelt
3 Knoblauchzehen, gehackt
1 Tasse trockener Wermut
Salz zum Abschmecken
¼ Teelöffel kleingehackte Chilischote
1 Teelöffel getrockneter Oregano
2 Eßlöffel frisches, gehacktes Basilikum (oder 1 Eßlöffel getrocknetes Basilikum)
¼ Tasse frische, gehackte Petersilie
frischer, geriebener Parmesan (wahlweise)

1. Während die Pasta kocht, erhitzen Sie das Olivenöl in einer Bratpfanne, geben die Zwiebelwürfel hinzu und braten sie, bis sie glasig werden. Dann fügen Sie den Knoblauch hinzu und braten beides eine weitere Minute.
2. Löschen Sie mit dem Wermut, salzen Sie nach Geschmack, und geben Sie dann die kleingehackte Chilischote, Oregano, Basilikum und Petersilie hinzu. Rühren Sie gut um und kochen Sie das Gemisch über mittlerer Hitze fünf Minuten lang.

3. Gießen Sie die Sauce über die gekochte, abgegossene Pasta, rühren gut um, und servieren Sie sie, wenn Sie wollen, mit frisch geriebenem Parmesan.

Psyche und Geist

In dieser »Abteilung« haben Sie in der vierten Woche zwei neue Aufgaben: eine neue Atemübung durchzuführen, die wichtigste von allen, und mit einem anderen Menschen über seine Heilungserfahrung zu sprechen.

Die altbewährte Atemtechnik stammt aus der Yogatradition, und ich habe bereits in früheren Veröffentlichungen darüber geschrieben. Ich mache sie mindestens zweimal täglich und kann sie den meisten Patienten empfehlen, die mich konsultieren. Hier ist sie:

Bringen Sie die Zunge in die Yogastellung: Dazu führen Sie die Zungenspitze an die Rückseite der Schneidezähne, lassen sie hochgleiten bis zum Ansatz zwischen Gaumen und Zähnen. Halten Sie sie während der ganzen Übung in dieser Stellung. Nun atmen Sie hörbar durch den Mund aus. Danach schließen Sie den Mund und atmen ruhig durch die Nase ein, während Sie im Inneren still bis vier zählen. Dann halten Sie den Atem an und zählen dabei innerlich still bis sieben. Schließlich atmen Sie wieder hörbar durch den Mund aus, während Sie innerlich still bis acht zählen. Dies stellt den vollständigen Atemzyklus dar. Wiederholen Sie ihn insgesamt viermal, dann atmen Sie normal weiter. Sollte es Ihnen Schwierigkeiten bereiten, auszuatmen, während Sie Ihre Zunge an den Ansatz zwischen Zähnen und Gaumen pressen, so versuchen Sie es, indem Sie zusätzlich den Mund spitzen; Sie werden bald herausfinden, wie es am besten geht. Die Geschwindigkeit, mit der Sie die Übung machen, spielt keine Rolle. Wichtig ist jedoch das Verhältnis von vier: sieben: acht für Einatmen: Halten: Ausatmen. Sie sind dadurch beschränkt, wie lange Sie bequem den Atem anhalten können, also richten Sie sich in der Geschwindigkeit Ihres Zählens danach. Wenn Sie die Übung regelmäßig durchführen, dann wird es Ihnen gelingen, sie zu verlangsamen, was wünschenswert ist. Machen Sie sie mindestens zweimal täglich.

Dieses »entspannende Atmen« können Sie überall üben, sollten Sie dabei jedoch sitzen, dann versuchen Sie, Ihren Rücken geradezuhalten. Ich führe die Übung am Morgen durch, bevor ich meditiere, und am Abend, wenn ich bereits im Bett liege, vor dem Einschlafen. Sie hilft mir, wenn ich mitten in der Nacht aufwache und wieder einschlafen möchte und wenn ich mich von quälenden Gedanken und emotionalem Aufruhr befreien möchte. Ich empfinde sie als Stärkung, eine Art Tonikum, eher ein spirituelles als ein materielles, mit einer wunderbaren Wirkung auf das Nervensystem. Vor allem vergrößert das entspannende Atmen die Aktivität des parasympathischen Nervensystems im Verhältnis zum sympathischen, vermindert verinnerlichte Angst und bringt ein harmonischeres Funktionieren des Verdauungs-, Kreislauf- und anderer Systeme hervor. Der Nutzen ist allmählich und kumulativ und führt schließlich zu einer besseren Gesundheit des gesamten Nervensystems. Dieses Atmen eignet sich außerdem als Maßnahme gegen zu hohen Blutdruck, kalte Hände, Reizkolon, Herzrhythmusstörungen, Angstneurosen und Panikattacken und gegen eine ganze Reihe anderer weitverbreiteter Leiden. Vor allem aber ist es die wirkungsvollste, auch im Verhältnis zur aufgewandten Zeit, Entspannungsmethode, die ich kenne. Bitte arbeiten Sie gewissenhaft mit ihr.

In der ersten Woche dieses 8-Wochen-Programms habe ich Sie gebeten, über Ihre eigenen Erfahrungen mit Heilung nachzudenken. Jetzt fordere ich Sie auf, bei Menschen, die Sie kennen, auf formalere Weise etwas über die Heilungserfahrung herauszufinden. Wie Sie wissen, ist es eines meiner Hauptinteressen, solche Geschichten zu sammeln, und je mehr ich über das Thema schreibe und spreche, desto häufiger finden derartige

Geschichten den Weg zu mir. Ich glaube, es ist von größter Wichtigkeit, solche Erfahrungen weiterzuverbreiten und der Vorstellung von Spontanheilung im Zentrum unseres Denkens über Gesundheit und Krankheit wieder einen Platz zu verschaffen. Die einschränkendste Unterlassung in der konventionellen Medizin heute ist das Fehlen der Vorstellung, daß der Körper sich selbst zu reparieren vermag. Dies stellt nicht nur eine bemerkenswerte Abweichung von der westlichen Medizin der Vergangenheit und von den Traditionen anderer therapeutischer Systeme wie jener in China und Indien dar, sondern ist auch verantwortlich für die Überbetonung der Intervention in der modernen Medizin, vor allem mit Methoden, die sich stark auf Technologien stützen und folglich teuer und invasiv sind und oft Schaden verursachen.

Ich empfinde es als eine meiner Aufgaben, die Menschen dazu zu bringen, daß sie über Heilung nachdenken, darüber sprechen, sie erforschen. Ein guter Ausgangspunkt für Sie ist der Kreis Ihrer Verwandten, Freunde und Kollegen. Sie müssen nicht ausziehen, um nach einem Fall von Krebsremission zu suchen. Weniger dramatische Beispiele für Heilung sind ebenso interessant, ob sie nun auf eine Verletzung, akute oder chronische Krankheit zurückgehen oder tatsächlich ein beliebiges anderes Leiden sind. Fragen Sie nach Einzelheiten. Was hat der betreffende Mensch nach seiner eigenen Vorstellung getan, damit das Heilungssystem sich um das Problem kümmern konnte? Hat er sich irgendwie behandeln lassen, Medikamente eingenommen? Hat die Erfahrung sich auf die Denkweise dieses Patienten ausgewirkt, seine Einstellung zum Körper und den Umgang mit der Krankheit für die Zukunft verändert?

Je mehr Sie die Vorstellung von Heilung in Ihr Alltagsbewußtsein hineintragen, desto größer wird Ihr Vertrauen auf Ihre angeborene Fähigkeit sein, mit dem Schwinden von Gesundheit, in kleinem oder großem Rahmen, gewöhnlicher oder ungewöhnlicher Art, fertig zu werden.

Optionen (doch sehr empfohlen)

Wieder eine spirituelle Perspektive in unser Leben einzubringen hat den Sinn, uns daran zu erinnern, daß wir mehr sind als unser physischer Körper, daß Leben aus mehr besteht als dem materiellen Universum.

Wir sind spirituelle Wesen, die in materiellen Formen wohnen, doch die Unmittelbarkeit und Greifbarkeit von Materie macht es sehr leicht, der Illusion anheimzufallen, daß nichts existiert außer dem, was wir mit unseren fünf Sinnen wahrnehmen können. Die Logik sollte uns aus dieser Illusion heraushelfen, da es doch offensichtlich ist, daß das, was wir wahrnehmen, nur ein schmales Stück des Ganzen ist. Nehmen Sie zum Beispiel das Sehvermögen: Unsere Augen können nur einen kleinen Ausschnitt des elektromagnetischen Spektrums sehen. Wie würden die Dinge aussehen, wenn wir außerdem noch infrarote und ultraviolette Wellen wahrnehmen könnten? Wie würde es sein, wenn wir die Riechfähigkeit eines Hundes hätten, das Gehör einer Fledermaus, die taktile Sensibilität einer Schlange? Ohne Zweifel würde sich der Horizont unserer Realität erweitern, obwohl wir dann vielleicht immer noch meinten, daß es jenseits unserer derart erweiterten Welt der Sinne nichts anderes mehr gäbe.

Tatsächlich ist der Verstand kein sehr hilfreiches Werkzeug, wenn es darum geht, mit der Illusion fertig zu werden, daß unsere Sinne die Grenzen der Realität definieren. Vielmehr scheinen wir uns selbst wieder und wieder bei jeder sich bietenden Gelegenheit daran erinnern zu müssen, daß wir mehr sind als physische Körper, daß Leben mehr ist als materielle Existenz. Ein guter Zeitpunkt hierfür bietet sich, wenn wir uns zum Essen niedersetzen. Die meisten von uns essen dreimal täglich oder noch öfter, folglich mangelt es nicht an Gelegenheiten. Außerdem gewährt der Akt des Essens einen tiefen Einblick in das Mysterium des Lebens und in die geheimnisvolle Verbindung zwischen Geist und Materie. Leben lebt auf Kosten anderen Lebens. Es spielt keine Rolle, ob Sie Fleisch essen oder Vegetarier sind; Sie erhalten Ihre Existenz aufrecht, indem Sie anderen Organismen die ihre streitig machen. Die Wiederaufbereitung der Lebensformen ist damit ein gutes Thema für Nachdenklichkeit, und wir haben jedesmal, wenn wir essen, die Gelegenheit, ihm direkt ins Gesicht zu blicken. Ich empfinde es als nützliche Technik, um spirituelles Bewußtsein zu wecken, um jedesmal, bevor ich esse, an unsere Abhängigkeit von anderen Lebewesen zu denken und an die Notwendigkeit, Leben zu nehmen, um Leben zu erhalten. Ich will Ihnen nicht irgendeine bestimmte Ritualform aufdrängen, ich möchte Sie nur eindringlich bitten, sich diese Gelegenheit zunutze zu machen, die so oft im Verlauf des Tages wiederkehrt, damit Sie sich Ihres essentiellen Wesens und Ihrer Beziehung zum Universum entsinnen. Vielleicht haben Sie bereits die Angewohnheit, ein Gebet laut oder in Ihrem Inneren für sich zu sagen, das ist in Ordnung so. Oder möglicherweise möchten Sie sich einfach einen Augenblick, wie kurz er auch sein mag, Zeit nehmen, um Dankbarkeit für die Speisen aufzubringen, die Sie dann essen werden. Oder aber Sie schließen für einen Moment die Augen und konzentrieren sich auf Ihren Atem, bevor Sie zu essen anfangen. Experimentieren Sie. Wenn Sie eine Herangehensweise finden können, die für Sie funktioniert, dann werden Sie eine Gewohnheit entwickeln, die Sie sehr darin unterstützen kann, fort von der Illusion und hin zur Realität zu gelangen. Alte östliche Denker sagen uns, daß dies die Richtung ist, in der wir Freiheit und Trost finden werden. Damit sei genug gesagt.

Heilungsgeschichte:
Der Leber eine Chance geben

Freya Diamond aus Santa Fe in New Mexico ist im Alter von zweiundfünfzig Jahren bei guter Gesundheit. Sie ist außerdem eine entschlossene Befürworterin von Naturmedizin. Doch als ich ihr 1986 erstmals als Patientin begegnete, da war sie in Aufruhr, weil sie gerade erfahren hatte, daß sie an einer schweren Krankheit mit einer erbarmungslosen Prognose litt. Hier folgt nun ihre Geschichte in ihren eigenen Worten mit meinen Kommentaren in Klammern:

»Als ich Sie kennenlernte, hatten zwei bekannte Gastroenterologen in Los Angeles bei mir gerade eine chronisch-aggressive Hepatitis diagnostiziert. Die Diagnose war durch umfangreiche Bluttests zustande gekommen und wurde durch eine Leberbiopsie bestätigt. Die Ärzte, die zu den besten in diesem Feld zählten, konnten die Ursache nicht feststellen, hielten die Krankheit jedoch für einen autoimmunen Vorgang und nicht für eine Infektion und erklärten mir, daß ich immunsuppressive Medikamente einnehmen müsse. Ich erhielt Rezepte für Prednison und Imuran [Azathioprin, ein Medikament, welches Transplantationspatienten verschrieben wird, damit keine Abstoßungsreaktion erfolgt, und das mutagen, karzinogen und mit einer langen Liste von Warnungen bezüglich seiner Toxizität versehen ist]. Mein Arzt erklärte mir, daß ich diese Medikamente wahrscheinlich bis an mein Lebensende würde nehmen müssen. Ich hatte schon zuvor Prednison gegen die Crohn-Krankheit eingenommen und kannte die zahlreichen Nebenwirkungen aus eigener Anschauung. Ehrlich gesagt, es machte mir entsetzlich angst, diese Medikamente zu nehmen und mich damit erneut dem medizinischen Teufelskreis zu überlassen, doch beide Ärzte warnten mich davor, daß ein Verzicht

auf die Arzneien mit Sicherheit zu entsetzlichen Symptomen und zu einem verkürzten Leben führen würde. Ich zögerte auch deshalb, weil ich mich nicht so krank fühlte, wie die Ärzte behaupteten, daß ich es sei.

Glücklicherweise lernte ich Sie kennen, nachdem ein gemeinsamer Freund mich dazu ermutigt hatte, alternative Herangehensweisen bei der Behandlung zu suchen. Sie erzählten mir von der großen regenerativen Fähigkeit der Leber und empfahlen mir eine Vitaminkur [die oxidationshemmende Vitaminformel des 8-Wochen-Programms], die Samen der Mariendistel [ein Naturheilmittel, Silybum marianum, das ungiftig ist und die Leberzellen vor Verletzungen schützt], eine eiweißarme Diät und Entspannungstechniken – Empfehlungen, denen ich allesamt Folge leistete. Zusätzlich machten sie den Vorschlag, einen in meiner Nähe ansässigen Arzt zu finden, der meine Leberfunktion überwachen und nicht auf dem Einsatz von Immunsuppressiva bestehen würde, einen Arzt, der offen sein würde für den Weg, dem ich bei meiner Selbstheilung folgen wollte.

Innerhalb einiger Monate wiesen all meine Leberfunktionstests wieder normale Ergebnisse auf. Der Gastroenterologe, den ich ausgewählt hatte, war ebenso zufrieden und erstaunt darüber wie ich. Dies liegt nun zehn Jahre zurück, und ich habe jetzt, abgesehen von einer kurzen Zwischenphase, vollkommen normale Blutwerte und bin seither absolut symptomfrei. Diese abweichende Phase fiel zusammen mit einer befristeten Einnahme des Antibiotikums Minocin, das ich seit Jahren, von der ursprünglichen Diagnose an, bei Bedarf gegen Akne nahm. [Minocin ist ein halbsynthetisches Derivat von Etracyclin, das oft als Langzeitmittel gegen Akne verschrieben wird; neben verbreiteteren nachteiligen Reaktionen hat es in seltenen Fällen auch eine erhöhte Produktion von Leberenzymen, Hepatitis und Leberversagen verursacht.] Als mein Leberproblem diagnostiziert wurde, hatte ich aufgehört, es mit all den anderen Medikamenten einzunehmen, und ich glaube inzwischen, wie dies auch der Gastroenterologe tut, daß das Minocin sehr viel mit der ursprünglichen Diagnose zu tun hatte. Wären da nicht die Alternativen gewesen, die Sie empfohlen haben und denen ich gefolgt bin, dann würde ich heute andere starke und toxische Medikamente für den Rest meines Lebens einnehmen – in dem Glauben, daß sie für meine Gesundheit erforderlich sind.

Diese Reihe von Ereignissen hat meine Einstellung zur Standardmedizin und zu den alternativen Möglichkeiten, die es für Gesundheit und Heilung gibt, vollkommen verändert.«

9

Fünfte Woche

Maßnahmen

- Suchen Sie nach einem Dampfbad oder einer Sauna, die Sie benutzen können. Halten Sie sich diese Woche an einem beliebigen Tag bis zu zwanzig Minuten darin auf. Es sollte heiß genug sein, damit Sie gut schwitzen können; achten Sie darauf, viel reines Wasser zu trinken, um die verlorene Flüssigkeit wieder zu ersetzen.

Gesunde Ernährung

- Kaufen Sie ein Stück frische Ingwerwurzel, und kochen Sie sich einen Ingwertee, wie er auf Seite 172 beschrieben wird. Versuchen Sie außerdem ein wenig kandierten Ingwer, um herauszufinden, ob Sie ihn mögen.

Körperliche Bewegung

- Steigern Sie Ihren auf Sauerstoffverbrauch ausgelegten Spaziergang auf dreißig Minuten, fünfmal die Woche.

Psyche und Geist

- Verzichten Sie drei Tage die Woche auf Nachrichten.
- Machen Sie täglich die erlernten Atemübungen, und ergänzen Sie sie um das »stimulierende Atmen«, das auf Seite 176 beschrieben wird.
- Hören Sie sich ein Musikstück an, das Sie inspiriert und Ihre Stimmung hebt.
- Schmücken Sie Ihre Wohnung diese Woche mit mehr Blumen.

Optionen

- Versuchen Sie ein eintägiges »Fruchtfasten«, wobei Sie frische Früchte essen, soviel Sie mögen, aber außer Wasser und Kräutertee sonst nichts. Nehmen Sie das Vitamin C, lassen Sie jedoch die anderen Nährstoffergänzungen an diesem Tag aus.

KOMMENTAR

Sie haben einen Meilenstein im 8-Wochen-Programm erreicht: die Mitte. Bisher haben Sie bereits bedeutende Veränderungen in Ihrem Leben vorgenommen, in Ihrer körperlichen Betätigung und in Ihrer Atmung. Sie haben angefangen, Ihr Heilungssystem zu schützen, indem Sie bestimmte Nahrungsmittel verwenden und Nährstoffergänzungen zu sich nehmen, und Sie haben außerdem Ihre mentale und spirituelle Gesundheit verbessert. Im kommenden Monat werden Sie diese Veränderungen festigen, sie kultivieren und Ihrem neuen, gesünderen Lebensstil weitere Elemente hinzufügen. Denken Sie daran, alle Empfehlungen aus den vorangegangenen Wochen zu beachten, wenn Sie Ihrem Entwicklungsprogramm die neuen Schritte für diese Woche hinzufügen.

Maßnahmen

Lassen Sie mich Ihnen diese Woche etwas über den Wert des Schwitzens erzählen. Einmal abgesehen von der wohlbekannten Funktion, den Körper bei Hitze durch Verdunstung zu kühlen, ist Schwitzen einer der wichtigsten Mechanismen natürlicher Heilung, da es dem Körper gestattet, sich von ungewollten Stoffen zu befreien. Wenn Sie zuviel Natrium zu sich genommen haben, kann die überflüssige Menge durch Schweiß ausgeschieden werden. Die Haut vermag auch andere Mineralstoffe, Rückstände von Medikamenten und manche Giftstoffe auf diesem Weg zu eliminieren und nimmt so an der Arbeit von Leber und Nieren teil, die vor allem für die Entgiftung und Säuberung des Bluts zuständig sind. (Deshalb empfehle ich jedem Menschen mit Leber- oder Nierenkrankheiten regelmäßiges Schwitzen.)

In vielen Kulturen sind Schwitzbäder ein wichtiges Ritual, sowohl im hygienischen wie im spirituellen Sinne. Die Schwitzhütte der nordamerikanischen Indianer, über die ich an anderer Stelle geschrieben habe,[28] ist ein bekanntes Beispiel mit eindeutig spiritueller Betonung. Sie gewinnt überall auf der Welt, zusammen mit der wiedererwachenden Lakota-Religion und ihrer kraftvollen Ausbreitung weit über die Heimat dieses bemerkenswerten Volkes hinaus, zunehmend an Popularität. Auf die meisten Amerikaner und Europäer, die Schwitzbäder als rein weltliche Angelegenheit betrachten, wirkt die Vorstellung, während des Schwitzens zu beten oder sich in der Folge dem Großen Geist näher zu fühlen, befremdlich. Doch es ist eine Tatsache, daß die Völker seit jeher von der Vorstellung von Verschmutzung und Reinigung fasziniert waren und das Säubern des Körpers als untrennbar von der Reinigung des Geistes empfunden haben. Hinzu kommt, daß das medizinische Ideal der nordamerikanischen Indianer nicht nur unsere Vorstellung von Medizin umfaßt, die sich dem physischen Körper widmet, sondern auch Religion und Magie zum Inhalt hat. Ich hatte immer schon den Eindruck, es würde uns wohl anstehen, wenn wir unsere Vision von Medizin auf die gleiche Weise erweiterten.

Auch in Finnland, dem wir die Erfindung der Sauna verdanken, hat die Praxis des Saunabadens – selbst wenn sie meist soziale Hintergründe hat und säkular zu sein scheint – eine tiefere Bedeutung, wie dies Tom Johnson und Tim Miller[29] in ihrem Buch darlegen:

»Für die Finnen ist ›Sauna‹ ein Begriff, der von einer besonderen Mystik erfüllt ist, von einem Ideal, welches die Schmuddeligkeit der Alltagsaktivitäten transzendiert. So ehrfurchtsvoll stehen die Finnen zu ihrer Sauna, daß sie sie in Sachen Heiligkeit im gleichen Atemzug mit der Kirche aufführen. Diese Hochachtung hat ihren Ursprung in alten Traditionen; die eine beinhaltet, daß Feuer heilig, ein Objekt der Anbetung ist, und in einem solchen Glaubenssystem verwandelt sich der Saunaofen leicht in einen Altar.«

Wenn ich Sie nun bitte, sich Schwitzbäder zur Gewohnheit zu machen, dann ist es mir unmöglich, den physischen vom spirituellen Aspekt zu trennen. Schwitzen tut dem Körper der meisten Menschen gut; meiner Erfahrung nach ist es auch äußerst begrüßenswert für Geist und Seele.

Sie können in trockener oder in feuchter Hitze oder in einer Kombination aus beidem schwitzen. Unter einer Sauna stellt man sich gewöhnlich einen mit Holz ausgekleideten Raum vor mit einem elektrischen Heizofen, der eine Lufttemperatur von etwa 70 bis 98 Grad Celsius bei einer Luftfeuchtigkeit von zirka zehn Prozent aufrechterhält, doch in der alten finnischen Version werden auf einem offenen Feuer Steine erhitzt, die man mit Wasser übergießen kann, um Dampf zu produzieren und die

Luftfeuchtigkeit bis auf dreißig Prozent zu erhöhen. Die Finnen mögen den Wechsel zwischen trockener und feuchter Hitze, immer gefolgt von einem Sprung ins kalte Wasser. Trockene Hitze kann man mit sehr viel höheren Temperaturen ertragen als feuchte, da Dampf die Hitze wirkungsvoller zum Körper trägt als Luft. Ein Dampfbad fühlt sich bei 47 Grad Celsius bereits sehr heiß an.

Ob Sie nun trockene oder feuchte Hitze vorziehen, hängt weitgehend davon ab, wieviel Sie schwitzen. Das Transpirieren ist für den Körper wie gesagt eine Möglichkeit, um Hitze abzuleiten; je geringer die Feuchtigkeit in der Umgebung ist, desto besser funktioniert dieser Mechanismus. Grundsätzlich haben Frauen eine geringere Dichte von Schweißdrüsen in der Haut als Männer, doch gibt es große individuelle Unterschiede. Sollten Sie weniger reichlich schwitzen, dann ist für Sie trockene Hitze besser geeignet. Bei mir wirkt sich die ganz und gar trockene Luft in einer elektrisch beheizten Sauna reizend auf die Nasenschleimhäute und Atemwege aus, daher habe ich gern die Möglichkeit, mehr Dampf zu erzeugen. Außerdem halte ich mich bevorzugt in Dampfbädern auf, weil ich das Geräusch mag, mit dem der Dampf durch die Lüftungsschlitze in den Raum dringt, ebenso wie ich die träumerische visuelle Qualität des resultierenden Nebels genieße. Und es fällt mir leicht zu schwitzen. Sie werden experimentieren müssen, um herauszufinden, welche Art sich für Sie am besten eignet.

Die meisten Menschen gewöhnen sich schnell an Schwitzbäder und können rasch immer heißere Temperaturen für längere Zeit ertragen. Sollten Sie die Erfahrung noch nie gemacht haben, dann fangen Sie vorsichtig an, und steigern Sie die Dauer Ihrer Bäder allmählich. Obwohl Sie vielleicht das Gefühl haben, zu braten oder zu kochen, steigt Ihre innere Körpertemperatur in einem Dampfbad oder in einer Sauna nur geringfügig; es ist die Oberflächentemperatur, die bedeutend steigt. Schwitzbäder bewirken große physiologische Veränderungen, vor allem in der Funktion des Herz-Kreislauf-Systems, doch die Wiederherstellung erfolgt rasch nach dem Verlassen des heißen Bereichs, und die Veränderungen trainieren Herz und Arterien auf gesunde Weise, *vorausgesetzt, Sie leiden nicht unter einer ernsteren Herz-Kreislauf-Erkrankung.*

Die Mediziner vertreten unterschiedliche Auffassungen zum Nutzen und zu den Gefahren des Schwitzbads, aber ich habe festgestellt, daß die Unterschiede oft kulturell bedingt sind. Finnische Wissenschaftler halten das Risiko von Saunabesuchen allgemein für gering, und finnische Ärzte empfehlen sie in der Regel auch schwangeren Frauen bis hin zum Geburtstermin. Amerikanische Ärzte läßt eine solche Empfehlung zusammenzucken, und sie raten ihren Patienten von Dampf- und Schwitzbädern eher ab. (Vielleicht haben Sie bereits die Warnungen gesehen, die öffentliche Saunen und Fitneßzentren an den Türen ihrer Einrichtungen befestigen.) Da ich jedoch schwerkranke Menschen aus den kochendheißen indianischen Schwitzhütten habe herauskommen sehen, ohne daß sie dabei Schaden genommen hätten, sondern sich danach sogar erheblich besser gefühlt haben, neige ich dazu, den größten Teil der aus medizinischen Gründen angeratenen Vorsicht als haltlos zu betrachten. Ich empfehle Patienten mit allen möglichen Leiden – angefangen bei Infektionskrankheiten bis hin zu Arthritis und Drogensucht – regelmäßige Schwitzbäder und empfinde dies als sehr hilfreiche Ergänzung einer Kur auf der Basis einer natürlichen Behandlung. Sollten Sie jedoch unter zu hohem Blutdruck, einer Herzkrankheit oder anderen Beschwerden leiden, dann sprechen Sie zunächst mit Ihrem Arzt, bevor Sie zur Sauna gehen.

Versuchen Sie also ein für Sie leicht erreichbares Dampf- oder Schwitzbad zu finden, das Sie einmal in dieser Woche aufsuchen. Achten Sie darauf, daß Sie vorher genug getrunken haben, und führen Sie Ihrem Körper auch nach dem Schwitzen ausreichend Flüssigkeit zu, um zu ersetzen, was Sie verloren haben. Wenn es Ihnen möglich ist, den Saunagang mit einem kalten Tauchbad oder einer kalten Dusche abzuschließen, dann tun Sie dies ebenfalls. Viele Menschen fühlen sich danach erfrischt und belebt. Richten Sie Ihre Aufmerksamkeit darauf, welche Wirkung das Schwitzbad auf Ihr Energieniveau, Ihre Stimmung, Ihren Anspannungszustand und Ihren Schlaf hat und wie es sich auf Haut, Muskeln und Gelenke auswirkt.

Gesunde Ernährung

In dieser Woche sollten Sie Ingwer in Ihren Speiseplan aufnehmen. Es handelt sich um den Wurzelstock (Rhizom) einer Pflanze, *Zingiber officinale*, die aus dem tropischen Asien stammt. Die Bezeichnung *officinale* weist hin auf den offiziellen Status der Pflanze in der Medizin der Vergangenheit. Von alters her betrachten Ärzte in China und Indien Ingwer als hervorragende Heilpflanze und schreiben ihr bedeutende tonisierende und geistig aufbauende Eigenschaften zu. Menschen überall auf der Welt haben seine wärmende Wirkung und seine Fähigkeit, die Verdauung anzuregen, den Magen zu beruhigen und Schmerzen aufzulösen, schätzengelernt. Ein äußerst populäres Heilmittel in Japan ist die Ingwerkompresse: Frisch gemahlener Ingwer wird mit ein wenig heißem Wasser vermischt, auf einem sauberen Tuch ausgebreitet und auf den Körperteil gelegt, der krank ist und schmerzt. Darauf gibt man heiße Tücher, die man wie die Kompresse selbst häufig wechselt. Diese Methode soll Toxine, Infektionen und sogar bösartige Gewächse an die Körperoberfläche ziehen, wo sie durch die Haut ausgeschieden werden können.

In den vergangenen Jahren hat die medizinische Forschung, vor allem in Japan und Europa, die bemerkenswerten therapeutischen Wirkungen von Ingwer und seinen Bestandteilen dokumentiert.[30] Westlichen Ärzten sind diese Studien leider oft nicht bekannt. Die chemische Zusammensetzung von Ingwer ist äußerst komplex, und man weiß, daß mehr als vierhundert Substanzen zu seinem Geruch, Geschmack und seiner biologischer Wirkung beitragen. Bei der wissenschaftlichen Forschung galt das Augenmerk vor allem zwei Gruppen dieser Substanzen: den Gingerolen und den Shogaolen (*shoga* ist der japanische Name für »Ingwer«), die dem Ingwer seinen scharfen Geschmack geben. Außerdem enthält das Rhizom Enzyme und Antioxidantien, die vermutlich ebenfalls zu den Schlüsselsubstanzen gehören.

Die stärkende Wirkung von Ingwer auf das Verdauungssystem ist bekannt: Er fördert die Verdauung von Eiweißstoffen, ist ein wirksames Mittel gegen Übelkeit und Reisekrankheit, er stärkt die Schleimhaut des Magen-Darm-Trakts und beugt damit Geschwüren vor, und er ist ein wirksames Mittel gegen Darmparasiten. Chinesische Köche verwenden Ingwer in den meisten Gerichten, zum Teil weil sie glauben, er neutralisiere die unerwünschten Qualitäten anderer Zutaten, vor allem von Fisch und Fleisch, die ansonsten Verdauungsbeschwerden hervorrufen könnten.

Andere hinreichend untersuchte Wirkungen von Ingwer betreffen die Produktion und Aktivierung einer Gruppe biologischer Moderatoren namens Eicosanoide, welche Heilung und Immunität regulieren. Der Körper synthetisiert diese wichtigen Substanzen aus essentiellen Fettsäuren und nutzt sie zur Regulierung lebenswichtiger Zellfunktionen. Drei Hauptkategorien von Eicosanoiden – Prostaglandine, Thromboxane und Leukotriene – ziehen augenblicklich die Aufmerksamkeit der medizinischen Forschung auf sich. Vielen Krankheiten, von Arthritis und Magengeschwüren bis hin zur vermehrten Blutplättchenaggregation, die Herzinfarkt und Schlaganfall auslösen kann, liegt ein Ungleichgewicht in der Synthese und Freisetzung von Eicosanoiden zugrunde. Durch die Regulation dieses Systems beugt Ingwer Entzündungen und der Bildung von Blutgerinnseln vor. Er ist möglicherweise ebenso wirksam wie einige der steroidfreien entzündungshemmenden Medikamente, die heute so beliebt sind, aber weit weniger toxisch, da er zum Beispiel die Magenschleimhaut schützt, statt sie zu schädigen. Durch die Modulation der Eicosanoidsynthese hilft Ingwer dem Heilungssystem vielleicht am meisten.

Außerdem stärkt Ingwer das Kreislaufsystem und hat krebsvorbeugende Eigenschaften, da er einige Karzinogene blockiert und damit Mutationen der DNA vorbeugt.

Sie können Ingwer in Form des frischen Rhizoms (geschält, gerieben, kleingehackt oder seines Saftes wegen ausgepreßt), als kandierte Scheiben (kandierter Ingwer), als Honigsirup oder als Extrakt in Kapseln zu sich nehmen. Ich werde Ihnen beschreiben, wie Sie frischen Ingwertee zubereiten können, ein köstliches und gesundes Getränk, und Ihnen einige Rezepte für Gerichte geben, die dieser geschmacksintensiven Pflanze gerecht werden. Ich mag kandierten Ingwer und verwende ihn, um mein Bedürfnis nach Süßem zu befriedigen und um meinen Geschmackspapillen einen Anreiz zu bieten. Wenn Ihnen kandierter Ingwer zu scharf ist, dann versuchen Sie es mit kleineren Stückchen in Verbindung mit Mandeln und Trockenfrüchten. Sie sollten mit mehreren Möglichkeiten experimentieren, um Ingwer, den ich für allgemein stärkend halte, zu einem regelmäßigen Bestandteil Ihrer Ernährung zu machen.

Wenn Ingwer getrocknet wird, dann verändern sich seine Inhaltsstoffe; insbesondere werden dadurch die im frischen Rhizom reichlich vorhandenen Gingerole in die schärferen Shogaole umgewandelt. Diese beiden Gruppen von Substanzen haben unterschiedliche Eigenschaften, wobei den Shogaolen eine stärkere entzündungshemmende und schmerzstillende Wirkung zukommt. Deshalb ist es vielleicht sinnvoll, Ingwer in mehr als nur einer Form zu nutzen. Menschen mit Arthritis und anderen Entzündungskrankheiten profitieren wahrscheinlich mehr von Kapseln mit getrocknetem Ingwerpulver. Eine empfehlenswerte Dosis beläuft sich auf 1 bis 2 Gramm pro Tag. Ingwer ist nicht toxisch. Wenn Sie es jedoch in Pulverform auf leeren Magen nehmen, dann können Sie Sodbrennen bekommen.

Hier folgen nun einige Rezepte, in denen Ingwer die Hauptrolle spielt.

Ingwertee

Für dieses Rezept sollte Ingwer geschält und längswärts über die großen Löcher der Küchenreibe gerieben werden.

½ Teelöffel frisch geriebene Ingwerwurzel
½ Teelöffel Honig (nach Geschmack mehr oder weniger)

1. Geben Sie den Ingwer in eine Tasse, übergießen Sie ihn mit kochendem Wasser, decken Sie die Tasse zu, und lassen Sie den Tee zehn bis fünfzehn Minuten ziehen.
2. Gießen Sie den Tee durch ein Sieb, süßen Sie ihn nach Geschmack mit Honig, und trinken Sie ihn heiß oder kalt.

In Honigsirup eingelegten Ingwer können Sie heißem, kaltem oder Mineralwasser zugeben, und Sie erhalten ein schmackhaftes Getränk. Stellen Sie Ihren eigenen Ingwersirup her, indem Sie einen Teil frisch geriebenen Ingwer mit drei Teilen unbehandeltem, mildem Honig vermischen und das Ganze im Kühlschrank aufbewahren.

Ingwer-Mohrrüben-Suppe

3 Tassen Mohrrüben
1 mittelgroße Kartoffel
8 Tassen Gemüsebrühe (siehe Seite 129 ff.)
1 mittelgroße Zwiebel
2 Teelöffel Canolaöl
3 Eßlöffel feingehackte Ingwerwurzel
Salz zum Abschmecken
1 Spritzer trockener Sherry
1 Prise Muskatnuß
frisch gehackte Petersilie oder Koriandergrün
  (nach Wahl)

1. Schälen Sie Mohrrüben und Kartoffel, schneiden beides in Scheiben und geben es mit der Gemüsebrühe in einen Topf.

2. Bringen Sie die Suppe zum Kochen, decken Sie mit einem Deckel ab, reduzieren die Hitze und lassen sie köcheln, bis das Gemüse nach etwa 30 bis 45 Minuten zart ist.

3. Inzwischen hacken Sie die Zwiebel.

4. Erhitzen Sie das Canolaöl in einer Bratpfanne, geben Zwiebel und Ingwer hinzu und braten beides bei ständigem Umrühren, bis die Zwiebelstücke glasig sind. Dann nehmen Sie die Pfanne vom Herd.

5. Wenn die Mohrrüben und Kartoffeln zart sind, dann geben Sie Zwiebeln und Ingwer in den Topf und kochen alles zusammen weitere fünf Minuten.

6. Pürieren Sie die Suppe portionsweise in einer Küchenmaschine oder mit einem Pürierstab. Schmecken Sie mit Salz, Sherry und Muskatnuß ab. Servieren Sie die Suppe so, wie sie ist, oder streuen Sie frisch gehackte Petersilie oder Koriandergrün (Cilantro) darüber.

Chinesischer Grüne-Bohnen-Salat

1 *Pfund grüne Bohnen aus biologisch-dynamischem Anbau*
1 *Eßlöffel frisch gehackte Ingwerwurzel*

Dressing:
4 *Teelöffel trockenes Senfpulver*
1 *Eßlöffel kaltes Wasser*
2 *Teelöffel Zucker*
2 *Eßlöffel Sojasauce mit reduziertem Natriumgehalt*
3 *Eßlöffel Reis- oder Apfelessig*
2 *Teelöffel dunkles, geröstetes Sesamöl*

1. Säubern Sie die grünen Bohnen und schneiden Sie sie in etwa 2,5 Zentimeter große Stücke. Geben Sie sie für etwa fünf Minu-

ten in kochendes Wasser. Nach dem Vorgang sollen sie zugleich zart und knackig sein.

2. Gießen Sie die Flüssigkeit ab und lassen die Bohnen gut abtropfen. Vermischen Sie sie mit dem gehackten Ingwer und dem Dressing, nachdem Sie das Dressing gut verrührt haben.

Gebratene Bohnensprossen

1 *Pfund frische Mungobohnensprossen*
1 *Eßlöffel Canolaöl*
3 *Schalotten, der Länge nach zerteilt und in Streifen
  geschnitten*
1 *Eßlöffel feingehackte frische Ingwerwurzel*
½ Teelöffel brauner Zucker
Salz zum Abschmecken
*kleingehackte Chilischoten, natürliche Sojasauce oder
  Reisessig (nach Wahl)*

1. Waschen Sie die Bohnensprossen und lassen sie abtropfen.

2. Erhitzen Sie das Öl in einem Wok oder in einer Pfanne, geben Sie die Schalotten und den Ingwer hinzu, und braten Sie beides bei ständigem Umrühren einige Sekunden über großer Hitze an. Dann fügen Sie die Bohnensprossen hinzu und braten alles eine weitere Minute. Kochen Sie die Bohnensprossen nicht zu lange; sie sollen knackig sein, aber nicht mehr nach rohen Bohnen schmecken.

3. Geben Sie den Zucker hinzu und schmecken Sie mit Salz ab. Vor dem Servieren alles gut verrühren und wahlweise eine Messerspitze kleingehackte Chilischoten oder einen Spritzer natürliche Sojasauce bzw. Reisessig zugeben.

Obstsalat mit kandiertem Ingwer

3 Scheiben kandierter Ingwer, fein gehackt
3 Tassen frisches, kleingeschnittenes Obst
1 Tasse frisch gepreßter Orangensaft

1. Vermischen Sie den kandierten Ingwer mit dem Obst.
2. Gießen Sie eine Tasse Orangensaft über die Früchte, rühren gut um und lassen den Salat vor dem Servieren mindestens dreißig Minuten lang ziehen.

Ingwer-Mandeln-Birnen

5 feste, reife Birnen
3 Tassen Cidre
2 Teelöffel feingehackte, frische Ingwerwurzel
Salz zum Abschmecken
3 Eßlöffel Pfeilwurzstärke (Arrowroot)
1/2 Teelöffel reine Mandelessenz

1. Schälen Sie die Birnen, vierteln sie längsseits und entkernen sie. Schneiden Sie die Birnen in dünne Scheiben, legen sie in einen Kochtopf und geben den Cidre, den Ingwer und eine Prise Salz hinzu.
2. Lassen Sie die Birnen aufkochen, stellen die Hitze herunter und köcheln sie etwa fünfzehn Minuten, bis sie weich sind.
3. Lösen Sie die Pfeilwurzstärke in einer drittel Tasse kaltem Wasser auf, geben Sie dies zu den köchelnden Birnen und rühren um, bis die Sauce dick und klar wird.
4. Nehmen Sie das Kompott vom Herd und rühren Sie den Mandelextrakt unter. Servieren Sie es warm oder kalt.

Psyche und Geist

Die folgende neue Atemübung, die Sie diese Woche ausprobieren sollen, stammt ebenfalls aus der Yogatradition und wirkt eher stimulierend als entspannend. Daher können Sie sie einsetzen, um sich selbst aufzumuntern, wenn Sie sich schläfrig oder geistig träge fühlen.

1. Setzen Sie sich bequem mit geschlossenen Augen und geradem Rücken, und bringen Sie Ihre Zunge in die Yogaposition, die Sie in der vorangegangenen Woche im Zusammenhang mit dem Entspannungsatmen kennengelernt haben. Halten Sie sie während der gesamten Übung an dieser Stelle.
2. Atmen Sie in schneller Folge durch die Nase ein und aus, und halten Sie dabei Ihren Mund leicht geschlossen. Ein- und Ausatmen sollen gleich lange dauern. Das Heben und Senken des Brustkorbs sollte schnell und mechanisch erfolgen – wie bei einem Blasebalg, der Luft pumpt. Apropos, die Sanskritbezeichnung für diese Übung heißt übersetzt »Blasebalgatmen«. Der Luftstrom sollte beim Ein- und Ausatmen gleichermaßen hörbar sein. Am besten ist ein Rhythmus von drei Atemzyklen pro Sekunde, falls Ihnen dies ohne allzu große Anstrengung möglich ist.

Wenn Sie diese Übung zum ersten Mal durchführen, dann beschränken Sie sie auf nur fünfzehn Sekunden und atmen dann wieder normal weiter. Verlängern Sie die Übung bei jedem weiteren Mal um fünf Sekunden, bis sie schließlich eine ganze Minute dauert. Sie werden die Beanspruchung dieser Übung an der Müdigkeit der Muskulatur spüren, die Sie dabei eingesetzt haben. (Natürlich wird sie mit der Zeit stärker werden.) Außerdem werden Sie auch noch etwas anderes bemerken, sobald Sie zur normalen Atmung zurückkehren: einen subtilen, aber deutlich wahrnehmbaren Energiefluß durch den Körper. Ich empfinde ihn als Vibration oder als Prickeln, vor allem in den Armen. Außerdem fühle ich mich wacher und von Müdigkeit befreit. Bei dieser Atmung handelt es sich übrigens nicht um Hyperventilation (die physiologische Veränderungen als Folge übermäßigen Abatmens von Kohlendioxid bewirkt). Es ist vielmehr eine Aktivierung des zentralen Nervensystems. Sobald Sie dazu in der Lage sind, das Blasebalgatmen eine ganze Minute lang durchzuhalten, können Sie die Übung zur Leistungssteigerung am Nachmittag einsetzen, statt wie sonst Kaffee zu trinken. Ich finde die Übung auch dann besonders hilfreich, wenn ich beim Autofahren kurz vor dem Einschlafen bin. Außerdem können Sie sich damit aufwärmen, wenn Ihnen kalt ist. Je öfter Sie die Übung zum Einsatz bringen, desto deutlicher wird Ihnen die Energie bewußt, die Sie mit ihr schaffen.

Damit haben Sie nun alle fünf Atemtechniken kennengelernt, die ein entscheidender Bestandteil dieses 8-Wochen-Programms sind. Lassen Sie mich die einzelnen Übungen für Sie wiederholen und Ihnen vorschlagen, wie Sie sie von heute an am besten in Ihren Alltag eingliedern können.

Die Atembeobachtung, die Sie in der ersten Woche kennengelernt haben, ist eine Meditationsübung, die Ihnen zur Entspannung verhilft und noch an Wert zunehmen wird, wenn Sie sich daran gewöhnen, sie regelmäßig auszuüben. Ich habe Sie gebeten, sie im Verlauf dieses Programms jeden Tag fünf Minuten lang zu machen. Es steht Ihnen natürlich frei, Ihre Übungszeit so weit auszudehnen, wie Sie es wollen. Ich habe die Erfahrung gemacht, daß ich, wenn ich nicht schon morgens meditiere, bevor mich die Tagesaktivitäten mit Beschlag belegen, es meist gar nicht tue; abends, wenn ich zu Bett gehe, bin ich oft zu müde dazu. Daher rate ich Ihnen, sich bereits morgens fünf Minuten Zeit für diese Übung zu nehmen. Am Ende dieses Programms, wenn Sie die Übung bereits länger machen, können Sie immer noch mit einer besseren Eingliederung in Ihren Tagesablauf experimentieren.

Das Vertauschen von Ein- und Ausatmen in der Vorstellung,

das Sie in der zweiten Woche erlernt haben, wird Sie darin unterstützen, Ihre Atemkapazität zu entwickeln, und auf diese Weise Ihre allgemeine Gesundheit verbessern (siehe Seite 114). Ich habe Ihnen geraten, die Übung eine Minute pro Tag auszuführen, aber Sie können darüber hinaus immer dann üben, wenn Sie gerade die Muße dazu haben. Eine Möglichkeit ist auch, sie im Anschluß an die fünf Minuten der Atembeobachtung zu machen.

Das phantasievolle Spiel, das ich »Sich atmen lassen« genannt habe (siehe Seite 139), kann überall und jederzeit gespielt werden, doch vielleicht fällt Ihnen die Übung im Liegen leichter, entweder wenn Sie abends ins Bett gehen oder bevor Sie morgens aufstehen.

Die Entspannungsatmung, die Sie in der vergangenen Woche gelernt haben, bedarf mindestens zweier Gänge von jeweils vier Atemzyklen (siehe Seite 155). Am Ende des Programms werde ich Sie auffordern, die Übung auf acht Zyklen zweimal täglich zu erweitern. Natürlich können Sie die Übung auch jederzeit ausführen, wenn Sie ängstlich sind, sich aufregen oder sich auf irgendeine Weise körperlich unwohl fühlen, und ich rate Ihnen sehr dazu, dies zu tun, doch zwei Übungseinheiten sind obligatorisch. Ich mache gern eine morgens, bevor ich meditiere, weil mich diese Übung auf natürliche Weise in einen meditativen Zustand versetzt, die zweite dann abends im Bett, kurz bevor ich einschlafe.

Das stimulierende Atmen schließlich, das Sie soeben erlernt haben, ist jederzeit geeignet, sobald Sie es erst einmal eine volle Minute durchhalten. Es ist wie gesagt sehr nützlich, um sich selbst aufzumuntern, wenn man sich schläfrig oder träge fühlt, aber Sie sollten es auf jeden Fall mindestens einmal täglich üben. Wenn ich das Stimulierende direkt vor dem entspannenden Atmen übe, fördert dies meinen meditativen Zustand; folglich reihe ich diese Atmung in mein Morgenritual ein.

Hier also die empfohlene Reihenfolge der fünf Atemübungen im Überblick:

Morgens:
- stimulierendes Atmen, unmittelbar gefolgt von
- Entspannungsatmung, unmittelbar gefolgt von
- Atembeobachtung (mindestens fünf Minuten), unmittelbar gefolgt von
- »Mit dem Ausatmen beginnen«.

Abends:
- »Sich atmen lassen«, unmittelbar gefolgt von
- Entspannungsatmung.

Für all diese Übungen zusammen brauchen Sie weniger als zehn Minuten, und Sie können mit ihnen eine erhebliche Verbesserung Ihrer Gesundheit erreichen. Ich glaube, Sie werden Freude an dieser Aufgabe haben und feststellen, wie leicht Sie abends einschlafen. Die Wirksamkeit der Atemarbeit hängt davon ab, ob Sie sie täglich machen und sie langsam steigernd entwickeln.

Als Ergänzung des für Sie nun schon vertrauten Rats, Blumen in Ihr Zuhause zu bringen, habe ich Sie gebeten, ein Musikstück herauszusuchen, das Sie inspiriert und Ihre Stimmung hebt. Musik hat eine besondere Macht über unser Bewußtsein. In einem Gruselfilm beispielsweise ist es mehr noch als die Bilder selbst die Musik, die bei den Zuschauern eine Gänsehaut verursacht und sie schaudern läßt. Viele Kulturen überall auf der Welt erkennen diese Macht der Musik an. Manche verbieten sie (etwa die islamistischen Fundamentalisten), andere verwenden sie in Ritualen, deren Ziel die Bewußtseinsveränderung ist (zum Beispiel Voodoo-Anhänger). Das zentrale Werkzeug des Schamanen ist die Trommel. Mit Hilfe bestimmter Rhythmen vermag er den physischen Körper zu verlassen und in das Geisterreich zu reisen. Einmal hatte ich das Vergnügen, im Chicagoer Field Museum ein großes Gamelanorchester spielen zu hören. Gamelan ist die traditionelle Musik in Bali, die mit einer Reihe von Gongs und anderen Perkussionsinstrumenten erzeugt wird.

Ein Stück, das ich an diesem Abend zu hören – und zu fühlen – bekam, war eine traditionelle Komposition, deren Aufgabe es war, die Krieger vor der Schlacht zu wecken. Als es zu Ende war, spürte ich, wie das Adrenalin machtvoll durch meinen Körper strömte und daß ich bereit war, irgend etwas zu zerschlagen. In afrikanischen Religionen ist das Trommeln eine hochentwickelte Kunst, die fähig ist, spektakuläre Bewußtseinsveränderungen hervorzurufen, darunter sexuelle Ekstase, Trance, Besessenheit und sogar vollkommener Bewußtseinsverlust.

Eines der höchsten Ziele von Musik ist es, die spirituelle Energie zu erhöhen und uns mehr in Berührung mit unserem höheren Selbst zu bringen. Ich will mich nicht erdreisten, Ihnen bestimmte Kompositionen oder auch nur Musikarten zu empfehlen, denn die Präferenzen auf diesem Gebiet sind stark kulturell bedingt und eine Angelegenheit des individuellen Geschmacks: Des einen Eul' ist des anderen Nachtigall. Händels »Halleluja-Chor« aus dem »Messias« erfreut mich zweifellos, aber ebenso auch »Lookin' out My Back Door« von Creedence Clearwater Revival. Welches Musikstück Ihnen den Zugang zu Ihrem höheren Selbst verschafft, müssen Sie selbst herausfinden – gehen Sie auf die Suche! Nehmen Sie sich diese Woche Zeit, Ihr Musikstück anzuhören, und vielleicht stellen Sie sich auch noch eine Liste weiterer Komponisten zusammen, deren Musik ebenfalls Ihre Stimmung hebt. Versuchen Sie solche Erfahrungen regelmäßig in Ihr Leben zu tragen – während des weiteren Verlaufs dieses Programms und darüber hinaus.

Optionen

Wenn Sie gern experimentieren, was halten Sie dann diese Woche von einem »Obstfastentag«? Ich setze den Begriff in Anführungszeichen, weil das Wort »fasten« eigentlich bedeutet, nichts als Wasser oder andere nichtalkoholische Getränke zu sich zu nehmen. Einen Tag lang nichts außer Früchten zu essen ist tatsächlich eher eine Reduktionsdiät als ein Fasten, aber es handelt sich dabei um eine leichte Einführung in die Technik der Einschränkung dessen, was Sie essen und womit Sie auf Ihr gesamtes Sein, auf Körper, Geist und Seele, Einfluß nehmen.

In vielen Kulturen ist eine Einschränkung hinsichtlich der Ernährung ein Aspekt religiöser Regeln; ich denke zum Beispiel an die Fastenzeit der katholischen Christen, an das Jom-Kippur-Fasten der Juden und an den Ramadan der Moslems, ein ganzer Monat, während dem bei Tage nichts gegessen werden darf. Auch die östliche Tradition kennt das Fasten. Der Buddha fastete, bevor er sich in der Meditation auf den Pfad zur Erleuchtung begab; und indische Asketen versuchen noch heute, durch den Verzicht auf Nahrung die Entwicklung des Gott-Bewußtseins zu unterstützen.

Fasten findet auch enthusiastische Anhänger unter den Menschen, die ganz einfach ihre Gesundheit verbessern wollen und überhaupt keine religiöse Motivation dazu haben. Denn Fasten kann eine wirkungsvolle Therapie sein, weil die Verdauungsorgane die größten und massigsten im Körper sind und ihre Routinearbeit eine große Menge Energie verbraucht; der einfache Akt, gar nichts oder nur Leichtverdauliches zu sich zu nehmen, setzt einen Großteil dieser Energie frei, die der Körper nun zur Heilung verwenden kann. Tiere hören instinktiv auf zu essen, wenn sie spüren, daß sich eine Krankheit entwickelt; und Menschen, die sich ebenso verhalten, berichten oft, daß die Dauer der Krankheit kürzer als erwartet war.

Als rein körperliche Maßnahme ohne jeglichen religiösen Hintergrund gibt eine Ernährungseinschränkung Einblick in die Arbeitsweise des Geistes. Viele Menschen essen ebensosehr, um ihre emotionalen Bedürfnisse zu befriedigen wie ihre körperlichen. Sie essen, um Angst zu zerstreuen, eine innere Leere zu kompensieren, die aus einem Mangel an Liebe und Verbundenheit mit anderen resultiert, und um sich selbst gegen emotionalen Schmerz zu betäuben. Manche benutzen die Beschäftigung mit Nahrung und Essen, um ihre Zeit totzuschlagen und sich abzulenken. Es ist interessant zu beobachten, was geschieht, wenn man sich selbst diese Fluchtroute versperrt, indem man dem Geist eine vertraute Quelle des Trostes versagt. Das Geringste, was Sie aus der Erfahrung des Fastens gewinnen können, ist, daß Sie dankbarer für Ihre Nahrung und dazu ermutigt werden, achtsamer zu essen.

In der zweiten Hälfte des 8-Wochen-Programms werde ich Ihnen einige Vorschläge machen, wie Sie mit Einschränkungen der Ernährung und Fasten experimentieren können. Selbst wenn Sie es nur aus dem bescheidenen Grund ausprobieren, um Ihren Verdauungstrakt einmal zu entlasten, glaube ich, daß Sie die Erfahrung als nützlich empfinden werden. In dieser Woche können Sie, wenn Sie möchten, mit einem Obstfastentag beginnen. Essen Sie an einem Tag in dieser Woche nichts als frisches Obst, und trinken Sie dazu Wasser und Kräutertee, soviel Sie möchten. Obst wird nicht zur Belastung für das Verdauungssystem, da es weitgehend aus natürlichen Zuckern besteht, die leicht zu spalten und zu assimilieren sind. Außerdem erhalten Sie durch Obst Vitamine, Mineral- und Ballaststoffe – die Ihnen allesamt guttun. Wenn Sie dann am Abend Ihres Fastentages ins Bett gehen, beobachten Sie aufmerksam, wie Sie sich fühlen: Sind Sie hungrig? Haben Sie das Gefühl, sich etwas vorenthalten zu haben? Kommen Sie sich »tugendhaft« vor, weil Sie durchgehalten haben? Empfinden Sie sich als leichter? Rufen Sie sich alle Wirkungen auf Ihren Energiehaushalt und Ihr Wohlergehen ins Bewußtsein. Hat Ihnen das Experiment gutgetan, dann wollen Sie vielleicht einen regelmäßigen Fastentag einführen oder aber als Ausgleich in einer Zeit schweren und unvernünftigen Essens einen Tag ohne Nahrungsaufnahme einlegen.

Heilungsgeschichte:
Die Macht des Ingwers

Ich kenne Caron Smith, seit ich auf der Universität war. Sie hat einen meiner Zimmerkameraden geheiratet, und wir sind seither alle miteinander befreundet. Caron promovierte in chinesischer Kunst und Archäologie, lehrt diese Fächer am Bard Graduate Center for Studies in the Decorative Arts, gehörte zum Personal des Metropolitan Museum of Art und ist jetzt mit dreiundfünfzig Jahren Kuratorin und Kodirektorin der Galerien der Asia Society in New York. Vielleicht liegt es auch an ihrer Affinität für die chinesische Kultur, daß sie so bereitwillig auf die therapeutische Wirkung von Ingwer (Ginger, Zingiber officinale) reagierte. Das ist es, was sie mir dazu erzählte:

» Vor acht Jahren, ich glaube, es war 1988, da fingen meine Hände an, sich besonders morgens steif anzufühlen. Damit war keine Bewegungseinschränkung verbunden, nur eine Steifheit und Schmerzen, die mir ganz schön zu schaffen machten. Die Schwestern meiner Mutter hatten alle Osteoarthrose gehabt, und das hatte ich ständig im Hinterkopf. Als ich von dir etwas über die entzündungshemmenden Eigenschaften von Ingwer hörte, entschloß ich mich, es zu versuchen. Ich fing an, indem ich jeden Morgen drei Kapseln – jede mit 550 Milligramm – mit pulverisiertem Ingwer einnahm. Nach zwei oder drei Monaten bemerkte ich ein Nachlassen des unangenehmen Gefühls in meinen Händen.

Außerdem hatte ich in dieser Zeit oft Magenbeschwerden, was wohl auf meine unregelmäßigen Eßgewohnheiten zurückzuführen war, vielleicht auch darauf, daß ich sehr viel Kaffee trank. Als ich anfing, die Ingwerkapseln zu nehmen, verschwanden ebenso diese Symptome. Und immer wenn ich es unterließ, Ingwer zu mir zu nehmen, kamen nach drei bis vier

Tagen sowohl die Steifheit in meinen Händen als auch meine Magenbeschwerden zurück. Irgendwann einmal ging mir der Ingwer aus, und weil ich in dieser Zeit sehr beschäftigt war, konnte ich einen ganzen Monat lang keinen nachkaufen. Der Unterschied war ganz erheblich, also entschloß ich mich dazu, Ingwer zu einem Bestandteil meiner täglichen Kur zu machen. Ich fing tatsächlich an, Ingwer als eine Quelle der Erleichterung zu empfinden.

Ich esse bei jeder Gelegenheit Ingwer (vor allem sauer eingelegten mit japanischen Speisen). Ich kann es nur empfehlen. Ich erinnere mich, irgendwo gelesen zu haben, daß Konfuzius keine Mahlzeit ohne Ingwer zu sich nahm. Es ist kein Problem, regelmäßig Ingwer zu essen, und er hat keinerlei Nebenwirkungen. Er ist scharf; sein Duft ist betörend. Wenn ich eine Tochter hätte, ich glaube, ich hätte sie Ginger getauft.«

– 10 –

Sechste Woche

Maßnahmen

- Informieren Sie sich über Tonika, kräftigende Mittel. Entscheiden Sie sich für ein Tonikum, das zu Ihnen paßt, und finden Sie heraus, wo Sie es bekommen können.
- Gehen Sie diese Woche zweimal ins Schwitz- oder Dampfbad.

Gesunde Ernährung

- Essen Sie auch in dieser Woche zweimal Fisch und zweimal Sojaprodukte.
- Fahren Sie weiterhin darin fort, sich mindestens zweimal die Woche Brokkoli zu kochen.
- Ergänzen Sie Ihren Speisezettel diese Woche um gekochtes grünes Blattgemüse: Kohl, Grünkohl, Mangold, Rüben zum Beispiel. Die Rezeptvorschläge folgen ab Seite 204.

Psyche und Geist

- Erweitern Sie Ihr »Nachrichtenfasten« auf vier Tage die Woche.

- Besuchen Sie eine Kunstausstellung, oder versuchen Sie, sich Gemälde, Skulpturen oder Architekturdenkmäler anzusehen, die Sie schön und inspirierend finden.
- Machen Sie jeden Tag all die Atemübungen.

Optionen

- Versuchen Sie es diese Woche mit einem Tag »Saftfasten«: Nehmen Sie Frucht- oder Gemüsesäfte sowie Wasser und Kräutertee zu sich, soviel Sie möchten. Nehmen Sie an diesem Tag Vitamin C, doch verzichten Sie auf die übrigen Nährstoffergänzungen.

KOMMENTAR

Maßnahmen

Ihre Aufgabe für diese Woche ist es, sich über Tonika zu informieren und darüber nachzudenken, wie Sie sie für sich zum Einsatz bringen können.

Das griechische Wort, das dem Begriff »Tonikum« zugrunde liegt, bedeutet »spannen« bzw., moderner ausgedrückt, »stärken«. Meine Definition des Tonikums in medizinischer Hinsicht ist eine ungiftige, natürliche Substanz, welche dazu in der Lage ist, den Körper zu stärken oder zu tonisieren, wenn sie regelmäßig über eine bestimmte Zeit hinweg eingenommen wird. Athleten und Fitneßfans sind sehr vertraut mit dem Muskeltonus, doch die meisten Menschen beziehen ihr Bild von der Tonisierung nicht auf innere Organe oder Körperfunktionen. Leider begegnet man in unserem Kulturkreis der Vorstellung, daß ein Heilmittel ein breites Wirkungsspektrum haben kann, mit Skepsis. Man assoziiert damit die geschäftstüchtigen Hausierer und Quacksalber der Vergangenheit oder befürchtet einen Schaden, den das medizinisch-wissenschaftliche Establishment durch diese Art von Medikamenten nehmen könnte. Doch in der ethnomedizinischen Tradition überall auf der Welt sind tonisierend wirkende Pflanzen hoch geachtet, und man ist häufig bereit, für sie mehr als für irgendein anderes Medikament zu bezahlen.

Schulmediziner stehen solcherart »Allheilmitteln« in der Regel ablehnend gegenüber. Ärzte und Pharmafirmen bevorzugen Medikamente, die gezielt wirken. Sobald eine Arznei gegen zu viele Beschwerden Wirkung zeigt, verlieren unsere Wissenschaftler das Interesse daran, weil sie meinen, ein allgemeines Wirkungsbild weise auf das Fehlen eines pharmakologischen Mechanismus hin, und ordnen jeglichen beobachteten Nutzen in den Bereich des Placeboeffekts und damit als unwissenschaftlich ein. Mir ist diese Einstellung zu beschränkt und zuwenig hilfreich. Ich weise gern darauf hin, daß in der traditionellen chinesischen Medizin (TCM) Arzneien nach ihrer Wirkweise in übergeordnete, mittelmäßige und untergeordnete eingeteilt werden und daß gezielte Wirksamkeit zu der letzteren Kategorie gerechnet wird. Nach chinesischem Verständnis ist das ideale Medikament eines, das gegen alles wirkt – ein Universalmittel. Folglich nehmen die Tonika in der TCM den ersten Rang ein: Ginseng zum Beispiel oder der holzige Pilz, der unter dem Namen »Ling Zhi« (im Handel auch unter seinem japanischen Namen »Reishi«) erhältlich ist.

Lassen Sie mich ein wenig von der reichen Geschichte des Ginseng erzählen, um die Folgen beschränkter Vorstellungen in medizinischer Forschung und Praxis zu illustrieren. Ginseng wird aus dem Wurzelstock mehrerer sehr langsam wachsender Pflanzen gewonnen. Es sind vor allem zwei Ginsengarten erhältlich: *Panax ginseng*, der aus Ostasien kommt und auch »Asiatischer Ginseng« genannt wird, und *Panax quinquefolius*, der im Osten der Vereinigten Staaten angebaut und unter dem Namen »Amerikanischer Ginseng« vertrieben wird. Übrigens hat die Gattung *Panax* ihren Namen von Panakeia, einer griechischen Göttin der Gesundheit, deren Name »Allheilerin« bedeutet; die Pflanze wurde von chinesischen Ärzten so genannt, weil sie daran glaubten, daß ihre Wurzel gegen alles hilft.

Zu der Zeit, als Europäer im 16. Jahrhundert erstmals den kaiserlichen Hof in Peking erreichten, war der Asiatische Ginseng, da die Nachfrage die Versorgung mit dem Universalheilmittel bei weitem überstieg, bereits eine hochpreisige Extravaganz, und die Chinesen waren beständig auf der Suche nach neuen Quellen. Spanische Jesuiten waren unter den ersten Europäern, die kamen, und die kaiserlichen Beamten erkannten sofort, wie nützlich sie sein würden, denn es handelte sich um gut ausgebildete Männer, die auf der ganzen Welt verbreitet waren und den Kontakt miteinander nicht abreißen ließen. Die Chinesen gaben ihnen Proben von Ginseng, damit nach neuen Quellen für dieses Gewächs geforscht werden konnte. Irgendwann im 17. Jahrhundert gelangten einige der Proben in die Jesuitenmission in Quebec, wo in den Wäldern tatsächlich eine ähnliche Pflanze wuchs. Das war der Amerikanische Ginseng, der von den Indianern nicht sonderlich genutzt wurde und überall im östlichen Nordamerika üppig wuchs. Schließlich gelangten Proben des Amerikanischen Ginsengs nach Peking, und bald schon folgte die Bitte aus dem Palast, man möge davon »so viel wie möglich schicken«.

So begann die Vermarktung des Amerikanischen Ginsengs auf dem nie gesättigten chinesischen Markt. Die Ausbeute der Wurzel erreichte innerhalb eines Jahrhunderts eine solche Höhe, daß es im östlichen Kanada schließlich keinen Ginseng mehr gab und der Handel sich nach Süden zunächst in die Neuenglandstaaten und nach New York und schließlich mit den Siedlern westwärts verlagerte. Viele der Pioniere lebten davon, daß sie Ginseng oder »Seng«, wie sie ihn nannten, sammelten; Daniel Boone zum Beispiel fristete seinen Lebensunterhalt auf diese Weise. Bald schon erging es dem wilden Ginseng in den Neuenglandstaaten und New York nicht anders als jenem in Kanada, und auch die westlichen Bestände waren durch Raubbau bedroht.

Inzwischen zogen viele Chinesen den Amerikanischen Ginseng ihrem eigenen vor. Ein eingeschworener Schulmediziner würde wahrscheinlich süffisant behaupten, daß der Placeboeffekt auf dem farblichen Unterschied der Pflanzen beruhe. Der Ginseng auf der anderen Seite des Ozeans war einfach grüner, aber die beiden Arten haben tatsächlich verschiedene Eigenschaften: *Panax ginseng* wirkt stimulierend, während *Panax quinquefolius* »adaptogen« wirkt, ein Begriff, der von einem russischen Wissenschaftler geprägt wurde, um die Fähigkeit, Widerstand gegen alle möglichen Arten von Belastungen zu verleihen, zum Ausdruck zu bringen. Wir Amerikaner haben diese wertvolle und nützliche Pflanze fast bis zur Ausrottung abernten lassen, ohne uns auf wissenschaftlicher Ebene dafür zu interessieren. Erst viel später fing man bei uns an, sich für den Ginseng zu interessieren. Im gesamten Verlauf des 18. und 19. Jahrhunderts und über weite Strecken des 20. hinweg haben amerikanische Pharmakologen und Ärzte Ginseng ignoriert. Und diejenigen Amerikaner, denen die Pflanze vertraut war, kannten sie nur als etwas, wofür ein fremdes Volk weit fort viel Geld zu zahlen bereit war. Das Hindernis, dessentwegen das Gewächs in den Vereinigten Staaten als Heilpflanze nicht ernst genommen wurde, war die Behauptung, daß es sich um ein Universalheilmittel handelte. Damit war Ginseng für unsere Wissenschaftler wertlos und zu weit von der hochgeschätzten gezielten Wirkweise entfernt.

Inzwischen weiß man, daß Ginseng voller biologischer Wirkstoffe ist (Ginsenoside), die auf der Hypophysen-Nebennieren-Achse funktionieren.[31] Diese hormonelle Einwirkung könnte tatsächlich viele der nützlichen Eigenschaften erklären, die dem Ginseng zugeschrieben werden: seine positive Wirkung auf den Stoffwechsel in Haut, Muskulatur und Knochen zum Beispiel oder auf die Leistungsfähigkeit dessen, der ihn einnimmt. Außerdem verleiht er größere sexuelle Kraft und mehr Widerstandsfähigkeit. In der chinesischen medizinischen Philosophie geht man davon aus, daß Tonika sich auf die Verteidigungsme-

chanismen des Körpers auswirken; alles, was die Widerstandsfähigkeit verbessert, wirkt sich selbstverständlich umfassend
aus. Ich habe den Eindruck, daß Tonika direkt auf das Heilungssystem Einfluß nehmen und nicht nur die Widerstandskraft erhöhen, sondern auch die Fähigkeit des Körpers, sich
selbst zu reparieren und zerstörte Strukturen durch neue zu
ersetzen. Ich hoffe, daß unsere Wissenschaftler diese wichtige
Kategorie natürlicher Heilmittel bald endlich ernst nehmen.

Ich habe Sie bereits darin unterstützt, sich mit zwei bekannten, stärkend wirkenden Heilpflanzen vertraut zu machen: Ingwer und Knoblauch, die mittlerweile, da Sie die sechste Woche
des 8-Wochen-Programms beginnen, regelmäßig auf Ihrem
Speisezettel stehen sollten. Grüner Tee, den ich in der zweiten
Woche eingeführt habe, ist ein weiteres Tonikum, von dem ich
hoffe, daß Sie es ausprobiert haben. Nun möchte ich Ihnen
einige weitere natürliche Tonika vorstellen. Bevor Sie das Programm beenden, sollten Sie eins oder zwei von ihnen auswählen, um damit zu experimentieren. Will man einem Tonikum
eine faire Chance geben, muß man es jeden Tag mindestens zwei
Monate lang einnehmen. In manchen Fällen ist die Wirkung
vielleicht nicht spürbar, aber Sie wissen, daß Sie bestimmte Gesundheitsrisiken reduzieren; in anderen Fällen ist die Wirkung
offensichtlich, zum Beispiel wenn man sich energetisch aufgeladen fühlt.

Um Sie weiter in den Bereich der Tonika einzuführen, lassen
Sie mich Ihnen ein wenig von einem Medikament erzählen, das
zwar ein Tonikum ist, jedoch nicht als solches anerkannt wird:
Aspirin[32]. Diese Arznei ist ein halbsynthetisches Derivat aus der
Rinde der Silberweide; Chemiker haben es vor einem Jahrhundert geschaffen, indem sie eine kleine Veränderung in der Salicylsäure, ein natürlicher Bestandteil der Weide *(Salix)*, vornah-
men. Tee aus der Rinde von Weidenzweigen war und ist ein
Volksheilmittel gegen Fieber und Schmerzen. Er wirkt jedoch
nur schwach, und gereinigte Salicylsäure, der in der Rinde enthaltene Wirkstoff, reizt den Magen. Acetylsalicylsäure – Aspi-

rin – ist zugleich wirkungsvoller und weniger reizend. Ihre drei klassischen Wirkweisen – antipyretisch (fiebersenkend), analgetisch (schmerzlindernd) und antiphlogistisch (entzündungshemmend) – haben sie zum weitestverbreiteten Medikament der Welt gemacht.

Ich habe Pharmakologen sagen hören, daß Aspirin, wenn es eine neue Arznei wäre, kaum eine Chance hätte, zugelassen zu werden, da seine Wirkungsweise so allgemein und seine Toxizität bei Überdosierung so hoch liegt. Doch wie Sie nun wissen, sehe ich eine allgemeine Wirkungsweise als großen Vorteil, der Aspirin zu einem Kandidaten für die übergeordnete Kategorie im Sinne der chinesischen Medizin macht. Außerdem haben sich nur wenige Medikamente als so sicher erwiesen wie Aspirin, zieht man einmal die große Zahl von Menschen in Betracht, die es seit seiner Erfindung verwendet haben.

Die Forscher entdecken noch immer neue Wirkweisen von Aspirin und veranlassen damit viele Ärzte, es jedem anzuraten und nicht nur solchen Menschen, die unter Fieber, Kopfschmerzen oder Arthritis leiden. Es verhindert, daß Blutplättchen verklumpen, reduziert das Risiko von Blutgerinnseln und damit vor Herz- und Schlaganfällen. Aspirin reduziert außerdem das Risiko von Dickdarm- und sogar von Speiseröhrenkrebs – eine der schlimmsten Krebsarten. Aspirin reduziert das Risiko, an Lungenkrebs und möglicherweise sogar an Alzheimer zu erkranken. Wie das Mittel diese Wunder vollbringt, wissen wir nicht mit Bestimmtheit. Es wirkt auf das Prostaglandinsystem (siehe Seite 52 ff.) ein und hat auf diesem Wege möglicherweise entscheidenden Einfluß auf Zellwachstum und -differenzierung im gesamten Körper. Dabei ist die kräftigende und vorbeugende Wirkung einer geringeren Dosierung vermutlich besser als die einer großen – was der landläufigen Meinung widerspricht, daß mehr von einer guten Sache besser sein muß. In der Bundesrepublik gibt es Tabletten mit einem Gehalt von 100 Milligramm Acetylsalicylsäure, die zur Vorbeugung (Prophylaxe) eingenommen werden, und solche mit 500 Milligramm, die in akuten Fällen zum Einsatz kommen, etwa zur Schmerzlinderung. Der maximale Stärkungseffekt wird von etwa 80 Milligramm pro Tag erzielt. (Ich nehme gegenwärtig täglich zirka 160 Milligramm ein – das entspricht einer halben amerikanischen Aspirintablette –, und ich nehme sie mit der Nahrung zu mir, um meinem Magen eine unnötige Reizung zu ersparen.) Ich rate vielen Patienten und Freunden zu einer niedrig dosierten Einnahme von Aspirin; und ich würde mich freuen, wenn auch Sie sich dies vorstellen könnten, vor allem dann, wenn Sie hinsichtlich einer der obengenannten Krankheiten gefährdet sind.

Ich fordere außerdem meine Kollegen auf, darüber nachzudenken, Aspirin als vollwertiges Tonikum anzuerkennen, obwohl es weder vollkommen natürlich noch vollständig ungiftig ist. Dieser Vorsatz macht deutlich, daß ich durchaus bereit bin, pharmazeutische Medikamente auf die richtige Weise einzusetzen. Außerdem fällt es Ärzten vielleicht leichter, die tonisierende Wirkung exotischer Arzneien anzuerkennen, wenn sie lernen, eines ihrer bekanntesten Medikamente aus dieser Perspektive zu sehen.

Hier folgen nun acht weitere Tonika, die Sie in Betracht ziehen können:

Ashwagandha

Ashwagandha[33] *(Withania somnifera)* ist ein pflanzliches Heilmittel, das in der indischen Ayurveda-Tradition Anwendung findet. Man verwendet die Wurzeln dieser aus der Familie der Nachtschattengewächse stammenden Pflanze. Der Name der Art *somnifera* bedeutet »Schlafbringer« und legt nahe, daß die Pflanze ein Schlafmittel ist. Doch im Ayurveda ist sie besonders als allgemeines Stärkungsmittel und als Wiederherstellerin männlicher Potenz geschätzt – Eigenschaften, die jenen des Asiatischen Ginseng ähneln. Bisher ist Ashwagandha im Westen wenig bekannt, auf jeden Fall weitaus weniger als Ginseng; es ist außerdem sehr viel billiger.

Neuere Tierversuche[34] haben gezeigt, daß die Fähigkeit von Ashwagandha und Ginseng, vor Streß zu schützen, vergleichbar ist; und einige Forschungsberichte, die ich gelesen habe, veranlassen mich zu der Auffassung, daß das therapeutische Potential dieser Pflanze groß ist. Selbstverständlich fehlt es bisher noch an ernstzunehmenden wissenschaftlichen Versuchen, aber bis dahin steht das bezahlbare, ungiftige Ashwagandha bereits zur Verfügung. Vielleicht werden Sie in Ihrem Naturkostladen, möglicherweise in einer bereits eingerichteten Ayurveda-Abteilung, auf Ashwagandha in Kapsel- und Extraktform stoßen. Richten Sie sich nach den Dosierungsanweisungen auf dem Etikett, und halten Sie Ihr Experiment mindestens zwei Monate aufrecht.

Astragalus

Astragalus[35] *(Astragalus membranaceus)* ist eine große Gattung innerhalb der Erbsenfamilie, von denen einige Arten für Vieh giftig sind. (Zum Beispiel ruft Narrenkraut, eine im südwestlichen Nordamerika vorkommende Giftpflanze, bei Tieren Gehirnerkrankungen hervor.) Doch sind nur die Teile der Pflanze toxisch, die sich über der Erde befinden, wohingegen das Tonikum aus den Wurzeln einer ungiftigen chinesischen Art gewonnen wird. Die Pflanze ist mehrjährig, hat lange, faserige Wurzeln, wächst in Nordchina und in der Inneren Mongolei und wird sowohl als wildwachsende wie auch als kultivierte Pflanze angeboten. In chinesischen Apotheken wird Astragalus bündelweise in dünnen Scheibchen verkauft, die hölzernen Zungenspateln ähneln und einen süßlichen Geschmack haben. Kräuterheilkundige empfehlen, sie in Suppen mitzukochen und vor dem Servieren wieder herauszunehmen, da sie zu hart zum Kauen sind. Chinesische Apotheken bieten viele verschiedene Zubereitungen des Astragalus an, sowohl einzeln als auch in Kombination mit anderen Kräutern. Sie sind beliebte Arzneien zur Vorbeugung und Behandlung von Grippen und Erkältungen. Ähnliche Produkte werden Sie auch hier in Reformhäusern oder Naturkostläden finden.

Die traditionelle chinesische Medizin betrachtet Astragalus als echtes Tonikum, das bei Erschöpfungszuständen allgemein stärkend wirkt und generell die Widerstandskraft gegenüber Krankheiten erhöht. In der heutigen chinesischen Medizin ist Astragalus auch ein Bestandteil der Fu-zheng-Therapie, einer kombinierten Heilkräuterbehandlung zur Wiederherstellung der Immunfunktion bei Krebspatienten, die sich einer Chemotherapie oder Strahlenbehandlung unterziehen. Untersuchungen in China zeigen eine höhere Überlebensquote bei Patienten, die sowohl in den Genuß der Heilkräuter- als auch der westlichen Therapie kamen. Man stellte dabei ebenso fest, daß die immunsuppressiven Wirkungen der Chemotherapie bei Einbeziehung der Heilkräuter abgeschwächt wurden. Im allgemeinen rate ich daher Krebspatienten zu Astragalus, der sich nicht nachteilig im Zusammenhang mit konventionellen Therapien auswirkt. Studien im Westen bestätigen, daß Astragalus das Immunsystem stärkt, indem er die Aktivität verschiedener weißer Blutkörperchen sowie die Produktion von Antikörpern und Interferon, der körpereigenen Virusabwehr, erhöht.

Wenn Sie das Gefühl haben, daß es Ihnen an Energie und Vitalität mangelt, daß Ihr Immunsystem schlecht arbeitet und Sie zu viele Erkältungen bekommen, dann überlegen Sie, ob Sie sich nicht einer Astragalus-Kur unterziehen wollen. Halten Sie sich dann an die jeweils empfohlenen Dosierungen.

Cordyceps

Die chinesische Kernkeule *(Cordyceps sinensis)*[36] ist in China unter dem Namen »Raupenpilz« bekannt. Der Pilz wächst auf dem Körper bestimmter lebender Raupen (zum Beispiel von Schmetterlingen). Der Pilzfaden, ein feinfädiger Organismus, dringt in die Raupe ein, um sie sodann zu töten und zu mumifizieren. Daraus hervor geht schließlich ein schlanker, langstieliger Vegetationskörper mit einem Köpfchen, aus dem Sporen freigesetzt werden. Cordyceps kommt in den Bergregionen Chinas und Tibets vor und wird heute wegen der großen Nachfrage als wirkungsvolles Tonikum zur Steigerung der körperlichen Leistungsfähigkeit, geistigen Energie und sexuellen Potenz auch gezüchtet. Vor allem hat der Pilz den Ruf, die athletische Leistung zu erhöhen, vielleicht indem er die Herzleistung steigert, und mir liegen eine Reihe von Berichten von Läufern vor, die behaupten, Cordyceps habe beim Laufen ihre Zeiten verbessert. In China betrachtet man das Mittel als unbedenklich und mild, geeignet für Männer und Frauen jeden Alters, unabhängig von ihrem Gesundheitszustand.

Die Chinesen kaufen normalerweise den ganzen Pilz in getrockneter Form mit der mumifizierten Raupe und dem daran hängenden Vegetationskörper. Er kommt als Zutat zu Suppen und Gedünstetem mit Ente und Huhn. Sie können diesem Beispiel folgen, oder aber Sie kaufen pulverisierten Cordyceps, um daraus Tee zu machen, einen flüssigen Extrakt, der vielleicht noch andere chinesische Kräuter enthält, oder die Darreichungsform als Kapsel. Bei allgemeiner Schwäche sollten Sie einmal pro Tag die vom Hersteller angegebene Dosis einnehmen. Wenn keine weiteren gesundheitlichen Probleme vorliegen, nehmen Sie das Mittel zur Aufrechterhaltung Ihrer Gesundheit ein- oder zweimal wöchentlich.

Dong quai

Dong quai[37] ist ein in der traditionellen chinesischen Medizin bekanntes Tonikum, das die Blutbildung und -zirkulation anregt und aus der Wurzel der *Angelica sinensis*, einer Pflanze aus der Familie der Wurzelgewächse, gewonnen wird. In diesem Jahrhundert konnte Dong quai sich auch im Westen als allgemein wirksames Tonikum für Frauen durchsetzen, und viele Naturheilpraktiker verschreiben es bei Frauenleiden, insbesondere bei Menstruationsbeschwerden, bei unregelmäßiger und schmerzhafter Regel. Chinesische Ärzte schätzen Dong quai als Stärkungsmittel für die Gebärmutter sowie seine ausgleichende Wirkung auf den weiblichen Hormonhaushalt. Allgemein vertreten sie jedoch die Ansicht, daß sich das Tonikum für beide

Geschlechter eignet, und verordnen es in Kombination mit Ginseng auch Männern, bei denen es Muskel- und Blutbildung fördern soll.

Don quai ist ungiftig und sehr wirkungsvoll. Ich habe es häufig Frauen verschrieben, die unter Menstruations- oder Menopausebeschwerden leiden oder denen es an Energie mangelt, und immer gute Ergebnisse damit erzielt. Dong quai wird in Reformhäusern und Naturkostläden als Tinktur oder in Form von Kapseln angeboten. Wenn Sie es ausprobieren möchten, nehmen Sie zwei Kapseln pro Tag oder aber zweimal täglich einen Tropfenzähler voll von der Tinktur.

Ginseng

Da ich bereits zu Beginn dieses Abschnitts über Ginseng (*Panax ginseng* und *Panax quinquefolius*) geschrieben habe, brauche ich Ihnen an dieser Stelle nur mehr einige praktische Ratschläge zu geben. Ginseng gibt es in vielen verschiedenen Formen auf dem Markt, unter anderem als getrocknete Wurzeln, Ginsengweinbrand, als Bonbons, Weine, Teesorten und in einer Vielzahl von Flüssigkeiten oder fester Extrakte. Ich muß Sie warnen, manche dieser Produkte enthalten wenig oder gar keinen Ginseng. Immer wenn eine medizinische Pflanze selten, teuer und sehr gefragt ist, wimmelt es nur so von Imitationen und gepanschten Produkten. Ginseng (der Asiatische wie der Amerikanische gleichermaßen) verdankt seine Wirksamkeit den Ginsenosiden, einer ungewöhnlichen Gruppe von Substanzen, die in der Natur in keiner anderen Gattung vorkommen. Echte Ginsengprodukte müssen Ginsenoside enthalten, je mehr, desto besser; kaufen Sie also entweder ganze Wurzeln (die unverwechselbar sind, sobald Sie sie einmal gesehen haben) oder ausschließlich Produkte mit einem genormten Gehalt an Ginsenosiden.

Im allgemeinen ist Ginseng unbedenklich, doch der Genuß der asiatischen Variante kann bei manchen Menschen Bluthochdruck oder aber Reizbarkeit und Schlaflosigkeit zur Folge haben. Sollten Sie bei sich eine solche Wirkung feststellen, dann reduzieren Sie die Dosis, oder wechseln Sie zu Amerikanischem Ginseng, der besser erscheinen mag, es sei denn, Sie wollen sich erfrischt fühlen oder – als Mann – Ihre Libido stärken. Sowohl der Asiatische wie der Amerikanische Ginseng wirken sich auf den Östrogenspiegel aus, was dagegen spricht, daß Frauen mit einem unausgeglichenen Hormonhaushalt oder mit östrogenbedingten Krankheiten (wie Gebärmutterfasergeschwulste, fibrozystische Brustkrankheiten, Brust-, Gebärmutter- oder Gebärmutterhalskrebs) Ginsengpräparate einnehmen.

Ganze Wurzeln sollten kleingehackt und dann lange zu einem Tee verkocht werden. Leichter ist es, flüssige Extrakte, Kapseln oder Tabletten einzunehmen. Nach einer Schweizer Methode wird inzwischen ein standardisiertes Produkt aus Asiatischem Ginseng hergestellt, das mittlerweile weltweit erhältlich ist. Die Etiketten dieser Medikamente machen genaue Aussagen über die Dosierungen. Ich empfehle Ginseng oft solchen Menschen, die an Antriebsschwäche oder altersbedingt bzw. infolge von chronischen Krankheiten an Schwächegefühlen leiden. Die meisten meiner Patienten berichten, daß sie mit der Wirkung zufrieden sind und Ginseng weiterhin einnehmen möchten.

Maitake

»Maitake«[38] *(Grifola frondosa)* ist der japanische Name für den Laubporling. Gleichermaßen Speise- und Heilpilz, ist er amerikanischen Pilzsammlern als »Henne der Wälder« vertraut, weil er in großen Gruppen, die bis zu 50 Kilogramm wiegen können, am Boden unter Bäumen oder an Baumstümpfen wächst und weil diese Cluster wie die aufgeplusterten Schwanzfedern einer brütenden Henne aussehen.

Anfang der achtziger Jahre begannen japanische Wissenschaftler damit, Maitake auf Sägespänen zu ziehen. Diese kultivierte Form ist nun überall in Japan in Supermärkten erhältlich; sie sieht aus wie ein dunkelgrauer Blumenstrauß, der aus

vielen, einander überlappenden, fächerförmigen Pilzhüten besteht.

Die Forschung in Japan zeigt, daß Maitake bedeutende antikarzinogene, antivirale und das Immunsystem stärkende Eigenschaften besitzt. Möglicherweise vermag er auch einen zu
hohen Blutdruck und -zucker zu reduzieren. Ich empfehle ihn
oft Patienten mit Krebs, Aids oder anderen Immunschwäche-
krankheiten, chronischen Erschöpfungszuständen, chronischer
Hepatitis und Umweltkrankheiten, die möglicherweise etwas
mit einer toxischen Überladung zu tun haben. Sie können Maitake entweder getrocknet (dann muß er in Wasser eingeweicht
werden, bevor man ihn mit Reis oder mit anderem Gemüse in
der Pfanne braten kann), in Tablettenform oder als flüssigen
Extrakt kaufen. Ich selbst bevorzuge derzeit ein Produkt namens »Maitake D-Fraction«, in dem die immunstärkenden
Wirkstoffe in besonders hoher Konzentration enthalten sind.
Ich nehme dreimal täglich fünf in Wasser aufgelöste Tropfen
und war seither praktisch nie mehr erkältet, obwohl unsere
Kinder und ihre Freunde ständig Erkältungen ins Haus bringen.
Wenn Sie das Glück haben, die eigentlichen Pilze, getrocknet
oder frisch, zu erhalten, dann essen Sie sie häufig; ansonsten
halten Sie sich an die Dosierungsempfehlungen auf dem Produkt, das Sie kaufen.

Mariendistel

Diese bemerkenswerte Arznei stammt aus der Tradition der
europäischen Volksmedizin. Aus dem Samen der Mariendistel[39]
(Silybum marianum), einer robusten, stacheligen Pflanze, wird
das Extrakt Silymarin gewonnen, das den Stoffwechsel der
Leberzellen fördert und sie vor Giftstoffen schützt. Die Pharmaindustrie hat Patienten mit Leberbeschwerden nichts Ver-
gleichbares zu bieten. Und Mariendistelprodukte sind vollkommen ungiftig und günstig im Preis.

Ich empfehle dieses Tonikum all jenen, die viel Alkohol trinken und pharmazeutische Medikamente benutzen, welche die

Leber schädigen, zum Besipiel bei Krebspatienten, die sich einer Chemotherapie unterziehen. (Das Tonikum beeinträchtigt die Chemotherapie nicht.) Außerdem rate ich Patienten mit chronischer Hepatitis und anomalen Leberfunktionen zu diesem Heilmittel. Wenn Mariendistel zum Bestandteil einer sorgfältig abgestimmten Kur zusammen mit einer bewußt gesunden Ernährung und Lebensweise gemacht wird, dann kann sich nach mehreren Monaten regelmäßiger Einnahme die Leberfunktion wieder normalisieren. Sollten Sie toxische Medikamente einnehmen müssen oder toxischen Substanzen ausgesetzt gewesen sein, dann nehmen Sie eine Zeitlang Mariendistel. Das Tonikum hilft Ihrem Körper, sich von möglichen Schädigungen zu erholen.

Mariendistelprodukte finden Sie in Reformhäusern und Naturkostläden. Ich ziehe bei pflanzlichen Mitteln immer standardisierte Extrakte vor. Halten Sie sich bei dem Produkt, das Sie kaufen, an die angegebenen Dosierungsvorschläge, oder nehmen Sie zweimal täglich zwei Tabletten bzw. Kapseln. Mariendistel können Sie zeitlich unbegrenzt zu sich nehmen.

Reishi

Reishi[40] oder Ling Zhi *(Ganoderma lucidum)*, wie er auf chinesisch heißt, ist ein ungiftiger Pilz, der aussieht, als sei er lackiert. Er wächst auf Bäumen und ist ein wichtiges Tonikum in der traditionellen Medizin Chinas und Japans, hoch geschätzt insbesondere wegen seiner lebensverlängernden Wirkung. Es handelt sich hier nicht um einen ausgesprochenen Speisepilz, dazu ist er viel zu hart und holzig, und außerdem schmeckt er bitter. Aber er ist in Asien wie im Westen zum Thema einer erstaunlichen Anzahl wissenschaftlicher Untersuchungen geworden. Obwohl seine Wirkweise meist im Zusammenhang mit Tierversuchen untersucht wurde, halte ich die Resultate für so vielversprechend, daß neue Forschungen am Menschen wohl bald folgen werden. Wie Maitake und andere verwandte Pilze verbessert Reishi die Immunfunktion und hemmt das Wachstum einiger bösartiger Tumoren. Darüber hinaus wirkt er entzündungshemmend, reduziert allergische Reaktionen und schützt die Leber.

Da er sich leicht ziehen läßt, ist Reishi vielerorts erhältlich und nicht teuer. Wenn Ihnen der bittere Geschmack nichts ausmacht, dann können Sie mit den gemahlenen Pilzen Tee zubereiten; in manchen Produkten wird Reishi mit anderen tonisierenden Pilzen vermischt, was den Geschmack etwas verbessert. Oder aber Sie kaufen Reishi-Tabletten. Orientieren Sie sich an den Dosierungsvorschriften, und nehmen Sie das Mittel zwei Monate lang täglich ein, um herauszufinden, wie es bei Ihnen wirkt.

Sibirischer Ginseng

Die Wurzel eines großen stacheligen Strauches, der in Nordchina und in Sibirien beheimatet ist – Sibirischer Ginseng[41] oder Teufelsbusch *(Eleutherococcus senticosus)* – gehört heute zu den weltweit am häufigsten verwendeten Heilpflanzen. Die Nachfrage ist so groß, daß echter Sibirischer Ginseng manchmal schwer zu beschaffen ist. Sibirischer Ginseng ist ein Mitglied der Ginsengfamilie, der sich jedoch von echtem Ginseng unterscheidet. Auf der Suche nach einem Ginsengersatz entdeckten sowjetische Forscher, daß diese Heilpflanze bemerkenswerte »adaptogene« Eigenschaften besitzt, was besagt, daß die Anpassungsfähigkeit (Adaptation) gegenüber Streßfaktoren aller Art erhöht wird. Nachdem ihre nützlichen Eigenschaften bekannt geworden waren, setzte sich die Wurzel deshalb bei sowjetischen Athleten und Militärs als beliebtes Mittel zur Steigerung der Leistungsfähigkeit und Streßresistenz durch.

Im Rahmen zahlreicher Tierversuche und Versuchsreihen mit Menschen konnten die vor Streß schützende Wirkung und die Fähigkeit des Sibirischen Ginsengs, die Immunfunktion zu fördern, nachgewiesen werden. Unter den Wirkstoffen befindet sich die auffällige Gruppe der Eleutheroside, und vermutlich kommen Sie nur dann in den vollen Genuß der Wirkung, wenn

Sie Produkte finden, die genaue Angaben über den Eleuthero-sidgehalt machen. Sibirischer Ginseng ist ein zuverlässiges Tonikum mit allgemein aufbauenden Eigenschaften. Er hilft insbesondere Menschen, die unter Energiemangel und Antriebslosigkeit leiden. Er kann ohne Bedenken über lange Zeit eingenommen werden, denn er ist ungiftig. Nehmen Sie täglich zwei Kapseln oder Tabletten eines standardisierten Produkts, falls keine andere Dosierung vorgeschrieben ist.

Mit all diesen Informationen sind Sie nun in der Lage, eine »Versuchsreihe« mit Tonika zu planen, womit Sie in der letzten Woche des 8-Wochen-Programms beginnen können. Suchen Sie sich ein Tonikum oder auch zwei aus, das Sie interessiert und Ihren Bedürfnissen gerecht zu werden scheint. Erkundigen Sie sich, in welcher Form es erhältlich ist, und entscheiden Sie darüber, wie Sie es nutzen wollen. Tonika sind Verbündete auf Ihrem Weg zur optimalen Gesundheit. Lernen Sie, wie Sie sich diese Gaben der Natur zunutze machen können, um Ihr Heilungspotential mit unbedenklichen und wirksamen Mitteln zu erhöhen.

Gesunde Ernährung

Diese Woche sollten Sie Ihren Speisezettel um einige grüne Gemüsesorten ergänzen. Falls Sie noch nicht entdeckt haben, wie schmackhaft dieses Gemüse sein kann, dann empfinden Sie diese Aufgabe vielleicht als Herausforderung. Als ich heranwuchs, kam es mir nicht in den Sinn, solches Gemüse auch nur zu probieren, und erste Berührungen damit in der Schulküche und später in der Krankenhauscafeteria bestätigten nur meine Aversionen aus der Kindheit. Vielleicht haben Sie ähnliche Erfahrungen gemacht, was bedauerlich wäre, da dunkles, grünes Blattgemüse voller natürlicher Wirkstoffe ist, welche die Gesundheit zu schützen vermögen und in unserer Ernährung viel zu oft fehlen.

201

Grünes Blattgemüse hat einen hohen Vitamin- und Mineral-
stoffgehalt, darunter Eisen und Kalzium in Formen, die der
Körper besser absorbieren und schneller einsetzen kann als
Nahrungsergänzungsstoffe. Beispielsweise ist es eine Hauptquelle der Folsäure, eines Vitamins aus dem B-Komplex, das
den Eiweißstoffwechsel reguliert und bedeutenden Schutz gegen koronare Herzkrankheiten bietet. In anderen Kulturen
steht gekochtes Blattgemüse mit großer Regelmäßigkeit auf
dem Tisch, in der traditionellen japanischen Küche wird es sogar zum Frühstück gereicht. In der Regel essen Asiaten ausreichende Mengen Blattgemüse und haben eine reichhaltige Ar-
tenzahl zur Verfügung, unter der sie auswählen können. Eine
der Ernährungsregeln des Yoga verlangt, daß täglich wenigstens einmal frisch zubereitetes Blattgemüse gegessen werden
muß. Im Süden der Vereinigten Staaten verzehren die Menschen
mehr Blattgemüse als in den übrigen Landesteilen, doch meist
ertränken sie es in Fett, in der Regel in Schweineschmalz. Wenn
Sie bisher nur totgekochtes Blattgemüse kennen, dann werden
Sie mit den nachfolgenden Rezepten eine angenehme Überra-
schung erleben.

Manches Blattgemüse schmeckt etwas streng, was einige
Menschen nicht mögen; Mangold zum Beispiel enthält Oxal-
säure, die für den durchdringenden Geschmack verantwortlich
ist. Oft ist er bei älteren Blättern stärker als bei jungen, und
manche Arten schmecken stärker als andere. Ich baue eine Art
weiße Rüben an, deren Blätter einen in allen Stufen der Reife
milden Geschmack haben, und ich esse nur jungen Mangold.
Andererseits empfinde ich Grünkohl allgemein als mild und
schmackhaft, solange er auf die richtige Weise gekocht ist.

Unangemessene Zubereitung kann eine wenig appetitanre-
gende Konsistenz zur Folge haben, und auch Farbe und Geschmack lassen dann zu wünschen übrig. Wenn Sie nicht die
festen Mittelrippen aus den großen Blättern entfernen, dann
werden Sie später Stücke davon auf Ihrem Teller und in Ihrem
Mund haben. Große Blätter in Streifen zu schneiden oder in

mundgerechte Stücke zu zerreißen läßt sie appetitlicher aussehen. Grünkohlarten mit dicken, schrumpeligen Blättern mag ich nicht besonders gern, dafür liebe ich solche mit zarten und glatten. Sollten Sie grünes Blattgemüse nicht für sich allein essen mögen, dann versuchen Sie es, indem Sie es mit Pasta, Kartoffeln, Reis oder Bohnen mischen. Es ist leicht zuzubereiten, und ich möchte Sie ermutigen, es einmal zu versuchen. Wenn Sie diesem Gemüse einen festen Platz in Ihrem Speiseplan geben, reduzieren Sie damit das Risiko, an Herzkrankheiten und Krebs zu erkranken, erheblich. Außerdem können Sie auf diese Weise Ihre Verdauung verbessern und Ihr Heilungssystem vor Vergiftung schützen.

Nun folgt ein Rezept für eine leichte Suppe, die drei Tonika enthält: Knoblauch, Ingwer und Astragalus. Außerdem werden Ihnen Zwiebeln und Shiitake-Pilze auffallen, die den Cholesterinspiegel senken, und andere Gemüsearten, die reich an oxidationshemmenden Wirkstoffen sind.

Stärkende Suppe

8   *Tassen Gemüsebrühe (siehe Seite 129 ff.)*
1   *Eßlöffel Olivenöl*
1   *Zwiebel, gewürfelt*
4-8 *Knoblauchzehen, gehackt*
1   *Stück frischer Ingwer (2,5 Zentimeter), geschält und fein gehackt*
1   *Tasse Mohrrüben, in Scheiben geschnitten*
1   *Scheibe Astragaluswurzel*
1   *Tasse Shiitake-Pilze (frisch oder getrocknet und in Wasser eingeweicht), in Scheiben geschnitten*
1   *Tasse Brokkoliröschen*

1. Lassen Sie die Gemüsebrühe in einem großen Topf aufkochen.

2. Inzwischen erhitzen Sie das Olivenöl in einer Pfanne und geben Zwiebelstücke, Knoblauch und Ingwer hinein. Braten Sie alles kurz bei geringer Hitze an, bis es weich und aromatisch ist.

3. Geben Sie den Inhalt der Pfanne zusammen mit Mohrrüben, Astragaluswurzel und Shiitake-Pilzen in den Topf zur Gemüsebrühe.

4. Lassen Sie die Suppe zugedeckt eine Stunde lang köcheln.

5. Geben Sie die Brokkoliröschen für die letzten fünf Minuten hinzu und entfernen Sie die Astragaluswurzel vor dem Servieren.

Und hier folgen noch einige meiner liebsten Rezepte mit grünem Blattgemüse:

Grünkohl mit Kartoffeln

1 Pfund mittelgroße rote Kartoffeln
4 Tassen Grünkohl, in Streifen geschnitten (siehe unten)
2 Eßlöffel Olivenöl
1 große Zwiebel, gehackt
Salz zum Abschmecken

1. Die Kartoffeln können schon vorher zubereitet und dann im Kühlschrank aufbewahrt werden. Kochen Sie sie lange genug, bis sie gar sind. Pellen Sie sie, solange sie noch heiß sind, dann kühlen Sie die Kartoffeln mit kaltem Wasser ab, gießen es ab und schneiden sie in dicke Scheiben.

2. Waschen Sie den Grünkohl, lassen ihn abtropfen und entfernen den Strunk und die Mittelrippen der Blätter. Stapeln Sie die Blätter auf und rollen sie der Länge nach auf. Dann zerkleinern Sie sie kreuzweise. (Nehmen Sie immer Grünkohlblätter, die nicht welk sind und eine gute Farbe haben. Ich ziehe glattere Arten den schrumpeligen vor.)

3. Erhitzen Sie das Oivenöl in einer großen Pfanne, und geben

Sie die Zwiebel hinzu. Braten Sie sie unter ständigem Umrühren über mittlerer bis großer Flamme, bis die Zwiebel beginnt, braun zu werden.

4. Fügen Sie den Grünkohl hinzu und halten ihn so lange in Bewegung, bis er zusammenfällt. Reduzieren Sie die Hitze und braten Sie ihn noch weitere fünf Minuten.

5. Geben Sie die Kartoffeln hinzu und braten Sie sie, bis sie warm genug sind. Salzen Sie nach Geschmack und servieren Sie.

Pasta mit grünem Blattgemüse

$\frac{1}{2}$ Tasse getrocknete Tomaten

1 Pfund Pasta (Penne, Rigatoni etc.)

1 Pfund grünes Blattgemüse (Kohl, Grünkohl, Mangold oder eine Mischung davon)

2 Eßlöffel Olivenöl

1 große Zwiebel, in dünne Scheiben geschnitten

$\frac{1}{2}$ Teelöffel gehackte scharfe Chilischote

2–4 Knoblauchzehen, gehackt

1 Eßlöffel getrocknetes Basilikum

2 Teelöffel Kapern

geriebener Parmesan (nach Wahl)

1. Legen Sie die getrockneten Tomaten für etwa zehn Minuten in Wasser, bis sie weich sind. Gießen Sie das Wasser ab, schneiden Sie sie in Stücke und stellen sie für später bereit.

2. Setzen Sie das Wasser für die Pasta auf.

3. Bereiten Sie währenddessen das Gemüse vor: Waschen Sie die Blätter, lassen sie abtropfen, schneiden alle festen Strünke und Mittelrippen heraus, zerkleinern das Blattgrün und stellen es beiseite.

4. Erhitzen Sie das Olivenöl in einer Bratpfanne, geben Sie die Zwiebel und die Chilischote hinzu und lassen beides bei mittlerer Hitze braten.

5. Sobald die Zwiebeln anfangen, sich zu verfärben, geben Sie die Tomaten und das kleingeschnittene grüne Blattgemüse hinzu und rühren gut, bis es zusammenfällt. Zerdrücken Sie dann den Knoblauch, geben Sie ihn mit dem Basilikum hinzu und garen alles noch einmal fünf Minuten. Geben Sie die Kapern mit ein wenig ihrer Flüssigkeit hinzu.

6. Gießen Sie die Pasta ab, wenn sie al dente ist, und vermischen Sie sie mit dem Gemüse. Reichen Sie dazu frisch geriebenen Parmesan.

Mangold und Tofu

1 Tasse Tofuwürfel (siehe unten)
1 Pfund Mangold
1 Eßlöffel Canolaöl
1 mittelgroße Zwiebel, gehackt
1 Knoblauchzehe, zerdrückt
natriumreduzierte Sojasauce oder Teriyaki-Sauce zum Abschmecken

1. Sollten Sie für dieses leichte und erstaunlich schmackhafte Gericht frischen Tofu verwenden, dann lassen Sie ihn abtropfen, schneiden ihn in 1 bis 2 Zentimeter dicke Scheiben, legen diese auf Küchenkrepp, decken sie mit einer weiteren Lage Küchenkrepp ab, legen dann ein Holzbrett darauf und beschweren es mit einigen Dosen oder einem wassergefüllten Topf. Pressen Sie den Tofu auf diese Weise eine Stunde lang und schneiden ihn dann in Würfel. Sie können jedoch auch fritierten oder bereits gepreßten Tofu verwenden, den Sie dann nur mehr in Würfel schneiden müssen.

2. Waschen Sie den Mangold, lassen ihn abtropfen, entfernen die Mittelrippe und zerkleinern ihn.

3. Erhitzen Sie das Canolaöl in einer Pfanne und geben Sie die Zwiebelstückchen bei. Braten Sie sie bei mittlerer Hitze, bis sie

glasig sind, dann geben Sie den Tofu hinzu und braten ihn, bis er sich zu verfärben beginnt.

4. Mengen Sie den Mangold und den Knoblauch unter. Braten Sie alles unter fortwährendem Umrühren etwa fünf Minuten, bis der Mangold gar ist.

5. Schmecken Sie mit Soja- oder Teriyaki-Sauce ab und lassen Sie alles eine weitere Minute ziehen. Servieren Sie das Gericht mit braunem Reis.

Curry aus grünem Blattgemüse

1	*Pfund Spinat, Grünkohl, Kohl oder Mangold*
2	*Knoblauchzehen, gehackt*
2–3	*Teelöffel Currypulver*
1	*Tasse Tomatenwürfel (frisch oder aus der Dose)*
1	*Eßlöffel Tomatenmark*
1	*Eßlöffel brauner Zucker*
1	*Eßlöffel Canolaöl*
1	*Tasse Zwiebelwürfel*
$3/4$	*Pfund Kartoffeln, geschält und in Würfel geschnitten*
$1/4$	*Tasse Koriandergrün, frisch gehackt (wahlweise)*

1. Waschen Sie das Blattgemüse, lassen es abtropfen und entfernen alle harten Stiele und Mittelrippen. Zerteilen Sie die Blätter in zentimeterdicke Streifen.

2. Mischen Sie in einer Schale Knoblauch, Currypulver, Tomaten, Tomatenmark und Zucker zusammen.

3. Erhitzen Sie das Canolaöl in einer Pfanne und braten Sie die Zwiebelstücke bei mittlerer Hitze, bis sie langsam braun werden. Geben Sie die Gewürzmischung hinzu, rühren Sie gut um, und lassen Sie alles einige Minuten lang garen.

4. Geben Sie die Kartoffeln hinzu und zwei Tassen Wasser.

5. Rühren Sie gut um, lassen alles einmal kurz aufkochen, stel-

len die Hitze herunter, legen einen Deckel über die Pfanne und lassen das Ganze weitere zehn Minuten garen.

6. Geben Sie das Blattgemüse hinzu und lassen Sie alles weitere zehn Minuten garen, bis die Kartoffeln durch sind. Schmecken Sie das Gericht ab. Streuen Sie, wenn gewünscht, frisch gehacktes Koriandergrün (Cilantro) darüber.

Scharf-süßes Blattgemüse

1 *Pfund Blattgemüse (Grünkohl, Kohl oder Chinakohl)*
2 *Teelöffel Canolaöl*
2 *große Knoblauchzehen, gehackt*
¼ *Teelöffel kleingehackte Chilischote*
¼ *Teelöffel trockenes Senfpulver*
2 *Eßlöffel Reisessig*
1 *Teelöffel Sojasauce*
1 *Teelöffel brauner Zucker*

1. Waschen Sie das Blattgemüse, lassen es abtropfen und entfernen alle harten Stiele und Mittelrippen. Zerteilen Sie die Blätter in zentimeterdicke Streifen. (Sollten Sie Chinakohl verwenden, dann schneiden Sie das Endstück ab und halten die stielnahen Scheiben etwas dünner als die übrigen.)

2. Erhitzen Sie das Canolaöl über mittlerer Flamme. Geben Sie Knoblauch und kleingehackte Chilischote hinzu und braten beides unter ständigem Umrühren eine Minute lang an.

3. Mischen Sie das Blattgemüse unter und streuen Sie Senfpulver darüber, so daß es gleichmäßig überzogen ist.

4. Geben Sie Reisessig, Sojasauce und Zucker in die Pfanne. Garen Sie alles bei mittlerer Hitze und geschlossenem Deckel noch etwa fünf Minuten, bis das Gemüse gar und zart ist.

Psyche und Geist

Diese Woche haben Sie eine Aufgabe, die Spaß macht: ein Kunstwerk bewundern. Ebenso, wie Musik und die natürliche Schönheit von Blumen und Parkanlagen Ihre Stimmung zu heben vermögen, so kann dies auch ein schönes Gemälde, eine Plastik oder ein Bauwerk tun. Genießen Sie diese Woche den Anblick eines Kunstwerks, das Ihnen gut gefällt, ob es sich nun um ein Gemälde in einem Museum, ein Gebäude oder eine Skulptur handelt. Bewundern Sie es. Lassen Sie es zu, daß es Ihre Sinne erfreut und Ihr nichtkörperliches Wesen nährt.

Optionen

Beschränken Sie sich einen Tag lang auf Frucht- oder Gemüse-säfte. Sollte es Ihnen möglich sein, die Säfte selbst zuzubereiten oder sie frisch zu kaufen, dann werden Sie besser schmecken und Ihnen mehr Nährstoffe zuführen, denn Saft verdirbt rasch, wenn er der Luft ausgesetzt ist. Trinken Sie so viel Saft, wie Sie wollen, und zwischendurch, wenn Sie möchten, frisches Wasser und Kräutertee. Indem Sie Ihre Nahrungsaufnahme auf Obst- und Gemüsesäfte beschränken, geben Sie Ihrem Verdauungssystem eine wohlverdiente Ruhepause.

Heilungsgeschichte:
Würdigung des Ashwagandha
(und Ayurveda)

Ich lernte Dr. Patrizia Ammon, eine Ärztin für Allgemeinmedizin aus Ouray in Colorado, im März 1996 auf einer Konferenz über Pflanzenheilkunde kennen. Als sie mir erzählte, daß sie multiple Sklerose (MS) habe, war ich überrascht, da sie vollkommen gesund aussah. Ich bat sie, ihre Geschichte aufzuschreiben:

»Nachdem ich 1991 meine Assistenzzeit im Alter von vierunddreißig Jahren beendet hatte, war ich begeistert, daß ich nun mit meiner neuen Karriere als Ärztin in der Telluride Medical Clinic in Colorado beginnen konnte. Mein Mann und ich brachten unseren Wohnwagen auf unser Traumgrundstück auf dem Horsefly Mesa, von wo aus wir einen atemberaubenden Blick über die San-Juan-Berge hatten. Wir ließen uns nieder und wollten hart arbeiten, unser Traumhaus errichten und für alle Zeiten glücklich sein.

Im Winter 1991/92 bemerkte ich dann eine Erschöpfung an mir, die weitaus größer war als alles, was ich bis dahin erlebt hatte. Unser Haus liegt ein gutes Stück von der Straße entfernt, und der Schneeräumdienst kümmert sich im Winter nicht um den Feldweg, der zu uns führt. Wir hatten darin kein Problem gesehen, da wir beide begeisterte Skifahrer sind. Als der April 1992 angebrochen war und ich fünf Monate lang die anderthalb Kilometer von der Straße zum Haus auf Skiern zurückgelegt hatte, bekam ich immer mehr Schwierigkeiten mit dem Weg, wo er bergauf führte. Ich machte zunächst den zunehmenden Streß an meinem Arbeitsplatz dafür verantwortlich.

Ich kam zu dem Schluß, daß ich mehr Zeit für mich benötigte, und verließ die Telluride-Klinik, um in einem Notfallkrankenhaus in einer anderen Stadt zu arbeiten, wo ich im

Monat acht 24-Stunden-Schichten zu absolvieren hatte. Während des ganzen Sommers fühlte ich mich erschöpft, und ich entwickelte eine ziemlich tiefe Depression. Mein Hausarzt empfahl mir eine Gesprächstherapie und Antidepressiva. Ab Herbst 1992 spürte ich eine Taubheit in meinem linken Bein und war trauriger als jemals zuvor – trotz der stark dosierten Antidepressiva, die ich einnahm.

Im Januar 1993 folgte ich schließlich dem Rat meines Hausarztes und suchte einen Neurologen auf; ich war viel zu depressiv und stand zu sehr unter dem Einfluß der Medikamente, um klar denken zu können. Eine Kernspintomographie brachte zutage, daß ich multiple Sklerose hatte. Ich nahm die Diagnose an, sprach mit dem Radiologen, einem Freund, und ging los, um mir einen einfachen Flugschein nach Hawaii zu kaufen, damit ich dort eine Freundin besuchen konnte, mit der zusammen ich meine Assistenzzeit absolviert hatte. Sie ist praktizierende Buddhistin und hatte mir damals einige Yoga- und Meditationstechniken beigebracht. Nach drei Wochen kehrte ich nach Hause zurück und nahm dummerweise meine Arbeit in der Notfallklinik sofort wieder auf. Bis Juni 1993 hatte sich das Taubheitsgefühl in meinen linken Fuß, in die linke Hand und in die linke Gesichtshälfte ausgebreitet. Meine Handschrift, die immer gut gewesen war, wurde nun unleserlich.

Im Juli dieses Jahres begab ich mich in ein Zentrum für MS-Patienten, um mich auswerten zu lassen, und erhielt den Rat, mich vier Tage lang stationär mit hochdosierten Steroiden behandeln zu lassen. Ich hatte Angst davor, aber ich fühlte mich so schlecht, daß ich dem Plan zustimmte. Ich brachte vier Tage in einem Krankenhaus in Denver zu, wo ich täglich ein Gramm Solu-Medrol intravenös erhielt, was mich vollkommen psychotisch machte. Als ich schließlich nach Hause kam, ging es mir erheblich schlechter als zuvor. Ich nahm zu, konnte nicht schlafen und mußte meine Arbeitszeit reduzieren, weil ich oft nicht dazu in der Lage war, meine Schicht bis zum Ende durchzuhalten. Die Depression war nahezu unerträglich. Ich war dazu in der Lage, in der Notfallstation und zu Hause herumzugehen, aber ich hielt keine 200 Meter am Stück durch. Vor der Kur mit den Steroiden hatte ich mich schlecht gefühlt, doch war es mir wenigstens möglich gewesen, anderthalb Kilometer am Tag zu gehen und nachts ordentlich zu schlafen.

Im Herbst 1993 suchte ich Paul Curlee auf, einen Internisten an der Fakultät, an der ich meine Assistentenzeit verbracht hatte. Ich wußte, daß er Ayurveda [die traditionelle Medizin Indiens] praktizierte, doch während meiner Ausbildung hatte ich mich damit wenig beschäftigt – es hatte so viele andere Dinge zu lernen gegeben. Paul stellte für mich eine Auswahl von Yogaübungen und eine kombinierte Heilkräuterbehandlung zusammen. Im Oktober 1993 suchte ich eine weitere Ayurveda-Praktikerin namens Nancy Lonsdorf auf, die gerade ein Buch zu diesem Thema veröffentlicht hatte. Nancy maß meinen Puls, befragte mich gründlich und erklärte mir, daß bei mir ein tiefes Ungleichgewicht von Vata [einer der drei Konstitutionstypen, die das Ayurveda kennt] vorläge. Sie riet mir zu einer Pancha Karma [einer ayurvedischen Entgiftungskur, die aus einer Reduktionsdiät, Ölmassagen, Dampfbädern und Heilkräuterbehandlung besteht].

Im November begab ich mich in die Ayurveda-Klinik in Fairfield, Iowa, wo ich die Reinigungstherapie durchführen wollte. Ich lernte dort auch Transzendentale Meditation. Nach einer Woche konnte ich bereits mehr als 3 Kilometer täglich zurücklegen, schlief sehr viel besser und fühlte mich insgesamt wohler als in den zehn Jahren zuvor. Als ich aus der Klinik zurückkam, sagten mir mein Mann und meine Freunde, ich sehe zwei bis drei Jahre jünger aus als vorher. Man hatte mir die regelmäßige Einnahme bestimmter ayurvedischer Kräuter verschrieben, darunter vor allem Ashwagandha. Ich stellte meine Ernährung auf vorrangig vegetarische Mahlzeiten um, aß ab und an ein wenig Fisch und praktizierte regelmäßig Yoga. Zwischen November 1993 und Februar 1995 kehrte ich noch viermal in die Ayurveda-Klinik nach Fairfield zurück und fühlte mich nach je-

212

dem Mal besser und besser. Ich nahm an einem Ayurveda-Kurs für Ärzte teil, vor allem um meiner eigenen Gesundheit willen. Es war mir möglich, eine Familienpraxis in Ouray zu eröffnen und dort erfolgreich zu arbeiten.

Im November 1995 stieß ich in Boulder auf den Chiropraktiker John Douillard, der eine Ayurveda-Praxis eröffnet hatte, die sich dichter bei meinem Zuhause befindet. Er therapiert nach einer traditionelleren Form des Ayurveda, von der ich meine, daß sie der Form, die ich gelernt habe, überlegen ist. Unter seiner Aufsicht nehme ich täglich Ashwagandha ein und fühle mich auch weiterhin recht gut. Ich gehe täglich mindestens 3 Kilometer, lege auf Skiern ohne das geringste Anzeichen von Erschöpfung am Stück 15 Kilometer zurück und habe nicht die Spur einer Depression. Transzendentale Meditation mache ich nicht mehr; statt dessen bediene ich mich einer Kombination aus Achtsamkeitsmeditation, Atemübung und kontemplativem Gebet. Außerdem habe ich kürzlich einige Qi-Gong-Übungen kennengelernt und empfinde sie als sehr wohltuend.

Inzwischen betrachte ich die Diagnose ›multiple Sklerose‹ als einen getarnten Segen für mich. Sie brachte mich auf einen sehr viel spirituelleren Weg und erinnerte mich daran, daß es meine Aufgabe ist, anderen Menschen nicht nur Ärztin, sondern Heilerin zu sein – und, was noch wichtiger ist, auch für mich selbst. Ich habe mich darum bemüht, etwas über Pflanzenheilkunde, Ayurveda, chinesische Medizin und die Rolle, die Spiritualität in allem spielt, zu lernen, und habe damit eine Neuorientierung vollzogen, die mir ohne die Diagnose vielleicht nicht gelungen wäre. Es ist persönlich und beruflich sehr aufregend, in diesem Land Anteil zu nehmen an der sich verändernden Auffassung davon, was Gesundheitsfürsorge ist.«

Siebte Woche

Maßnahmen

- Nehmen Sie diese Woche eine dienende Tätigkeit auf. Arbeiten Sie zum Beispiel ein paar Stunden als Freiwilliger in einem Krankenhaus oder in einer wohltätigen Organisation, oder helfen Sie einem behinderten Menschen – beginnen Sie nur irgendeine Tätigkeit, bei der Sie einen Teil Ihrer Zeit und Ihrer Kraft investieren, um anderen zu helfen.
- Machen Sie auch weiterhin Dampf- oder Schwitzbäder – möglichst zweimal die Woche.

Gesunde Ernährung

- Ernähren Sie sich so weiter wie bisher: Nehmen Sie diese Woche wenigstens zweimal Fisch, zweimal Sojaeiweiß und zweimal grünes Blattgemüse zu sich; essen Sie reichlich Obst, Gemüse, Vollkorn, Ingwer und Knoblauch.

Körperliche Bewegung

- Verlängern Sie Ihren auf Sauerstoffverbrauch ausgelegten Spaziergang fünf Tage die Woche auf vierzig Minuten.

Psyche und Geist

- Machen Sie den ersten Schritt, um die Verbindung zu einem Menschen wiederaufzunehmen, von dem Sie sich entfremdet haben.
- Schaffen Sie Raum und Zeit für Blumen, Musik und Kunst.
- Steigern Sie die Entspannungsatmung auf acht Zyklen zweimal täglich.

Optionen

- Nehmen Sie an einem Fastentag diese Woche nur Fruchtsäfte, Wasser und Kräutertees zu sich. Nehmen Sie das Vitamin C, aber verzichten Sie an diesem Tag auf alle übrigen Nahrungsergänzungsstoffe.

KOMMENTAR

Maßnahmen

Ihr neues Projekt für diese Woche hört sich einfach an, doch es betrifft ein tiefgreifendes Thema, das für Ihre Gesundheit eine wichtige Rolle spielt: Ihr Selbstgefühl im Verhältnis zu Ihren Mitmenschen.

Um Ihnen einen Zugang zu diesem Bereich zu verschaffen, lassen Sie mich Ihnen die Geschichte eines Patienten erzählen, der mich einmal aufsuchte. Richard H. war vierundsechzig Jahre alt, als er in meine Praxis kam. Sein Verhalten war, oberflächlich betrachtet, einnehmend und angenehm, doch darunter bemerkte ich schon bald eine verborgene Traurigkeit und Verzweiflung. Er hatte zwei Leiden: chronische Rückenschmerzen und Antriebslosigkeit. Beide Probleme waren ihm seit langem bekannt, und ich stand am Ende einer langen Liste von Heilkundigen, die er über die Jahre hinweg aufgesucht hatte, von denen ihm aber keiner helfen konnte. Sein Rücken bereitete ihm wiederkehrende Schwierigkeiten, seit er sich zehn Jahre zuvor beim Tennisspielen verletzt hatte. Die Orthopäden hatten ihm erklärt, daß Röntgenbilder und Tomographien keine signifikanten Strukturprobleme erkennen ließen, und die Medikamente und Spritzen, die sie verschrieben, halfen wenig. Gleichfalls erfolglos waren Akupunktur, Chiropraktik, therapeutische Bäder und Yoga gewesen, obwohl er in all diese Maßnahmen viel Zeit und Geld investiert hatte. Richard beschrieb seine Schmerzen als »nagend«, »gleichbleibend« und als etwas, »womit ich jeden Tag lebe«. Er war davon überzeugt, daß sie eine physische Ursache hatten, die seinen Ärzten und Therapeuten entgangen sein mußte.

Das zweite Symptom – Antriebslosigkeit – hatte sich ohne einen deutlich erkennbaren Anfangspunkt in sein Leben eingeschlichen. Doch jetzt machte es ihm den Alltag schwer, störte ihn bei der Konzentration auf seine Arbeit als Buchhalter und bei körperlichen Betätigungen. Oder er wurde dadurch daran gehindert, daß er mit seinen Abenden etwas Sinnvolles anfing. Gewöhnlich sah er fern, las irgendwas oder ging einfach früh zu Bett, weil er sonst nichts tun zu können glaubte. Richard war fünf Jahre zuvor geschieden worden und hatte seither keine weitere dauerhafte Beziehung aufbauen können. Er war kinderlos. Als ich ihn nach Freunden in seinem Leben fragte, antwortete er: »Ja, ich habe Freunde«, aber als ich nachhakte, stellte sich heraus, daß es sich bei diesen Freunden meist um solche aus der Collegezeit handelte, die weit fort lebten und die er nicht oft sah.

Richards Krankengeschichte brachte zahlreiche weitere Symptome zutage – Kopfschmerzen, Heuschnupfen, unerklärliche Phasen mit Juckreiz und gelegentlichen Magenverstimmungen –, auch wenn mir keins von ihnen ernster Natur zu sein schien oder mich auf eine zugrundeliegende physische Erkrankung schließen ließ. Sein Körper war in relativ zufriedenstellender Verfassung, doch irgend etwas war eindeutig nicht in Ordnung. Er führte kein ausgeglichenes Leben, und obwohl viele Ärzte sagen würden, er sei gesund, hatte ich den Eindruck, daß sich sein Zustand verschlechtern und schließlich in eine Krankheit münden könnte.

In meinen Notizen hielt ich fest: »Eindruck: Abkehrungssyndrom«, eine Diagnose, die ich selbst entwickelt habe, die jedoch von den meisten meiner Kollegen nicht anerkannt wird und der jener Nummerncode fehlt, welcher sie in der internationalen Klassifizierung von Krankheiten, ICD, dem Kompendium über anerkannte Krankheitszustände, das von Versicherungen und von öffentlichen Fürsorgeeinrichtungen verwendet wird, offiziell machen würde. Ich bin jedoch von der Wirklichkeit dieser Diagnose überzeugt und stelle sie im wachsenden Maße bei den Patienten unseres Kulturkreises fest. Und ich sehe diesen Zustand als Vorboten von Krankheit auf der körperlichen Ebene, der mit der Zeit das Funktionieren des Herz-Kreislauf-, des Immun-, des Drüsensystems und der Physiologie im allgemeinen durcheinanderbringen kann.

In einer Hinsicht hatte Richard Glück: Obwohl er eine stattliche Anzahl von Medizinern aufgesucht hatte, war er der Falle entgangen und nicht zu einem professionellen Patienten geworden, dessen Leben sich ausschließlich um Arztbesuche und um das Ausprobieren neuer Therapien dreht. Seine Beschwerden und Krankengeschichte machten ihn zum idealen Fall für eine der Diagnosen, die heute besonders in Mode sind – chronisches Erschöpfungssyndrom oder Fibromyalgie zum Beispiel –, um von konventionellen und alternativen Ärzten gleichermaßen ausgenutzt zu werden. Der Orthopäde hätte ihn zu einer Operation drängen können, Richard hätte sich regelmäßig in einer Klinik für Schmerzpatienten aufhalten können, man hätte ihm endlose physikalische Therapien zugemutet oder eine teure Langzeitbehandlung mit Elektroakupunktur, intravenöser Vitamininfusion, Magnettherapie oder zahllose andere alternative

Methoden, für die nur wenig gesprochen hätte. All diese Bemühungen hätten sich auf seinen physischen Körper gerichtet, doch dort lagen nicht die Ursachen für sein Unwohlsein, wenigstens noch nicht.

Richard hatte in den Jahren vor seiner Scheidung einen Eheberater aufgesucht und nach der Trennung einige psychotherapeutische Sitzungen absolviert, doch er war sich seiner Gefühle nicht sehr bewußt und redete auch nicht besonders gern über sie. Obgleich er dazu bereit war, die psychologische Dimension seiner Symptome zu besprechen, ging er wie die meisten Menschen heute davon aus, daß Rückenschmerzen auf ein Problem mit seinem Rücken hinwiesen und Erschöpfung darauf, daß etwas mit seinem Immunsystem nicht in Ordnung war.

Ich sagte ihm, sein Immunsystem sei sicher vollkommen in Ordnung, und erklärte, daß Rückenschmerzen – eine der häufigsten Beschwerden, die einen Patienten zum Arzt führen – nur sehr selten etwas mit strukturellen Anormalitäten zu tun haben. Es kommt vor, daß die Röntgenbilder oder die Computer- und Kernspintomographie von Patienten so schlimm aussehen, daß Radiologen sich nicht vorzustellen vermögen, wie diese Menschen überhaupt noch auf ihren eigenen Füßen stehen können, dennoch haben sie keinerlei Schmerzen. Andererseits gibt es Patienten, die wegen Rückenschmerzen arbeitsunfähig werden, dabei aber vollkommen normal aussehende Wirbelsäulen haben. Was läßt sich daraus auf die Ursache von Rückenschmerzen schließen? Zumindest sollten diese Tatsachen zu der Erkenntnis verhelfen, daß abnorme physische Erscheinungen nicht automatisch und ohne weitere Überprüfung als Rechtfertigung für das Entfernen einer Bandscheibe, eine Laminektomie (Entfernung des hinteren Teils eines Wirbelbogens) oder einen ähnlich drastischen invasiven und kostspieligen Eingriff benutzt werden dürfen.

»Ja, was stimmt denn dann nicht mit mir?« wollte Richard wissen.

»Ich glaube, daß Sie an dem Abkehrungssyndrom leiden«,

antwortete ich. »Sie stehen mit nichts und niemandem in einem bedeutsamen Zusammenhang, nicht mit einer Partnerin, einer Geliebten, mit Freunden, Ihrer Arbeit, einem Hobby, einem Haustier oder überhaupt irgend etwas, was über Sie selbst und Ihre Symptome hinausgeht. Das ist ungesund.«

Der Mensch ist ein im höchsten Maße soziales und gemeinschaftsorientiertes Wesen. Wir sind darauf angelegt, in Familien, Stämmen und Gemeinden zusammenzuleben, und wenn uns dieser Zusammenhang fehlt, dann leiden wir. Dennoch halten sich viele Menschen etwas auf ihre Unabhängigkeit zugute und distanzieren sich regelrecht von anderen. Manche begeben sich in die Isolation, um sich zu schützen, möglicherweise als Reaktion auf schmerzliche emotionale Erfahrungen, die sie in der Kindheit erlitten haben. Andere vermochten vielleicht nie zu lernen, wie sie zu ihren Mitmenschen oder Dingen eine tiefere Beziehung entwickeln können. Natürlich brauchen die meisten dann und wann die Erfahrung des Alleinseins, manche mehr als andere, doch wenn dem gelegentlichen Alleinsein kein Gemeinschaftsgefühl übergeordnet ist, dann erzeugt es Krankheit, erst auf der spirituellen, dann auf der geistig-seelischen und schließlich auf der körperlichen Ebene. Wer mit der Philosophie der traditionellen chinesischen Medizin vertraut ist, wird die hier vorliegende Analogie erkennen. Chinesische Ärzte sagen, daß allen sichtbaren Symptomen – also einer Krankheit des Körpers, der physischen Form – eine unsichtbare, also die Erkrankung des Geistes, des Energiekreislaufs durch den Körper, vorausgeht. Auf dieser Basis erklärte ich Richard, daß er zwar im Sinne westlicher Medizin noch nicht krank sei, es aber sehr wahrscheinlich bald sein würde, wenn er sein Leben nicht um die Bestandteile ergänzte, die darin fehlten.

Menschen, die verheiratet sind, Kinder haben und sich für andere oder eine Idee engagieren, können dennoch unter dem Abkehrungssyndrom und seinen gesundheitsschädlichen Langzeitfolgen leiden. Sich abzukehren und abgetrennt zu sein ist eine innere Erfahrung, die Qual, die es mit sich bringt, kann um so größer sein, wenn es in einem Leben geschieht, das vordergründig reich an Menschen ist. Das entscheidende, im Innern erfahrene Problem ist Selbstversenkung, die Unfähigkeit, andere Menschen als bedeutungsvoll und der Aufmerksamkeit wert zu erkennen. Ich kann nicht mit letzter Sicherheit behaupten, daß unsere Gesellschaft in dieser Hinsicht schlimmer ist als die anderer Völker, aber meine Erfahrungen in Japan und in traditionellen Gesellschaften in der Dritten Welt lassen mich dies vermuten. Die westliche, industrialisierte Gesellschaft hat die Groß- durch die Kernfamilie ersetzt, glorifiziert Individualismus und Unabhängigkeit und betont das Rationale über, weswegen bei zahlreichen Unternehmungen jeder für sich allein kämpft. Dies erzeugt ein tiefes, unbefriedigtes Sehnen in den Menschen, das sehr wohl die Wurzel für viele unserer sozialen Probleme sein könnte – zum Beispiel für die Verbreitung von Drogensucht, mit der Gefühle betäubt werden, die wachsende Zahl von Jugendbanden und die zunehmende Gewalt überall.

Ich bin mir sicher, daß Verbundenheit und Zugewandtheit für das Wohlergehen eines Menschen notwendig sind. Sie können so viel Lachs und Brokkoli essen, wie Sie wollen, ein Leben lang Antioxidantien einnehmen, großartig atmen und die ganze Welt zu Fuß umwandern, doch wenn Sie sich innerlich abgekehrt haben und aus dem Zusammenhalt gefallen sind, dann werden Sie die optimale Gesundheit nie erreichen.

Ich machte Richard einige Vorschläge, um sein Leben zu ändern, riet ihm, einen Therapeuten aufzusuchen, um an die Wurzeln seiner Isolation zu kommen, sich einen Welpen zu beschaffen, den er liebhaben und versorgen konnte (er hatte kein Tier gehabt, seit er ein Junge war), ein Hobby zu finden, das ihn mit anderen Menschen zusammenführen würde, und karitativ tätig zu werden.

Karitative Arbeit bedeutet, Menschen zu helfen, die eigene Zeit und Kraft zum Wohle anderer einzusetzen, ohne daß man eine Gegenleistung dafür erwartet, weder in spiritueller Hinsicht noch die Bewunderung der Mitmenschen oder das Gefühl der besonderen Tugendhaftigkeit. Wohltätigkeit ist die praktische Demonstration dessen, daß man sich der Verbundenheit aller Menschen bewußt ist, und ein Mittel, um die eigene Bewußtheit zu entwickeln.'

Als der Dalai-Lama 1989 den Friedensnobelpreis entgegennahm, sagte er:

»Die Erkenntnis, daß wir alle im Grunde nur Menschen sind, die nach Glück suchen und dem Leiden aus dem Weg gehen wollen, ist sehr hilfreich, um ein Gefühl der Bruderschaft und Schwesternschaft zu entwickeln – ein warmes Gefühl von Liebe und Mitgefühl für andere. Dies wiederum ist entscheidend, wenn wir in unserer immer kleiner werdenden Welt überleben sollen. Denn wenn wir jeder selbstsüchtig nur das anstreben, von dem wir meinen, daß es in unserem eigenen Interesse liegt, ohne uns um die Bedürfnisse anderer zu kümmern, dann schaden wir am Ende nicht nur anderen, sondern auch uns selbst. Diese Tatsache ist im Verlauf dieses Jahrhunderts sehr klar geworden. Zum Beispiel wissen wir, daß es eine Form von Selbstmord wäre, einen Atomkrieg zu beginnen; oder daß die Verschmutzung der Luft oder der Meere, um einiger kurzfristiger Vorteile willen, der Zerstörung der Basis unseres eigenen Überlebens gleichkäme. Je unabhängiger Individuen und Nationen werden, desto mehr ist es erforderlich, daß wir etwas entwickeln, was ich den Sinn für universelle Verantwortung nenne...
Verantwortung obliegt nicht nur den Führern unserer Länder oder jenen, die ernannt oder gewählt wurden, um eine bestimmte Aufgabe zu übernehmen. Sie liegt bei jedem einzelnen von uns. Wenn wir den inneren Frieden gefunden haben, dann können wir im Frieden mit unseren Mitmenschen leben. Wenn sich unsere Gemeinde in einem Zustand des Friedens befindet, dann kann sie diesen Frieden mit Nachbargemeinden teilen und so fort. Wenn wir anderen Menschen gegenüber Liebe und Freundlichkeit empfinden, dann fühlen sich diese nicht nur geliebt und umsorgt, sondern wir sorgen dadurch dafür, daß wir

selbst Gefühle des Glücks und Friedens im Inneren entwickeln können. Für manche von uns ist dies am wirkungsvollsten über religiöse Praxis möglich. Andere bevorzugen vielleicht eine nichtreligiöse Praxis. Wichtig ist nur, daß wir alle uns ernsthaft darum bemühen, unsere Verantwortung füreinander ernst zu nehmen...«

Der Dienst am anderen wird oft von religiösen Institutionen versehen – zum Beispiel von den unterschiedlichen wohltätigen Orden in der katholischen Kirche –, doch auch ohne religiösen Hintergrund kann er das »ernsthafte Bemühen« ausdrücken, »die Verantwortung füreinander ernst zu nehmen.«

Menschliches Leid ist endlos. Wie viele gute Taten er auch vollbringen mag, ein einzelner ist nicht dazu in der Lage, es in seiner Gesamtheit entscheidend zu verringern. Doch indem Sie einen Teil Ihrer Zeit und Energie investieren, um anderen Menschen zu helfen, verändern Sie den Zustand dessen, wie Sie selbst und wie die betreffenden Menschen sich fühlen; und diese Veränderung führt in der Regel zu größerem inneren Glück und Frieden, daher auch zu einer besseren Gesundheit. Als ein glücklicheres, gesünderes und friedvolleres Einzelwesen werden Sie diese Qualitäten auf natürliche Weise auch in der Gemeinschaft hervorrufen.

Selbst dann, wenn Sie meinen, starke Verbundenheit zu Ihren Mitmenschen zu spüren, wenn Sie eine liebevolle Familie haben, nie nach Ihrem Hund treten und häufig Schecks für Wohltätigkeitsorganisationen ausstellen, können Sie Nutzen aus der Maßnahme ziehen, die ich für diese Woche empfehle. Bitte denken Sie darüber nach, wie Sie mindestens einem anderen Menschen zu Diensten sein können. Sie könnten beispielsweise mehrere Stunden für eine gemeinnützige Einrichtung arbeiten, einem behinderten Menschen auf irgendeine Weise helfen, jemandem eine nützliche Fertigkeit beibringen, die Sie selbst beherrschen, oder sich mit einem Menschen beschäftigen, der krank oder eingesperrt ist.

Es gibt endlos viele Möglichkeiten, und ich überlasse es Ihnen, sich ganz nach Ihren Möglichkeiten für eine zu entscheiden. Der Dienst an anderen gibt Ihnen die Möglichkeit, Ihre universelle Verbundenheit zu entwickeln. Wer sich karitativ betätigt, der belohnt in Wahrheit auch sich selbst. Und ich habe Wohltätigkeit in dieses 8-Wochen-Programm aufgenommen, weil ich sie für einen weiteren Bestandteil im ganzheitlichen Bild von Gesundheit halte.

Gesunde Ernährung

Nun folgen wieder einige Rezepte, die Sie ausprobieren können, um Ihren Speiseplan durch gesunde und schmackhafte Mahlzeiten zu bereichern.

Linsensuppe

1 *Pfund grüne Linsen*
1 *türkisches Lorbeerblatt*
3 *große Mohrrüben, geschabt und in Scheiben geschnitten*
2 *Selleriestangen, in Scheiben geschnitten*
1 *große Zwiebel, in dünne Scheiben geschnitten*
1 *Eßlöffel Olivenöl*
2 *Tassen zerdrückte Tomaten oder Tomatenmus*
Salz und Essig (Rotwein- oder Balsamessig) zum
  Abschmecken
8 *Tofuwürstchen (nach Wahl)*

1. Waschen Sie die Linsen gründlich in kaltem Wasser. Geben Sie sie mit dem Lorbeerblatt in einen großen Topf mit genug kaltem Wasser, so daß es sie um 15 Zentimeter überragt. Bringen Sie die Linsen zum Kochen, schöpfen den Schaum ab, stellen die Hitze herunter und lassen die Suppe 45 bis 60 Minuten

mit halbgeschlossenem Deckel köcheln, so daß die Linsen noch bißfest sind.

2. Geben Sie Mohrrüben, Sellerie und Zwiebelscheiben hinzu. Kochen Sie das Ganze mit halbgeschlossenem Deckel ungefähr 20 bis 30 Minuten, bis die Mohrrüben zart sind.

3. Geben Sie Olivenöl und Tomaten hinzu. Köcheln Sie die Suppe noch mindestens eine Stunde mit halbgeschlossenem Deckel, bis die Linsen cremig und weich sind. Rühren Sie gelegentlich um und geben, wenn erforderlich, kochendes Wasser hinzu, um das Ansetzen zu vermeiden.

4. Schmecken Sie mit Salz und Essig ab und entfernen Sie das Lorbeerblatt vor dem Servieren. Wahlweise können Sie in der letzten Stunde des Kochens die Tofuwürstchen hinzufügen.

Vegetarisches Chili

1 Pfund rote Kidneybohnen
2 große Zwiebeln, in Scheiben geschnitten
2 Eßlöffel Olivenöl
1 Eßlöffel mildes Chilipulver (nach Geschmack mehr oder weniger)
1 getrocknete Chilischote, zerkrümelt
1 Eßlöffel getrockneter Oregano
1 Eßlöffel gemahlener Kreuzkümmel
1/2 Teelöffel Piment
1 große Dose (etwa 800 Gramm) Tomatenwürfel
5 Knoblauchzehen, zerdrückt
Salz zum Abschmecken

Garnierung:
1 gehackte rohe Zwiebel
2 Tomaten, gewürfelt
2 Tassen zerkleinerte Salatblätter
12 Tortillas

1. Waschen Sie die Bohnen und lassen Sie sie über Nacht einweichen. Vor der Zubereitung Wasser abgießen.

2. Bedecken Sie die Bohnen mit frischem Wasser, so daß es sie um 5 Zentimeter überragt, bringen Sie sie zum Kochen, stellen Sie die Hitze zurück, und kochen Sie sie nun mit halbgeschlossenem Deckel etwa zwei Stunden, bis sie weich sind. Gießen Sie ab und zu Wasser nach, um die Flüssigkeitsmenge konstant zu halten.

3. Inzwischen braten Sie die Zwiebeln in dem Olivenöl auf mittlerer Hitze, bis sie goldgelb sind. Geben Sie Chilipulver, Chilischote, Oregano, Kreuzkümmel und Piment hinzu. Braten Sie alles noch zwei weitere Minuten.

4. Geben Sie die Tomaten zu den Zwiebeln und Gewürzen in die Pfanne und lassen Sie alles fünf Minuten köcheln.

5. Vermischen Sie die entstandene Sauce mit den zerdrückten Knoblauchzehen und mit den Bohnen. Lassen Sie alles mit halb zugedecktem Topf noch für eine weitere Stunde köcheln, bis die Bohnen cremig werden und beginnen, sich aufzulösen. Achten Sie darauf, daß das Chili nicht anbrennt.

6. Schmecken Sie mit Salz ab, und geben Sie mehr Chili hinzu, wenn das Gericht schärfer sein soll. Bestreuen Sie das in Schüsseln gefüllte Chili mit der Garnierung aus gehackten rohen Zwiebeln, gehackten Tomaten, zerkleinertem Salat und warmen Tortillas.

Sie haben die Möglichkeit, das Chili zu variieren, indem Sie dem Tomaten-Zwiebel-Gemisch nach Wahl die folgenden Zutaten beigeben: Shiitake- oder andere Pilze, die Sie in Olivenöl angebraten haben, bis sie beginnen, braun zu werden (verwenden Sie getrocknete Pilze, die Sie vorher eingeweicht haben), in Scheiben geschnittene Mohrrüben oder »Weizenfleisch« (Weizengluten). Sie können auch mit einem Spritzer Balsamessig experimentieren.

Perlgraupensalat

3   Tassen Gemüsebrühe (siehe Seite 129 ff. oder Wasser)
1   Tasse Perlgraupen
Salz zum Abschmecken

Dressing:
3   Eßlöffel Olivenöl
3   Eßlöffel frischer Zitronensaft
3-4 Knoblauchzehen, zerdrückt
Salz zum Abschmecken

½   Tasse frische gehackte Petersilie
1   Bund Schalotten, in dünne Scheiben geschnitten
1   Bund Radieschen, in Scheiben geschnitten
1   Salatgurke, geschält, entkernt und gewürfelt
1   rote Paprikaschote, entkernt und in Scheiben
     geschnitten
½   Tasse frische gehackte Minze

1. Bringen Sie die Gemüsebrühe (oder das Wasser) zum Kochen. Geben Sie die Perlgraupen und, wenn Sie wollen, Salz hinzu. Decken Sie den Topf mit einem Deckel ab, reduzieren Sie die Hitze, und lassen Sie die Perlgraupen etwa 45 Minuten köcheln, bis sie zart sind und die Flüssigkeit aufgesaugt haben.
2. Rühren Sie für das Dressing Öl, Zitronensaft, Knoblauch sowie Salz an, und gießen Sie es über die Perlgraupen.
3. Lassen Sie die Perlgraupen abkühlen, dann geben Sie die restlichen Zutaten hinzu. (Sollten Sie keine frische Minze haben, dann nehmen Sie eine viertel Tasse getrocknete Minze.)
4. Rühren Sie den Salat gut durch und stellen Sie ihn mehrere Stunden kalt, bevor Sie ihn servieren.

Asiatischer Krautsalat (für 8 Personen)

1   *mittelgroßer Kopf Weißkohl*
1   *mittelgroßer Kopf Rotkohl*
3   *Eßlöffel Meersalz*
3   *große Mohrrüben*

Dressing:
²/₃ Tasse ungewürzter Reisessig
¹/₄ Tasse brauner Zucker
1¹/₂ Eßlöffel dunkles, geröstetes Sesamöl
gehackte Schalotten und geröstete Sesamsaat
    (nach Wahl)

1. Entfernen Sie die äußeren Blätter der Kohlköpfe. Vierteln Sie sie und entfernen Sie die Strünke. Schneiden Sie die Viertel in dünne Scheiben. Geben Sie den Kohl schichtweise in eine große Schüssel und streuen über jede neue Schicht ein wenig Meersalz. Verteilen Sie den verbliebenen Rest des Meersalzes zum Schluß, und lassen Sie den Kohl mindestens eine Stunde lang ruhen, damit er weich wird.

2. Inzwischen schaben Sie die Mohrrüben ab und reiben sie in dünne Fäden.

3. Gießen Sie die Flüssigkeit ab, die sich im Kohl gesammelt hat, und waschen Sie ihn unter kaltem Wasser gut durch, um alles verbliebene Salz herauszuspülen. Probieren Sie den Kohl; sollte er noch immer zu salzig sein, dann waschen Sie ihn noch einmal.

4. Geben Sie die Mohrrüben und das Dressing hinzu. Rühren Sie gut durch, würzen Sie nach, falls erforderlich, und kühlen Sie den Salat mindestens eine Stunde lang, bevor Sie ihn servieren. Wahlweise können Sie noch gehackte Schalotten und geröstete Sesamsaat hinzufügen.

Wilder Reis für festliche Gelegenheiten

1 Tasse getrocknete Pilze
1 Tasse wilder Reis
½ Tasse frisch gepreßter Orangensaft
¼ Tasse trockener Sherry
½ Tasse Mohrrüben, in Scheiben geschnitten
2 Eßlöffel frisch gehackte Petersilie
Salz oder natürliche Sojasauce zum Abschmecken
⅓ Tasse feingehackte Walnüsse, Pecannüsse oder
   Haselnüsse (wahlweise)

1. Weichen Sie die getrockneten Pilze in Wasser ein, damit sie weich werden. Drücken Sie die Pilze aus, und bewahren Sie das Wasser für später auf. Schneiden Sie die Pilze in Scheiben.

2. Waschen Sie den wilden Reis gründlich in kaltem Wasser und geben Sie ihn zusammen mit dem Einweichwasser der Pilze, das Sie zuvor durch ein Tuch gegossen haben, in einen Topf. Fügen Sie Wasser hinzu, bis die gesamte Flüssigkeitsmenge zwei Tassen beträgt.

3. Fügen Sie Orangensaft, Sherry und Mohrrüben hinzu. Lassen Sie alles aufkochen, stellen die Hitze herunter, decken den Topf mit einem Deckel ab und garen den Reis etwa dreißig Minuten.

4. Geben Sie die Pilze hinzu und garen Sie den Reis weiter, bis er weich ist und alle Flüssigkeit aufgesaugt hat.

5. Streuen Sie die gehackte Petersilie darüber und würzen Sie nach Geschmack mit Salz oder natürlicher Sojasauce. Wahlweise: Rühren sie eine drittel Tasse gehackte Nüsse (Walnüsse, Pecannüsse oder Haselnüsse) unter.

Tofu mit Koriandergrünsauce

1 Pfund Tofu im Block
1 Eßlöffel Salz

Sauce:
1 Eßlöffel Canolaöl
1 Teelöffel frische, fein gehackte Ingwerwurzel
$\frac{1}{2}$ Tasse frisches, gehacktes Koriandergrün
1 Eßlöffel natürliche Sojasauce
1 Teelöffel brauner Zucker

1. Schneiden Sie den Tofu in vier dicke Scheiben. Legen Sie sie in einen Topf, der drei Tassen kaltes Wasser und das Salz enthält. Lassen Sie den Tofu dreißig Minuten weichen, dann bringen Sie das Wasser fast bis zum Kochen und lassen den Tofu, ohne ihn zu kochen, fünf Minuten ziehen.
2. Während Sie den Tofu erhitzen, bereiten Sie die Sauce zu. Erhitzen Sie das Canolaöl in einer Bratpfanne und geben Sie den Ingwer hinzu. Braten Sie alles unter Rühren eine Minute lang an, dann fügen Sie Koriandergrün (Cilantro), Sojasauce und Zucker hinzu. Garen Sie die Sauce eine weitere Minute lang auf großer Flamme.
3. Nehmen Sie den Tofu vom Herd, gießen ihn ab, legen ihn vorsichtig auf eine vorgewärmte Platte und gießen die Sauce darüber.

Psyche und Geist

Ihre Aufgabe in diesem Bereich hat durchaus etwas mit Ihren Maßnahmen für diese Woche zu tun. Ich bitte Sie, den ersten Schritt zu tun und die Verbindung mit einem Menschen neu aufzunehmen, der Ihnen fremd geworden ist – mit anderen Worten, ich fordere Sie dazu auf, Vergebung zu üben.

Zwischenmenschliche Beziehungen sind kompliziert und oft von einem Aufruhr der Gefühle begleitet. Die Freude an einer intimen Begegnung wird häufig durch den Schmerz der Trennung und Entfremdung abgelöst. Wenn Menschen, die einander nahestanden, sich trennen, dann sind meist tiefe Verletzungen und massive Schuldzuweisungen im Spiel, da beide Parteien das Gefühl haben, ihnen sei unrecht geschehen, und damit die Trennung rechtfertigen. Den ersten Schritt zu einer Versöhnung zu machen ist schwer und bedarf emotionaler Reife und Begabung; er vermag Sie jedoch auch in Kontakt mit Ihrem höheren Selbst zu bringen. Zu irren ist menschlich, zu vergeben göttlich.

Gelingt es Ihnen diese Woche, den Anfang zu machen und eine zu Bruch gegangene Beziehung zu heilen, dann haben Sie meinen größten Respekt. Unabhängig vom Ergebnis Ihrer Bemühungen haben Sie Ihre Bereitschaft gezeigt, eine Verbindung zu kitten, die Ihnen einmal wichtig war, und diese Bereitschaft allein ist schon gesund. Sind Sie erfolgreich, dann werden Sie einen verlorenen Freund zurückgewonnen haben. Sind Sie nicht erfolgreich, so haben Sie trotzdem zu Ihrem Wohlergehen beigetragen, denn Vergebung nützt auch Ihnen selbst und nicht nur dem anderen. Indem Sie vergeben, verringern Sie Ihren eigenen emotionalen Schmerz und erleben einen gesteigerten inneren Frieden – unabhängig davon, wie die andere Person auch reagieren mag. Es ist möglich und sinnvoll, selbst jenen Menschen zu vergeben, die unerreichbar oder verstorben sind, denn Sie tragen sie noch immer in Ihrem Gedächtnis und in Ihrem Herzen und können mit ihnen in einen inneren Dialog treten.

In seinem Buch *Sein lassen – Heilung im Leben und im Sterben* bietet Stephen Levine[42] eine Meditation des Vergebens an, die gegenüber unerreichbaren oder verstorbenen Menschen sinnvoll sein kann. Ich möchte hier einen Ausschnitt davon als Beispiel dafür zitieren, wie Sie jemandem im Inneren selbst dann vergeben können, wenn im Äußeren eine Kommunikation nicht möglich ist:

»*Laß erst einmal das Bild eines Menschen in deinen Geist, in dein Herz eintreten, gegen den du Groll hegst. Gestatte es voller Ruhe dem Bild, dem Gefühl, der Empfindung, die du von ihm hast, sich dort einzufinden. Lade es für diesen Augenblick freundlich in dein Herz ein.*

Achte darauf, welche Angst, welcher Zorn sich in dir erhebt, um ihm den Eintritt zu erschweren oder zu verwehren. Begegne diesem Geschehen völlig entspannt. Übe keinen Druck aus. Dies ist nur ein Experiment mit der Wahrheit, bei dem jene Person zu Gast geladen wird.

Sage nun in der Stille deines Herzens zu dieser Person: ›Ich vergebe dir.‹

Öffne dich der Empfindung ihrer Anwesenheit und sage: ›Ich vergebe dir alles, womit du mir in der Vergangenheit Leid zugefügt hast, sei es wissentlich oder unwissentlich, sei es durch deine Worte, Gedanken oder Taten. Wenn du mir in der Vergangenheit auch Schmerzen bereitet hast – ich vergebe dir.‹

Spüre die Weiträumigkeit, in der es dir möglich ist, dieser Person Vergebung zu gewähren, und sei es auch nur für einen Augenblick.

Löse dich von den Mauern, von den Schleiern des Unwillens, damit dein Herz Befreiung finden kann – damit dein Leben leichter werden kann.

›Ich vergebe dir alles, womit du mir in der Vergangenheit Leid zugefügt hast, sei es wissentlich oder unwissentlich, sei es durch deine Handlungen, durch deine Worte oder auch durch deine Gedanken – durch alles, was du getan hast – und durch alles, was du nicht getan hast. Mag ich auch durch dich Leid erfahren haben – ich vergebe dir. Ich vergebe dir.‹«

Sollten Sie sich für diese Meditation entscheiden, dann ist es natürlich wichtig, daß Sie dies mit voller Aufmerksamkeit und Konzentration und ohne Ablenkung tun. Fühlen Sie sich frei, die Worte zu ändern, daß sie Ihrem Stil und Ihren Bedürfnissen entsprechen, und beobachten Sie bewußt, wie Sie sich nach der Meditation fühlen.

Die Aufgaben, die ich Ihnen diese Woche gestellt habe, unterscheiden sich von jenen der sechs vorangegangenen Wochen, und ich bin mir sicher, daß manche Leser Schwierigkeiten damit haben könnten. Anderen Menschen einen Dienst zu erweisen und Vergebung zu üben ist vielleicht nicht so einfach wie die Einnahme von Vitamin C oder der Versuch, sich mit einem Grünkohlgericht anzufreunden, doch diese Aufgaben sind zentrale Bestandteile des 8-Wochen-Programms. Die Heilung von Beziehungen, emotionalen Verletzungen und des Gefühls von Isolation, welche die Wurzeln vieler Krankheiten sind, ist ein notwendiger Schritt, um das Heilungssystem in der Bewältigung seiner Aufgaben zu unterstützen. Ein Programm für optimale Gesundheit, das diese Art Arbeit unberücksichtigt lassen würde, wäre unvollständig.

Optionen

Sollten Sie weiterhin mit Reduktionsdiäten experimentieren wollen, dann versuchen Sie Ihre Nahrungsaufnahme einen Tag in dieser Woche auf Fruchtsäfte, Wasser und Kräutertees zu begrenzen. Wenn Sie ihn bekommen können, dann ist frisch zubereiteter Saft am besten; ansonsten verwenden Sie natürliche Säfte ohne Zuckerzusatz. Manche abgefüllten Säfte sind Ihnen vielleicht zu süß, und Sie möchten sie mit Wasser verdünnen. Dieser Schritt wird Sie auf den Tag Wasserfasten in der nächsten Woche vorbereiten, sollten Sie dazu bereit sein.

Heilungsgeschichte:
Die Macht der Intimität

Peter R., ein vierzigjähriger Schriftsteller aus New York, verheiratet, mit Kindern, schickte mir den folgenden Bericht:

»Ich werde Ihnen meine Geschichte von Sex, Intimität und von der Heilung einer gewöhnlichen Erkältung deshalb erzählen, weil sie eins der erstaunlichsten Vorkommnisse beschreibt, die ich je erlebt habe.

Ich war ein achtzehnjähriger Erstsemestler im College, vollkommen und hoffnungslos verliebt in meine Freundin. Es war eine allumfassende Körper-Geist-Seele-Angelegenheit. Meine Heilung fand an einem Winterabend, in einer Freitagnacht, statt, als ich den vierten Tag meiner üblichen Neun-Tage-Erkältung (drei Tage krank werden, drei Tage krank sein, drei Tage gesund werden) erreicht hatte. Ich hatte alle dazugehörigen Symptome: Halsschmerzen, verstopfte Nase, Fieber, Erschöpfung. Ich war an diesem Tag nicht bei den Vorlesungen gewesen und hatte auch meine Freundin nicht gesehen, also ging ich davon aus, daß sie für den Abend andere Pläne gemacht hatte. Es war offensichtlich, daß es mir zu schlecht ging, als daß ich hätte aufstehen oder sie irgendwie unterhalten können.

Sie tauchte gegen sechs Uhr bei mir auf. Ich nehme an, ich zog eine Jeans an, als ich sie an die Tür klopfen hörte. Vermutlich hatte ich ein paar Tage lang weder geduscht noch mich rasiert oder mir die Haare gekämmt und sah wahrscheinlich erbärmlich aus, was mir aber wohl vollkommen egal war. Wahrscheinlich habe ich mich gefreut, sie zu sehen – wie immer –, aber ich weiß sicher, daß ich erstaunt war und daß es mich berührte, als diese junge Frau, die keine Florence Nightingale war, mir einen langen, tiefen, romantischen Zungenkuß gab

233

und anfing, sich auszuziehen. Ich erinnere mich, wie es mich zutiefst berührte, daß sie ausgerechnet an diesem besonderen Abend mit mir intim werden wollte. Sehen Sie, man hat mir beigebracht, man solle seine Bazillen möglichst bei sich behalten und sich von anderen Menschen fernhalten, wenn man krank ist. Und hier war nun dieses Mädchen, die Liebe meines jungen Lebens, die bereit war, sich anstecken zu lassen, ihre Gesundheit aufs Spiel zu setzen, um mit mir zusammenzusein, um sich mit mir zu lieben. Und genau das haben wir bis zum Morgen getan. Dann schliefen wir.

Als ich am nächsten Tag aufwachte, vermutlich war es später Vormittag, waren die Halsschmerzen, die verstopfte Nase, das Fieber – einfach alles – verschwunden, das schwöre ich. Irgend etwas, das mit der Intensität der Intimität und mit dem Sex zu tun haben mußte, hatte die Krankheit aus mir hinausfließen lassen. Keine Medikamente, nichts als Berührungen, Schmecken, Geräusche, Gerüche und zwei Herzen, die in einem verschmolzen waren.«

– 12 –

Achte Woche

Maßnahmen

- Gehen Sie die Veränderungen, die Sie im Rahmen des Programms in Ihrer Lebensweise vorgenommen haben, gedanklich noch einmal durch, und denken Sie darüber nach, wie viele davon Sie auf Dauer übernehmen wollen. Erarbeiten Sie sich einen realistischen Plan, an den Sie sich die nächsten acht Wochen halten können.

Gesunde Ernährung

- Machen Sie sich Gedanken darüber, wie Sie in den kommenden Wochen die Ernährungsveränderungen dieses Programms fortführen können.

Nährstoffergänzung

- Beginnen Sie mit der Einnahme Ihres Tonikums. Nehmen Sie sich vor, es zwei Monate lang konsequent einzunehmen, damit Sie herausfinden können, was für Sie damit hinsichtlich Ihrer Leistungsfähigkeit, Ihrer Widerstandskraft und Ihrer Einstellung erreichbar ist.

Körperliche Bewegung

- Erreichen Sie Ihr endgültiges Ziel, indem Sie fünf Tage die Woche einen 45 Minuten langen Spaziergang machen.

Psyche und Geist

- Fahren Sie mit den Atemübungen fort. Bedienen Sie sich nun der Entspannungsatmung immer dann, wenn Sie sich ängstigen oder aufregen, und achten Sie darauf, sie wenigstens zweimal täglich zu machen.
- Erhalten Sie das »Nachrichtenfasten« die ganze Woche lang aufrecht. Denken Sie am Ende der Woche darüber nach, wie vielen Nachrichten Sie in der kommenden Woche wieder in Ihrem Leben Platz einräumen wollen.
- Denken Sie über Menschen nach, die Sie verletzt oder wütend gemacht haben. Versuchen Sie, Verständnis für ihre Handlungen aufzubringen und ihnen zu verzeihen. Gelingt es Ihnen, wenigstens gegenüber einem dieser Menschen Ihre Vergebung auszudrücken?
- Belohnen Sie sich mit besonders schönen Blumen dafür, daß Sie dieses Programm bis zum Ende durchgehalten haben. Warum nicht auch noch für eine andere Person Blumen kaufen?

Optionen

- Versuchen Sie es diese Woche mit einem Tag Wasserfasten. Außer Wasser können Sie, wenn Sie wollen, Kräutertee mit Zitronensaft trinken, jedoch nichts Kalorienhaltiges. Wenn es Ihnen zu schwer fällt, dann trinken Sie ein wenig verdünnten Fruchtsaft. Nehmen Sie Vitamin C ein, doch ver-

zichten Sie an diesem Tag auf die übrigen Nahrungsergänzungsstoffe.

KOMMENTAR

Ich gratuliere Ihnen! Sie haben es bis fast ans Ende des 8-Wo-
chen-Programms geschafft. In dieser Woche werden Sie die
Änderungen der vorangegangenen Zeit abstimmen und sich
darauf vorbereiten, eine neue, gesündere Lebensweise zu verfe-
stigen, die Ihnen für Ihr weiteres Leben gute Dienste erweisen
wird. Ich bin sicher, Sie haben bereits erkannt, daß dieses Programm keine 8-Wochen-Diät und kein Fitneßcrashkurs ist, die
Sie aufgeben können, sobald Sie eine begrenzte Zielsetzung erreicht haben – wie zum Beispiel in einem neuen Badeanzug gut
auszusehen. Es ist nicht sinnvoll, erst all meinen Empfehlungen
Folge zu leisten und dann zu Ihren alten Lebensweisen zurückzukehren. Sinnvoll ist es jedoch, auch weiterhin auf eine optimale Gesundheit hinzuarbeiten.

Maßnahmen

Fangen Sie damit an, sich über die neunte Woche Gedanken zu
machen. Werden Sie dazu fähig sein, die vielen Veränderungen,
die ich bisher von Ihnen verlangt habe, beizubehalten? Gibt es
irgendwelche darunter, die Ihnen unrealistisch erscheinen?
(Vielleicht sind Sie mittlerweile zu dem Schluß gekommen, daß
Sie Brokkoli hassen wie die Pest...)

Die entscheidende Frage diese Woche lautet, wie Sie den Plan
weiter fortführen können. Wenn Sie damit erfolgreich sein wollen, dann muß er auf Sie zugeschnitten sein und zu den besonderen Umständen Ihres Lebens passen. Im dritten Teil des
Buches präsentiere ich eine Reihe von individuell zusam-
mengestellten Programmen für Menschen mit besonderen

Bedürfnissen: junge Menschen, alte Menschen, schwangere Frauen, Menschen mit bestimmten Krankheitsrisiken. Ich schlage Ihnen vor, daß Sie sich diese Kapitel ansehen, um ein Gefühl dafür zu bekommen, wie das Programm modifiziert werden kann; bitte beachten Sie, daß es in seinen einzelnen Bestandteilen sehr flexibel ist. Ich möchte, daß Sie den Geist des Programmes in seiner Essenz erfassen und bewahren und nur die Details so verändern, daß sie für Sie machbar sind, ohne sich benachteiligt oder eingeschränkt zu fühlen. Eine verbesserte Gesundheit sollte ein Gefühl von Freiheit, Freude und Leichtigkeit des Seins mit sich bringen.

Bitte gehen Sie mit mir die Projekte der vergangenen Wochen noch einmal gedanklich durch, um zu entscheiden, wie Sie sie in der neunten Woche und darüber hinaus in Ihr Leben integrieren können.

In der ersten Woche bat ich Sie, sich ungesunder Bestandteile in Ihrer Speisekammer bewußt zu werden. Hierin sehe ich keine großen Schwierigkeiten. Sobald Sie erst einmal die negative Wirkung erkannt haben, die bestimmte Fette, künstliche Süßstoffe und Farbstoffe auf das Heilungspotential Ihres Körpers haben, sollte es Ihnen leichtfallen, sie aus Ihrer Ernährung auszuschließen. Falls Sie viel Fleisch und Milchprodukte essen, so werden Sie dies wegen des hohen Gehalts an gesättigten Fettsäuren reduzieren müssen. Denken Sie daran, daß Käse eine der Hauptquellen gesättigter Fettsäuren in der westlichen Welt ist, und fangen Sie beispielsweise dort an. Die Empfehlung des 8-Wochen-Programms, die Aufnahme tierischer Produkte zu reduzieren, ist vollkommen in Übereinstimmung mit medizinischen und wissenschaftlichen Erkenntnissen über die Risikoreduzierung von Krankheiten, die in unserer Gesellschaft Menschen zu früh töten und arbeitsunfähig machen. Während ich diese Zeilen schreibe, hat die amerikanische Krebsgesellschaft[43] gerade neue Ernährungsrichtlinien veröffentlicht, in denen dringend dazu geraten wird, den Verzehr von Nahrungsmitteln mit hohem Fettanteil zu reduzieren, insbesondere solcher, die aus tierischen

Quellen stammen. »Betrachten Sie Fleisch als Beilage«, rät die Gesellschaft, »statt als Hauptbestandteil einer Mahlzeit.«

Ich glaube nicht, daß es Ihnen schwerfallen wird, sich beim Kochen vor allem auf gutes Olivenöl zu verlassen, doch schwieriger wird es sein, Produkte, die mit zum Teil gehärteten Fetten hergestellt sind, zu vermeiden, da diese einfach überall vorkommen. Sie müssen sich die Mühe machen, Etiketten genau zu lesen und alternative Produkte zu suchen, möglicherweise in Naturkostläden.

In der zweiten Woche habe ich Sie gebeten, über Ihr Trinkwasser nachzudenken und die notwendigen Schritte zu ergreifen, um sich seiner Sauberkeit zu versichern. Damit sind ein paar Hausaufgaben und vielleicht auch Ausgaben verbunden, aber sobald dies erledigt ist, sind keine weiteren Anforderungen zu erwarten. Ich möchte nicht, daß Sie sich zu viele Sorgen wegen des Wassers machen, auf dessen Gebrauch Sie angewiesen sind, wenn Sie sich einmal nicht zu Hause aufhalten. Ich rate Ihnen lediglich, sich nicht langfristig toxischen Stoffen auszusetzen, die im Wasser enthalten sein und das Heilungssystem Ihres Körpers schädigen können.

Die vorrangige Aufgabe in der dritten Woche – etwas über Produkte aus biologisch-dynamischem bzw. kontrolliertem Anbau in Erfahrung zu bringen – macht sowohl Hausaufgaben als auch fortgesetztes Engagement erforderlich. Ohne Zweifel werden Sie zusätzliche Mühen auf sich nehmen müssen, um an rückstandefreies Obst und Gemüse zu kommen, doch Sie können es sich leichter machen, indem Sie die am stärksten belasteten Lebensmittel kennen und soweit als möglich auf sie verzichten. Es hat keinen Sinn, sich über die Lebensmittel Sorgen zu machen, die nicht aus biologisch-dynamischem Anbau stammen; konzentrieren Sie sich lieber auf den Versuch, dieser Empfehlung, so gut es geht, zu entsprechen. Wohlwissend, daß Sie damit Ihrem Körper helfen, die toxische Last, die er tragen muß, zu reduzieren. Ich möchte Sie auch daran erinnern, daß Sie es uns allen in Zukunft leichter machen, wenn Sie Obst und

Gemüse kaufen, die ohne Agrochemikalien aufgezogen wurden, denn die biologisch-dynamische Landwirtschaft folgt der Nachfrage durch den Kunden; je mehr Verbreitung sie findet, desto mehr wird die Qualität und Quantität von Produkten aus kontrolliertem Anbau wachsen, und die Preise werden fallen.

Das zweite Projekt in dieser Woche verlangte von Ihnen, sich von Quellen toxischer Energie fernzuhalten. Das mag anfangs vielleicht Unannehmlichkeiten schaffen, aber ich glaube nicht, daß es Ihnen auf Dauer schwerfallen wird, diesem Rat zu folgen.

Die Maßnahme der vierten Woche verlangt auf ähnliche Weise eine einmalige Anstrengung und einen einmaligen finanziellen Aufwand: die Beseitigung all dessen, was erholsamen Schlaf verhindert, und die Verbesserung der Luftqualität durch Filter oder Zimmerpflanzen.

In der fünften Woche habe ich Sie gebeten, mit Schwitz- oder Dampfbädern zu experimentieren. Nun, da Sie das Ende des Programms erreichen, können Sie darüber entscheiden, in welchem Ausmaß Sie diese Praxis fortführen wollen. Wenn Sie daran Freude haben, dann empfehle ich Ihnen, sie auch weiterhin als Bestandteil Ihrer neuen Lebensweise beizubehalten – in der Häufigkeit, die Ihnen angemessen erscheint. Vielleicht haben Sie eine Sauna in einem nahe gelegenen Fitneßzentrum oder im Haus einer befreundeten Familie gefunden. Sollte Ihnen der Nutzen einer Sauna offensichtlich sein, dann wollen Sie vielleicht eine solche oder ein Dampfbad in Ihrem Haus installieren. Als ich vor drei Jahren in ein anderes Haus zog, habe ich eine kleine Abstellkammer zu einem Dampfbad umbauen lassen, das meine Frau und ich jetzt regelmäßig benutzen, außer in den heißen Sommern Arizonas. Es gibt relativ erschwingliche Dampfaggregate zum nachträglichen Einbau. Wenn Ihnen jedoch all dies zuviel Aufwand ist und nicht Ihren Wünschen entspricht, dann reicht es auch aus, eine Sauna oder ein Dampfbad aufzusuchen, nachdem Sie zuviel gegessen oder getrunken haben, mit Toxinen in Berührung gekommen sind oder aber einfach das Gefühl haben, daß Ihr Heilungssystem eine kleine Auffrischung gebrauchen könnte.

In der sechsten Woche sollten Sie sich über Tonika informieren und ein Produkt auswählen, mit dessen regelmäßiger Einnahme Sie jetzt anfangen könnten. Beginnen Sie diese Woche damit, Ihr Tonikum täglich einzunehmen, und bleiben Sie mindestens zwei volle Monate dabei. Nach Ablauf dieser Frist nehmen Sie eine Bewertung vor, um festzustellen, auf welche Weise dieses Tonikum Ihnen hilft und ob Sie es weiter einnehmen wollen. Die Tonika, die ich empfohlen habe, sind ungiftig und können über lange Zeit hinweg eingenommen werden; ihr Nutzen wird oft erst nach und nach sichtbar und kommt nach langer, regelmäßiger Verwendung zum Tragen.

Schließlich habe ich Sie in der vorangegangenen Woche gebeten, anderen Menschen einen Dienst zu erweisen, die Bedürfnisse und Interessen anderer auf eine für Sie angemessene Weise vor Ihre eigenen zu stellen. Natürlich gehe ich nicht davon aus, daß Sie es bei einem einmaligen Versuch bewenden lassen. Wie ich ja bereits erklärt habe, werden Sie selbst spirituell, geistig und schließlich auch in Ihrer körperlichen Gesundheit am meisten davon profitieren, wenn Sie einem anderen Menschen etwas von Ihrer Zeit und Energie geben, ohne Erwartungen damit zu verbinden. Und das wird vor allem dann der Fall sein, wenn Sie diese Haltung zu einem festen Bestandteil Ihres Lebens machen. Ich überlasse es Ihnen selbst, wie Sie dieses Projekt durchführen und beibehalten. Möglicherweise tun Sie ja bereits etwas Ähnliches und müssen es nur als solches erkennen. Oder es ist einfach erforderlich, daß Sie dieses Verhalten noch weiter ausbauen. Finden Sie es heraus.

Gesunde Ernährung

Jegliche Veränderung der Ernährung fällt schwer, aber ich meine, daß jene, die ich hier vorgeschlagen habe, nicht so gravierend sind und Ihnen vielleicht sogar neue Wege aufzeigen können, um mehr Freude am Essen zu entwickeln. Außerdem können Sie sich daran erfreuen, daß Sie Ihrem Körper die richtigen Nährstoffe geben, um seine Heilungsfähigkeit zu schützen und zu fördern. Lassen Sie mich die Veränderungen noch einmal mit Ihnen durchgehen, damit Sie mögliche Hindernisse erkennen, die Sie davon abhalten könnten, das Programm auch über diese Woche hinaus fortzuführen.

Die Empfehlungen der ersten Woche, Ihre Ernährung um Brokkoli sowie um Lachs, Sardinen, Bückling oder Makrelen zu ergänzen, sollten Ihnen nicht zu schwer fallen. Wenn Sie Sardinen nicht mögen und zu Hause keinen Lachs zubereiten wollen, dann bestellen Sie ihn im Restaurant. Denken Sie daran, daß Ernährungswissenschaftler dringend dazu raten, Fleisch durch Fisch zu ersetzen. Wenn Sie keinen Fisch mögen, greifen Sie auf Leinsamen zurück, um damit Ihren Bedarf an Omega-3-Fettsäuren zu decken. Die Erhöhung der Aufnahme von Omega-3-Fettsäuren mit Ihren regulären Mahlzeiten ist eine Form der Gesundheitsvorsorge für die Zeit, wenn Sie älter sind, denn diese Nährstoffe unterstützen den Körper auf eine Weise, die das Risiko zahlreicher Krankheiten reduziert.

Was Brokkoli betrifft, den Sie mittlerweile vielleicht schon nicht mehr ausstehen können, so bedenken Sie, daß die allgemeine Empfehlung hier lautet, mehr frisches Obst und Gemüse zu essen; Brokkoli steht nur stellvertretend für diese Nahrungsmittelkategorie, und falls Sie ihn wirklich nicht mögen, dann gibt es viele Möglichkeiten, ihn zu ersetzen (unter anderem auch mit seinen Verwandten Kohl, Grünkohl oder Blumenkohl). Ich gestehe gern, daß die Zubereitung von frischem Gemüse ein wenig Geschick und Zeit voraussetzt. Ich habe Ihnen leichte und schmackhafte Rezepte vorgeschlagen, die Ihnen, wie ich hoffe, Anregungen für weitere Speisen geben werden. Für das zentrale Brokkolirezept brauchen Sie von Anfang bis Ende genau zehn Minuten, und diese Zeit ist es wirklich wert, wenn man die gute Wirkung und den Beitrag bedenkt, den es zur Gesundheit leistet. Das Säubern und Kleinschneiden von Gemüse kann außerdem entspannend wie eine Art Meditation wirken, die einem hilft, die

Sorgen des Tages loszulassen. Wenn Sie aus zeitlichen oder anderen Gründen tiefgefrorenes Gemüse essen müssen, dann tun Sie dies; das ist ohne Zweifel immer noch besser, als gar kein Gemüse zu essen. Oder aber Sie nehmen sich vor, Gemüse zu wählen, wenn Sie auswärts speisen.

In der zweiten Woche habe ich Sie aufgefordert, mehr Vollkornprodukte zu essen und sich mit Sojabohnenprodukten zu befassen. Es sollte Ihnen nicht schwerfallen, der ersten Aufforderung auch weiterhin zu folgen, es sei denn, Sie sind ein »Weißmehljunkie«. Auch dann können Sie Ihre Ernährung immerhin um einige Vollkornmahlzeiten ergänzen. Was die Sojaprodukte betrifft, so hoffe ich, daß Sie seit der dritten Woche einige kennengelernt haben, die Sie weiterhin verwenden wollen, oder daß Sie sich an einige meiner Tofu- oder Tempeh-Rezepte gewöhnt haben. Sojaprodukte machen es möglich, weitgehend auf Fleisch zu verzichten und sich dennoch am Geschmack und der Konsistenz tierischer Nahrungsmittel zu erfreuen. Da dies einigen von Ihnen schwerfallen wird, kann ich Sie nur dazu ermutigen, so lange weiterzuexperimentieren, bis Sie die Sojaprodukte gefunden haben, die Sie wirklich mögen. Glauben Sie mir, es gibt sie, und wenn Sie bereit sind, sie zu einem festen Bestandteil Ihrer Ernährung zu machen, dann werden sie Ihnen auf wunderbare Weise helfen, auf Ihrem Weg hin zu einer besseren Gesundheit ein gutes Stück voranzukommen.

In der zweiten Woche habe ich Sie außerdem gebeten, grünen Tee zu versuchen, vor allem dann, wenn Sie bisher glaubten, auf koffeinhaltige Produkte angewiesen zu sein. Ich verlange nicht von Ihnen, Kaffee ganz und gar aufzugeben. (Sie können an anderer Stelle nachlesen, was ich über die Wirkung von Kaffee auf die Gesundheit geschrieben habe.[44]) Ich möchte nur, daß Sie etwas Neues ausprobieren und darüber nachdenken, ob Sie es als Tonikum in Ihren Speiseplan mit aufnehmen oder damit einen Teil Ihrer Koffeinaufnahme ersetzen.

Ich kann mir nicht vorstellen, daß es Ihnen Probleme bereiten wird, Knoblauch einen Platz in Ihrem Speiseplan einzuräumen, selbst dann nicht, wenn es möglicherweise anfangs schwieriger war. Seine gesundheitlichen Vorzüge sind so zahlreich und so gut dokumentiert, und sein Geschmack in den unterschiedlichsten Speisen ist so ansprechend, daß die Einbeziehung dieses Gewürzes ab der vierten Woche Ihnen wohl kaum Schwierigkeiten bereiten wird. Es sei denn, Sie gehören zu jenen, die erst noch die unbegründete Angst überwinden müssen, daß sie ihre Mitmenschen mit dem Geruch nach diesem wunderbaren Gewächs belästigen könnten. Ebenso leicht sollte es Ihnen fallen, ab der fünften Woche mehr Ingwer zu essen.

Die Ergänzung Ihrer Ernährung um gekochtes grünes Blattgemüse, worum ich Sie in der sechsten Woche bitte, fällt Ihnen eventuell schwerer, sowohl deshalb, weil Ihnen dieses Gemüse vielleicht neu ist, als auch, weil seine Zubereitung einigen Aufwand voraussetzt. Ich hoffe, Sie probieren die hier vorgestellten Rezepte aus, denn ich habe sie entwickelt, um Ihnen die Vielseitigkeit grüner Blattgemüse und ihre relativ leichte Zubereitung zu demonstrieren. Ich bin in der Lage, innerhalb von fünfzehn Minuten aus ein paar Grünkohlblättern eine wunderbare Hauptmahlzeit zuzubereiten, und glaube fest daran, daß Sie das ebenfalls können. Grünes Blattgemüse ist preiswert und sehr nahrhaft. Sobald Sie sich erst einmal daran gewöhnt und die Möglichkeiten seiner Verarbeitung kennengelernt haben, wird es Ihnen, so meine ich, leichter fallen, es öfter zu essen.

Und das waren nun schon alle Veränderungen Ihres Speiseplans, die das Programm von Ihnen verlangt – so lästig sind sie also nicht, und ich finde, Sie dürften keine Schwierigkeiten damit haben, sie auch in der neunten Woche und darüber hinaus beizubehalten.

Nährstoffergänzung

Sie sollten jeden Tag Ihre oxidationshemmende Vitaminformel einnehmen. Das bedeutet, daß Sie die Einnahme der drei Vitamine und von Selen zu einer Routineangelegenheit werden lassen und immer ausreichende Mengen dieser Wirkstoffe im Haus haben sollten. Sie regelmäßig über eine unbegrenzte Dauer einzunehmen ist möglich, und ich rate Ihnen dazu. Der Nutzen, den sie im Zusammenhang mit einem reduzierten Krankheitsrisiko aufweisen, ist zu groß, als daß er außer acht gelassen werden darf.

Körperliche Bewegung

Die Herausforderung in dieser Hinsicht wird die Zeit sein, die Sie investieren müssen. Haben Sie an den meisten Tagen der Woche Zeit für einen zügigen Spaziergang von 45 Minuten? Vielleicht haben Sie das Glück, Ihren Arbeitsplatz zu Fuß erreichen oder wenigstens einen Teil der Strecke gehen zu können. Möglicherweise müssen Sie sich aber auch auf ein Laufband in einem Fitneßstudio begeben. (Ich finde diese Lösung nicht so gut wie einen wirklichen Spaziergang, aber manche Menschen kommen prima damit zurecht.) Eventuell können Sie Ihren Spaziergang ja auch in einer Einkaufspassage, verbunden mit Besorgungen, absolvieren. Der Sinn der Sache ist, daß Sie Ihren Körper auf eine Weise zum Einsatz bringen, die vernünftig ist und keine Verletzungsrisiken birgt. Sollten Sie bereits einem eigenen Körperertüchtigungsprogramm folgen, mit dem Sie gut zurechtkommen, dann bleiben Sie dabei, und versuchen Sie, noch zusätzlich spazierenzugehen. Denken Sie daran, ein Spaziergang bietet gesundheitliche Vorzüge, die manche Sportart nicht aufzuweisen hat, und er kann Ihnen bis ins hohe Alter hinein als bestmögliche Übung des Körpers dienen. Gehen Sie, wann immer es Ihnen möglich ist, und soviel, wie Sie mit Ihrem Lebensstil vereinbaren können und Ihnen angenehm ist.

Stretchingübungen sollten Ihnen keine Probleme bereiten, da sie wenig Zeit erfordern und eigentlich immer guttun. Ob Sie sich nun dafür oder dagegen entschließen, Yoga oder irgendein anderes formales System zu praktizieren, denken Sie daran: immer wenn Ihr Körper eine Zeitlang in ein und derselben Position verharrte, strecken Sie ihn in die entgegengesetzte Richtung.

Psyche und Geist

Die Empfehlungen, die ich Ihnen in diesem Bereich gegeben habe, sind wohl der wichtigste Bestandteil des 8-Wochen-Programms und unbedingt erforderlich für seinen Erfolg. Viele Experten, die sich für eine gesunde Lebensweise aussprechen, geben in Lippenbekenntnissen zu, welche Rolle mentale und spirituelle Faktoren bei der Herstellung vollkommener Gesundheit spielen, doch die wenigsten können tatsächlich konkrete, praktische Vorschläge dazu machen, wie man mit diesem Bereich arbeiten soll. Ich habe Ihnen einige Übungen und Aufgaben vorgeschlagen, von denen ich hoffe, daß Sie sie interessant und wertvoll genug gefunden haben, um sie auf Dauer in Ihr Leben zu integrieren.

Die Atemübungen sind entscheidend. Sie setzen wenig Zeit und Anstrengung voraus und sind doch eine unmittelbare Belohnung und von unermeßlichem Langzeitnutzen, also bleiben Sie bitte dabei. Wenn Sie Spaß daran haben, Ihren Atem zu beobachten, dann widmen Sie der Atembeobachtung mehr Zeit, da es sich hierbei um eine schmerzlose, sanfte Methode handelt, um eine Meditationspraxis zu entwickeln. Ich bin zu der Überzeugung gelangt, daß der Atem der Generalschlüssel für optimale Gesundheit ist, zum einen, weil er direkten Einfluß auf die Physiologie und insbesondere auf das Nervensystem nimmt, zum anderen, weil der Atem das eigentliche Verbindungsstück zwischen Körper, Geist und Seele ist. Kein anderer Bestandteil des 8-Wochen-Programms hat ein solches Potential, Ihr Wohlergehen zu steigern, und bedarf dabei eines so geringen Aufwands an Zeit und Energie.

Sollten Sie Schwierigkeiten mit meinem Rat haben, sich an Blumen, Parks, Musik und Kunst zu erfreuen, dann kann ich Ihnen nicht helfen. Je mehr Sie solche Einflüsse in Ihrem Leben zulassen, desto glücklicher und gesünder werden Sie sein.

In dieser Woche habe ich Sie gebeten, sieben Tage lang auf Nachrichten zu verzichten, wobei es sich um ein wirklich ernsthaftes »Nachrichtenfasten« handelt. Denken Sie daran: Ich will nicht erreichen, daß Sie über den Zustand der Welt im unklaren sind. Vielmehr sollen Sie die Tatsache entdecken, daß es in Ihrer Hand liegt, wieviel Nachrichten Sie den Eintritt in Ihr Bewußtsein gewähren, vor allem dann, wenn sie Ihr emotionales und spirituelles Gleichgewicht stören. Ab der neunten Woche treffen Sie die Entscheidung darüber, wieviel Nachrichten Sie wirklich hören oder sehen wollen.

Außerdem möchte ich, daß Sie sich die Vorstellung von Heilung ab jetzt bewußter machen. Halten Sie auch weiterhin Ihre Erfahrungen damit fest, stellen Sie Fragen zu den Erfahrungen anderer, lesen Sie über Heilung, sprechen Sie mit Ihrer Familie, mit Freunden und Kollegen darüber, vielleicht sogar mit Ihrem Arzt. Die einfache und – wie ich finde – offensichtliche Vorstellung, daß der Körper sich selbst heilen kann, wenn man ihm die Gelegenheit dazu gibt, daß er gesund sein will und daß die unermeßliche Heilungskraft der Natur immer da ist, um zu helfen, fehlt in der gegenwärtigen medizinischen Forschung, Lehre und Praxis. Je mehr wir sie, auch öffentlich, zur Sprache bringen, desto früher wird die medizinische Forschung, Lehre und Praxis sie sich wieder zu eigen machen. Eine solche Veränderung würde uns allen zugute kommen, denn die Art, wie wir die Realität wahrnehmen, wird durch die Vorstellungen[45] beeinflußt, die wir in unseren Köpfen haben oder nicht haben. Je mehr wir uns auf Heilung als alltägliche Angelegenheit konzentrieren, desto häufiger wird genau dies eintreffen.

Schließlich habe ich Sie gebeten, ein wenig Arbeit im Bereich der mitmenschlichen Beziehungen zu leisten: Menschen zu suchen, die Ihre Stimmung heben, und mehr Zeit mit ihnen zu verbringen, den ernsthaften Versuch zu unternehmen, eine zerbrochene Beziehung zu heilen, und Mitgefühl und Vergebung zu praktizieren, indem Sie die Handlungen anderer zu verstehen versuchen und ihnen vergeben, entweder innerlich oder nach außen hin. Hierbei handelt es sich um allgemeine Empfehlungen, die es nicht von Ihnen verlangen, sich an einen bestimmten Plan zu halten. Vielmehr weisen sie in eine Richtung, die Sie einschlagen sollten, wenn Sie Ihre Gesundheit verbessern wollen. Denn die Wechselwirkung zwischen uns und unseren Mitmenschen hat einen mächtigen Einfluß auf den Zustand unseres Körpers, Geistes und unserer Seele. Offenkundig handelt es sich dabei um eine beständig zu leistende Arbeit, die einfach zu einem festen Bestandteil Ihres Lebens werden muß. Sie setzt nichts anderes voraus, als die Bedeutung anzuerkennen, die das Verhältnis zu anderen für uns hat, und die Bereitschaft, die eigenen zwischenmenschlichen Beziehungen zu verbessern.

Optionen

Falls Sie den Vorschlägen unter dieser Rubrik in den vorangegangenen Wochen gefolgt sind, dann versuchen Sie es dieses Mal einen Tag lang mit einem wirklichen Fasten: nichts als Wasser und Kräutertee. Erwarten Sie nicht, daß Ihnen an diesem Tag Energie endlos zur Verfügung steht oder auch nur genug, um den gewohnten Tätigkeiten nachzugehen. Besser ist es, wenn Sie diesen Versuch auf ein Wochenende legen, an dem Sie nicht zu viele Verpflichtungen haben und sich eine schöne und bequeme Zeit machen können, auch wenn Sie nicht essen. Halten Sie sich warm – manche Menschen frieren leicht, wenn sie den Stoffwechselofen nicht schüren –, und machen Sie die Sache für sich nicht noch schwerer, indem Sie anderen Menschen beim Essen Gesellschaft leisten. Achten Sie darauf, wie Sie sich fühlen und auf welche Weise sich die Erfahrung des Essens vom Alltag unterscheidet, wenn Sie am nächsten Morgen Ihr Fasten unterbrechen.

Sollten Sie mit diesen Experimenten gut zurechtgekommen sein, dann denken Sie darüber nach, ob Sie sie in der Zukunft wiederholen wollen – zum Beispiel dann, wenn Sie meinen, gerade eine Erkältung auszubrüten, oder wenn Sie Ihrem Verdauungssystem nach einer Phase übermäßigen Essens ein wenig Ruhe gönnen oder noch mehr über die Wirkung von Ernährungsbeschränkungen und Fasten auf das Bewußtsein in Erfahrung bringen wollen.

Noch einmal, es ist mir ein Vergnügen, Ihnen dazu zu gratulieren, daß Sie das Programm bis zum Ende fortgeführt haben. Ich bin sicher, es wird auch in den kommenden Wochen und Jahren für Sie funktionieren.

Auf den folgenden Seiten stelle ich Ihnen nun eine Auswahl der Heilungsgeschichten von Menschen vor, die dem 8-Wochen-Programm gefolgt sind. Beachten Sie, wie sie ihren gesunden Menschenverstand eingesetzt haben und flexibel genug waren, um meine Empfehlung, wo erforderlich, ihren besonderen Bedürfnissen anzupassen.

Heilungsgeschichte:
Ein Paar folgt dem Programm

Roy und Marybeth Dawson aus Tucson, Arizona, beschreiben ihre Erfahrungen folgendermaßen:

» *Wir begannen im August 1995 mit dem Programm.*

Erste Woche: fort mit der Margarine, her mit dem Olivenöl. Haben schon immer Brokkoli gegessen. Nicht aber Lachs, Sardinen oder Räucherhering; keine Erfahrung mit Leinsaat. Haben die Vitamin-C-Dosierung erhöht. Gehen bereits täglich drei Kilometer (dreißig Minuten insgesamt). (Roy genas vor zwei Jah-

ren problemlos von einer Prostatektomie – die ganze Zeit begleitet von positivem Denken.) Müssen noch mehr an der Atembeobachtung arbeiten. Unsere Katzen fressen die Schnittblumen; wir werden Blumen aus der Entfernung genießen müssen.

Zweite Woche: Ich trank Flaschenwasser; Roy hat weiterhin Leitungswasser getrunken. Haben Sojaburger und grünen Tee (gut!) gekauft. Wir haben viel Mohrrüben gegessen und auf Beta-Karotin verzichtet. Unser Haus auf dem Land ›erschlägt‹ uns mit Schönheit – brauchen keinen Park. ›Nachrichtenfasten‹ fällt uns leicht (wir sehen jedoch den Wetterbericht).

Dritte Woche: Keine Produkte aus biologisch-dynamischem Anbau in der Nähe erhältlich, doch wir kaufen auf einem Bauernmarkt ein. Entfernten Radiowecker vom Nachttisch. Ich nehme Vitamin E; Roy darf nicht – er nimmt Coumadin [ein verschreibungspflichtiger Gerinnungshemmer].

Vierte Woche: Unser Bett bietet genug Ruhe. Müssen mehr Knoblauch essen. Haben Fleischverzehr stark reduziert auf einmal die Woche oder weniger. Müssen daran denken, die Atemübungen zu machen. Machen noch immer täglich Dreißig-Minuten-Spaziergänge.

Fünfte Woche: Dampf- oder Schwitzbad nicht vorhanden. Haben kandierten Ingwer gekauft. Wir hören uns fast täglich schöne Musik an.

Sechste Woche: Unser Tonikum ist ein handelsübliches Produkt, das sich aus Kräutern mit Honig, Melasse, Bienenpollen, Vitaminen und Mineralstoffen zusammensetzt. Wir nehmen es jeden Tag.

Siebte Woche: Unser Dienst an anderen bestand daraus, daß wir uns dem Sabino Canyon [Park] als Führer zur Verfügung gestellt und den Besuchern die Natur als ›Tonikum‹ nahegebracht haben. Wir machen dies noch immer, wenn es die Zeit erlaubt. Unser Spaziergang dauert auch weiterhin dreißig Minuten täglich.

Achte Woche: Wir werden so weitermachen wie in den vorangegangenen Wochen.

Ergebnisse: Auf der subtileren Ebene liegt jetzt eine positivere Einstellung vor, mentale Verhaltensmuster sind ruhiger und entspannter. Körperliche Symptome sind weniger geworden oder ganz verschwunden. Zum Beispiel Roys Tennisarm, der erfolglos mit Kortison behandelt worden war, ist nun vollkommen wiederhergestellt. Auch die Schuppenflechte in den Handflächen ist fast zu hundert Prozent verschwunden. Mein Cholesterinspiegel sank von 205 auf 183, während mein HDL-Wert stieg und mein Blutdruck abnahm.

Die tiefgreifendste Wirkung jedoch ist die Verbesserung der allgemeinen Widerstandsfähigkeit. Wir beide arbeiten seit zehn Jahren in der Touristikbranche und haben viel Kontakt mit Reisenden, wodurch wir auch allerlei Krankheitserregern ausgesetzt sind. Wir hatten uns schon an die jährlichen Erkrankungen gewöhnt, die mit Antibiotika behandelt werden mußten. Seit wir das Programm für uns übernommen haben, sind wir jeden Tag gesund gewesen.

Wir haben soeben eine Scheune für das Stroh errichtet und die Arbeit körperlich und geistig unversehrt überstanden. Wir bauen nun eine Schwitzhütte für unser Dampfbad und fahren darin fort, auch weiterhin das in unseren Alltag einzubringen, was wir durch das Programm gelernt haben. Vielen Dank!«

Heilungsgeschichte:
Der Geist besiegt die Rückenschmerzen

Dieser Bericht stammt von Edie Crawford aus Camp Verde, Arizona:

»Als wir letzten Sommer (1995) von Arizona zu den Adirondacks im Staat New York fuhren, las ich über das 8-Wochen-Programm und fing damit an, nachdem wir unser Ziel erreicht

hatten. Ich fand die Vorstellung großartig, jede Woche Blumen zu kaufen, und fühlte mich wunderbar, wenn ich zum Blumenladen gehen konnte. In Arizona lebe ich in der Wildnis und erfreue mich an wilden Blumen, doch habe ich dort nicht die Möglichkeit, einen Blumenladen aufzusuchen. Außerdem habe ich die Atemübungen sehr genossen und mache sie noch immer. Ich esse recht regelmäßig Leinsamen, die ich mir zu Mittag über den Joghurt streue. Vitamin C hatte ich bereits vorher eingenommen, nun habe ich noch Vitamin E, Selen, Karotin, Kalzium und Magnesium hinzugefügt. Ich gehe täglich spazieren. (Ich litt unter chronischen Rückenschmerzen und ›konnte‹ nicht viel anderes tun. Zum Glück habe ich das von Ihnen empfohlene Buch[46] gelesen, verstand seither die Art des Problems besser und fing an mit Tennisspielen, Laufen, Segeln, Schwimmen, Windsurfen und Kanufahren. Dann kehrte ich nach Arizona zurück, um im Grand Canyon zu paddeln und um zu reiten.) Ich esse jetzt zum Frühstück Zerealien mit Sojamilch. Schon früher hatte ich häufig auf Nachrichten verzichtet und mich nur gelegentlich durch eine Zeitung oder die Nachrichten im Radio informiert, aber es war ein wunderbares Gefühl, auf diese Weise eine Bestätigung für meinen Instinkt zu bekommen.

Ich trinke jetzt häufiger Ingwertee und esse regelmäßig Knoblauch. Wir haben uns auf unserer Ranch eine Schwitzhütte gebaut. Ich versuche, öfter Brokkoli und Fisch in meinen Speiseplan einzufügen.

Ich finde, es gelingt mir leichter, emotionale Verletzungen schnell loszulassen und zu vergeben. In meiner Familie hat es viele Mitglieder mit verletzten Gefühlen gegeben, und all das hilft ein wenig.

Außerdem habe ich in diesem Sommer ein wenig geführte Imaginationsarbeit gemacht, die ich mir aus einem Buch angeeignet habe. Ich meditiere, gehe und mache noch immer täglich Yoga, außer wenn ich auf Reisen bin oder Trips durch den Grand Canyon organisiere.«

Heilungsgeschichte:
Bericht aus Michigan

Dieser Bericht beschreibt Julia Sermersheims Erfahrungen mit dem Programm. Sie lebt in Battle Creek, Michigan.

»Ich habe in den vergangenen dreieinhalb Jahren, nicht nur acht Wochen lang, ungefähr neunzig Prozent Ihrer Vorschläge umgesetzt.

Ich habe meine Speisekammer ausgeräumt und verwende nun hauptsächlich Olivenöl und ein wenig Butter. Ich esse jede Woche Brokkoli, Lachs und nehme Leinsaatöl zu mir. Nach jeder Mahlzeit nehme ich 1 Gramm Vitamin C. Spaziergänge sind ein Problem: Ich bin erschöpft, wenn ich mehr als zweimal die Woche zwanzig Minuten lang gehe.

Ich trinke gefiltertes Wasser und verwende es auch für Kräutertees. Soeben habe ich einen makrobiotischen Kochkurs abgeschlossen und esse nun mehr Bohnen, Getreide, Obst, Gemüse und Meeresgemüse. Ich trinke grünen Tee. Ich nehme Beta-Karotin in einem Multivitaminpräparat ein.

Primär kaufe ich Bohnen und Getreide aus kontrolliertem Anbau. Weder besitze ich eine elektrische Decke noch einen Fernseher, Videorecorder oder Computer. Zum Frühstück esse ich nur Obst. Ich esse weniger Fleisch und mehr Bohnen und Getreide. Ich nehme Vitamin E und Selen. Ich lese gern Bücher über Geist-Körper-Medizin, Akupunktur und Akupressur und über kreative Menschen. Ich selbst bin kreativ, indem ich Wandbehänge herstelle.

In meinem Schlafzimmer ist es sehr still, ich heize es im Winter nicht. Die frische Luft ist wunderbar und riecht sauberer und frischer als irgendwo sonst im Haus. Ich esse sehr viel Knoblauch (drei oder vier Zehen zwei- oder dreimal in der Woche). Ich habe einen Teilzeitjob.

Bisher habe ich kein Dampfbad genommen, habe es aber vor. Ich freue mich darauf, Ingwertee auszuprobieren und mehr spazierenzugehen.

Als Tonikum nehme ich Mariendistel. Mein Akupunkteur hat mir geraten, auf Ginseng zu verzichten – es heizt meinen Körper zu sehr auf. Ich habe mit anderen Nahrungsergänzungsstoffen experimentiert und festgestellt, daß sich eine neue Energie- und Belastbarkeitsebene entwickelt. Bin gerade von der Degas-Ausstellung in Chicago zurück – großartig.

Ich arbeite auf freiwilliger Basis für mehrere Organisationen. Durch Seminare und Kurse habe ich gelernt, wie man die Vergangenheit vergangen sein läßt und mehr in der Gegenwart lebt und wie man entfremdete Beziehungen wieder neu beleben kann. Außerdem gehe ich regelmäßig in die Kirche und fühle mich bei den Gemeindemitgliedern wohl. Ich kann den Menschen, die mich verletzt haben, vergeben. Ich habe Freude an den Blumen in meinem Garten, vor allem an dem Rosenbusch, den mein Vater vor über dreißig Jahren meiner Mutter geschenkt hat. Inzwischen sind sie beide gestorben, und ich bin dankbar für die wunderschönen Rosen, die der Busch noch immer jedes Jahr hervorbringt.«

Heilungsgeschichte:
K.G.s Abenteuer

Die Rechtsanwältin, die diesen Bericht verfaßt hat, hat mich gebeten, ihren Namen nicht preiszugeben, also ist sie hier nur Frau K.G.:

»Ich hatte einige Ausgaben Ihrer Bücher zu Hause, fühlte mich aber zu beschäftigt und zu müde von der Arbeit und vom Versorgen meiner vier Kinder (das jüngste ist sieben, das älteste

zwölf), um mir Zeit zum Lesen zu nehmen – jedenfalls war es
so, bis ich zweimal innerhalb von zehn Monaten ernstliche Ge-
genreaktionen auf verschreibungspflichtige Medikamente hatte.
Die erste wurde verursacht durch eine zu hohe Dosierung eines
dem Erogotamin verwandten Medikaments, das gegen Migräne
injiziert wird. Bis ich den Kopfschmerzspezialisten davon überzeugen konnte, daß ich ernste Schwierigkeiten hatte, war der
Puls in meinen Armen und Beinen verschwunden. Ich hatte un-
beschreibliche Schmerzen, gegen die selbst Morphium nichts
ausrichten konnte. Im September 1994 verbrachte ich drei Tage
unter der Aufsicht eines Toxikologen auf der Intensivstation.
Der zweite Vorfall fand im Juli 1995 statt und war eine allergische Reaktion auf Sulfonamide. Ich konnte die Vorstellung
nicht ertragen, wieder im Krankenhaus sein zu müssen, also
blieb ich zu Hause und sah zu, wie meine Haut ›kochte‹. Ich saß
in Bottichen mit Eiswasser und schluckte große Mengen eines
neuen verschreibungspflichtigen Asthmamedikaments, damit
ich atmen konnte. Mir ist klar, daß ich Glück habe, noch am
Leben zu sein.

Ein Neurologe, den ich auf den Rat des Toxikologen hin aufsuchte, kam schließlich zu dem Schluß, daß ich lernen sollte,
ohne Medikamente mit meinen Migräneanfällen klarzukom-
men; und er schickte mich zu einem wunderbaren, ganzheitlich
arbeitenden Arzt. Dieser nannte eine Reihe von Dingen, die ich
würde ›reparieren‹ müssen, bevor ich mich wirklich wieder gut
fühlen würde. Am wichtigsten war es mir, von Anfang an eine
Strategie zu haben, mit der ich meine Migräne bekämpfen
konnte, also empfahl er mir die Atemübungen in Ihrem Buch.
Und auf diese Weise lernte ich das 8-Wochen-Programm kennen.

In der ersten Woche fing ich an, natives Olivenöl extra vergine zu verwenden, doch räumte ich meine Speisekammer nicht
auf, da ich keine gute Köchin bin und nicht weiß, wie ich was
ersetzen soll, aber ich habe mir ein Vollwertkochbuch gekauft.
Ich habe Brokkoli gegessen und Vitamin C genommen, fing an,

*Spaziergänge zu machen und habe alle Aufgaben im Bereich
›Psyche und Geist‹ erledigt, außer Blumen zu kaufen (Allergien). Statt dessen habe ich versucht, die Natur bewußter wahr-
zunehmen.*

*In der zweiten Woche habe ich auf örtlichen Märkten Le-
bensmittel aus biologisch-dynamischem Anbau gekauft, mein
Flaschenwasser überprüft, um sicherzugehen, daß es in Ordnung ist, habe Fisch gegessen, grünen Tee getrunken (igitt, aber
ich trinke sowieso nicht gern Kaffee oder Tee) und Karotin eingenommen. Außerdem habe ich meinen Spaziergang verlän-
gert. Es fiel mir schwer, mich daran zu erinnern, die Atemübungen regelmäßig zu machen. Ich habe mich gut damit gefühlt,
daß ich nun eine Rechtfertigung dafür hatte, nicht mehr soviel
Nachrichten aufzunehmen.*

*In der dritten Woche konzentrierte ich mich auf Obst,
Gemüse und Fisch, mußte jedoch feststellen, daß ich mit Sojaprodukten Schwierigkeiten habe (Allergien). Weder besitze ich
eine elektrische Decke, noch benutze ich einen Computer. Der
Radiowecker hat den Nachttisch meines Mannes nicht verlassen und wird es wohl auch nie. Ich habe angefangen, inspirie-
rende Bücher zu lesen, die mein Arzt mir empfohlen hat. Ich rief
eine Kommilitonin an, die ich seit Jahren nicht gesehen hatte,
und wir haben zusammen gegessen. Außerdem schickte ich
einem Freund Blumen.*

*In der vierten Woche befaßte ich mich mit meinem Schlafbe-
reich und kaufte Luftfilter für die Schlafzimmer der Kinder.
Habe Knoblauch ausprobiert, bin jedoch nicht dabei geblieben.
Außerdem habe ich meine Aufnahme von tierischem Eiweiß reduziert, das ›Nachrichtenfasten‹ genossen und Artikel über
Heilen gelesen. Obwohl es mir noch immer nicht gelungen war,
die Atemübungen regelmäßig zu machen, war ich schließlich
dazu in der Lage, immer dann die Entspannungsatmung durchzuführen, wenn ich das Heraufziehen von Kopfschmerzen
spürte.*

In der fünften Woche erfand ich mein eigenes Dampfbad –

256

ich saß in der heißen Garage und ließ den Trockner gefüllt mit nassen Handtüchern laufen –, eine sehr dampfige und heiße Erfahrung. Habe kandierten Ingwer probiert und fand ihn wunderbar. Meine Spaziergänge sind nun länger – was leicht ist, seit ich Stretching mache und mich osteopathisch behandeln lasse. Ich bin nie über zwei Tage ›Nachrichtenfasten‹ hinausgekommen; meine Arbeit macht es erforderlich, daß ich mich zumindest etwas bei lokalen und nationalen Ereignissen auskenne. Dennoch achte ich darauf, Artikel über mißhandelte Kinder oder Tiere zu vermeiden, und höre mir auch nie die Nachrichtensendungen im Radio an. Ich habe eine Kassette mit Meditationsmusik gekauft und nehme sie überallhin mit. Ich bringe sie in Streßsituationen zum Einsatz: während Verkehrsstaus, beim Zahnarzt, bei langen Autofahrten.

In der sechsten Woche entschied ich mich für Astragalus als Tonikum. Ich nehme ihn noch immer. Ich habe das Dampfbad aufgegeben, doch alles andere beibehalten.

In der siebten Woche bin ich weiterhin spazierengegangen und genoß die Freude an Kunst, Musik und der Natur, aß die Nahrungsergänzungsstoffe und Kräuter, den Fisch, Obst und Gemüse und las viel. Ich habe mit Kräutern und Vitaminen experimentiert, die Sie in Ihren Büchern gegen diverse Leiden vorgeschlagen haben.

Seither habe ich vieles beibehalten, was ich im 8-Wochen-Programm gelernt habe. Außerdem befasse ich mich mit Yoga und versuche, noch mehr gesunde Rezepte kennenzulernen. Ich gebe meinen Beruf auf, weil das, was er mir bringt, den Verschleiß, den ich durch ihn erleide, nicht aufwiegt. (Ich war erstaunt, als ich mich daran erinnerte, daß Sie in Ihren Büchern genau das zum Ausdruck gebracht hatten, daß eine solche Veränderung vielleicht notwendig sein würde.)

Soweit kann ich behaupten, daß ich mich sehr viel besser fühle und aussehe, und ich bin so glücklich, wie ich es seit den Collegetagen nicht mehr war. Mit ein wenig Aufwand sind sogar noch weitere Verbesserungen möglich. Ich habe mehr Energie. *Ich interessiere mich dafür, alle möglichen neuen Dinge zu lernen. Mir geht es nach der osteopathischen Behandlung, nach der Akupunktur, Massage und dem Stretching so gut, daß ich wieder tanzen kann, eine meiner größten Freuden. Ich lese wieder – aus Spaß an der Freude (das habe ich seit den Collegetagen nicht getan). Meine Ehe ist sehr viel besser geworden – mein Mann, mit dem ich seit zweiundzwanzig Jahren verheiratet bin, sagt, es liege daran, daß ich freundlicher bin, wenn ich mich besser fühle.*

Ich habe sehr viel weniger Migräneanfälle, und ich nehme weniger Medikamente. Ich habe fest vor zu lernen, die Atemübungen regelmäßiger zu machen, und habe keinen Zweifel daran, daß ich viele Vorteile darin entdecken werde, sie zu einem festen Bestandteil meines Lebens zu machen.«

– 13 –

Neunte Woche
und darüber hinaus

Maßnahmen

- Erhalten Sie das Programm aufrecht.

Gesunde Ernährung

- Beziehen Sie in Ihre Ernährung weiterhin ein: Brokkoli, Fisch oder Leinsaat, Obst und Gemüse (möglichst aus kontrolliertem Anbau), Sojaprodukte, Vollkorn, gekochtes Blattgemüse, Knoblauch und Ingwer.
- Haben Sie Freude daran!

Nährstoffergänzung

- Fahren Sie fort mit der Einnahme der oxidationshemmenden Vitaminformel.

Körperliche Bewegung

- Gehen Sie spazieren.
- Machen Sie die Stretchingübungen.

Psyche und Geist

- Machen Sie die Atemübungen.
- Bereichern Sie Ihren Alltag mit Blumen, Naturerlebnissen, Musik und Kunst.
- Wählen Sie sorgfältig aus, welche Nachrichten Sie hören wollen.
- Denken Sie über Heilung nach.
- Beschäftigen Sie sich mit Versöhnlichkeit.

Auf den folgenden Seiten stelle ich Ihnen einige weitere Menschen vor, die das Programm in ihr Leben integriert und wirkliche Veränderungen vorgenommen haben. Auch in Ihrem Leben kann das 8-Wochen-Programm etwas verändern!

Heilungsgeschichte: Ausgewählte Teile des Programms

Eleanor Engelhardt, eine zugelassene Massagetherapeutin aus Youngstown, Ohio, erzählte mir, daß sie Teile des Programms übernommen hat:

»Ich verwende jeden Tag Oliven- oder Canolaöl, frischen Brokkoli, Kohl oder anderes grünes Blattgemüse. Ich streue gemahlene Leinsaat über meine Zerealien und esse Leinsaat-Sonnenblumenkern-Brot. Ich nehme mit jeder Mahlzeit Vitamin C und andere Antioxidantien ein. Ich esse Vollkorn und Gemüse und trinke gefiltertes Wasser. Ich ernähre mich rein vegan.

Die täglichen Spaziergänge sind für meine mentale und spirituelle Gesundheit besonders wichtig. Außerdem mache ich Yoga und fahre Fahrrad. Ich führe ein Tagebuch, um negative

Gedankenmuster auszumerzen. Ich nehme mir Zeit für Aufenthalte in Parks, wo ich lese, spazierengehe und Atembeobachtung mache. Außerdem führe ich täglich Licht- und Tonmeditationen aus.

Ich empfehle meinen Klienten und Schülern all dies wie auch eine Liste mit spirituellen Büchern.«

Heilungsgeschichte: Der Bericht einer Friseurin

Margo Murdoch aus Macon, Georgia, ist für ihre Kunden nicht nur Friseurin, sondern auch Ratgeberin in Sachen Gesundheit und Abenteuerreisende. Sie sagt, wenn sie jemanden auf dem Stuhl und ein Rasiermesser in der Hand hat, dann hat sie auch deren volle Aufmerksamkeit. Margo berichtet:

»Ich könnte das Plakatmädel für Ihre Arbeit sein, denn ich halte mich seit Jahren an Ihren Rat – sechzehn Jahre lang, um genau zu sein. Gelbwurz und Beinwell haben mir mehr als nur einmal Ärger erspart. Vor einer Weile habe ich mir mit dem Rasiermesser die Fingerkuppe des kleinen Fingers fast abgetrennt. Ich säuberte die Wunde mit Wasserstoffperoxid, tat Gelbwurz darauf und ein Klammerpflaster. Am nächsten Tag habe ich die Wunde noch einmal mit Wasserstoffperoxid gereinigt und mit Beinwell bedeckt: keine Infektion, keine Narbe, keine Probleme.

Letztes Jahr in Nepal rammte ich mir ein Stück eines Bambuskorbs durch den Arm. Ich verwendete Flaschenwasser, Gelbwurz und Beinwell; keine Infektion, keine Narbe, keine Probleme. Ich verwende Nesseln gegen Allergien, Königskerzenöl für die Ohren meiner Enkelin. Ich habe all Ihre Naturheilmittel ausprobiert, und alles hat funktioniert.

Was das Programm betrifft: Ich verwende ausschließlich Oli-
ven- und Canolaöl. Ich reagiere allergisch auf Fisch und kann
ihn daher nicht essen. Statt dessen esse ich Zerealien mit Lein-
saat. Ich nehme die oxidationshemmende Vitaminformel. Ich
mache die Atemübungen gewissenhaft und bringe sie meinen
Kunden bei. Bei mir zu Hause und in meinem Geschäft gibt es
nur gefiltertes Wasser. Ich finde grünen Tee nicht umwerfend,
doch ich trinke ihn ab und zu. Ich kaufe nur Lebensmittel aus
kontrolliertem Anbau (wenn ich koche).

Ich liebe ›Nachrichtenfasten‹. (Früher war ich geradezu ab-
hängig von den Nachrichten im Fernsehen.)

Ich habe alle Elektrogeräte aus der näheren Umgebung mei-
nes Bettes entfernt und einen Luftfilter für das Schlafzimmer
angeschafft. Das hat tiefgreifende Veränderungen bewirkt. (Ich
habe Katzen.)

Ich machte eine Reise allein mit meiner Mutter (wir haben es
beide überlebt), wurde zum zweiten Mal Großmutter und eröff-
nete meinen eigenen Laden. Ich habe einen Kurs gemacht, um
Massagen im Sitzen geben zu können, und an einer ›spirituellen
Grundausbildung‹ teilgenommen.

Energetisch fühle ich mich gut, meine Einstellung ist groß-
artig. Hört sich das nicht nach einem wirkungsvollen Pro-
gramm an? Es hält mich bei Gesundheit!«

Heilungsgeschichte:
Eine Patientin mit multipler Sklerose

Joyce Dooley aus Ridgecrest, Kalifornien, schickte mir den folgenden Bericht:

»Das 8-Wochen-Programm hat mein Leben vollkommen ver-
ändert! Ich bin ihm so weit gefolgt, wie mir dies möglich war,

ohne meine Gesundheit zu gefährden. Ich leide unter multipler Sklerose, unter jener Art, die kommt und geht.

Ich fing sofort an, natives Olivenöl extra vergine zu verwenden. Ich hatte mich bereits dazu entschlossen, Vegetarierin zu werden, und das Programm unterstützte mich darin immens. Wie Sie liebe ich Brokkoli und esse ihn mehrmals die Woche. Gelegentlich esse ich Fisch als Quelle von Omega-3-Fettsäuren, doch Tofu steht fast jeden Tag auf meinem Speisezettel. Nahrungsergänzungsstoffe nehme ich einige zu mir – Vitamin C, ein Multivitaminpräparat, Kalium, Magnesium und Kalzium auf täglicher Basis. Ich habe es zunächst mit 200 IE Vitamin E, dann mit 400 und schließlich mit 800 probiert, doch rief diese Menge bei mir einen zu hohen Blutdruck hervor, und ich habe die weitere Einnahme daher sein lassen.

Knoblauch ist ebenso wie Ingwer zu einem Lieblingswürzmittel geworden. Obst und Gemüse sind meine Hauptnahrungsmittel. Derzeit vermeide ich die Nachrichten weitgehend. Ich mache die Atemübungen und habe meine eigene Imaginations- und Visualisationsarbeit entwickelt.

Wenn es notwendig war, dann habe ich Dong quai, Maitake und Echinacea verwendet. Ich mache freiwillig keine Fastenkuren, da ich sehr dünn bin und da mein Appetit ohnehin sehr schwankend ist. Und da ich Hitze meiden sollte, verzichte ich auch auf Dampf- oder Schwitzbäder.

Außerdem gehe ich spazieren, und das tue ich gerne. Ich bin rasch von zehn Minuten täglich an fünf Tagen in der ersten Woche zu 45 Minuten und mehr mindestens fünfmal die Woche, für gewöhnlich jeden Tag, übergegangen. Beim Gehen lege ich ein flottes Tempo vor. Da ich meinen Körper nicht überhitzen darf, bin ich vorsichtig. An heißen Tagen kann ich das Laufband benutzen und dabei die Klimaanlage auf der höchsten Stufe betreiben, ein Glas Eiswasser in greifbarer Nähe halten und den Ventilator auf mich richten. Auf diese Weise kann ich meine liebste körperliche Betätigung beibehalten. Ich lebe in der Mojave-Wüste, und bei extremer Hitze nehme ich manch-

mal ein oder zwei Aspirin, um meinen Körper herunter-
zukühlen, bevor ich losgehe.«

Heilungsgeschichte:
Periphere Neuropathie

Die folgende Schilderung stammt von Arline Phelps aus Mule-
shoe, Texas:

»Im November 1995 vernahm ich die Diagnose ›periphere
Neuropathie‹. Gehen konnte ich nur mit der Hilfe eines Stocks,
und ich fühlte mich auch sonst elend. Meine Ärztin verschrieb
mir eine starke medikamentöse Behandlung zur Unterdrückung
des Immunsystems. Diese Vorstellung war für mich so beäng-
stigend, daß ich nicht mehr zu ihr in die Sprechstunde ging und
auch sonst nichts unternahm, bis mein Sohn mir Ihr Buch gab.
Nachdem ich das 8-Wochen-Programm abgeschlossen hatte,
setzte ich die empfohlene Ernährungsweise, die Einnahme von
Vitaminen und die körperliche Bewegung fort. Mitte April ging
ich ohne Stock, konnte einen Möbelmarkt in North Carolina
besuchen und mein Unternehmen weiterführen.
Ich wuchs auf mit einer Ernährung, die reich an Eiweiß und
arm an komplexen Kohlehydraten war, und ohne Nahrungser-
gänzungsstoffe. Meine neue, gesunde Lebensweise hat solche
Veränderungen in mir ausgelöst, daß meine Familie überrascht
ist. All meine verschreibungspflichtigen Medikamente konnte
ich um die Hälfte reduzieren und hoffe, sie irgendwann ganz
abzusetzen. Sobald meine Symptome anfangen zurückzukom-
men, orientiere ich mich wieder an dem Programm, um meinen
Tagesablauf neu darauf abzustimmen und um die natürlichen
Heilmittel zu verwenden, die Sie empfehlen. Vielen Dank.«

Teil III

Die individuell angepaßten Programme

– 14 –

Für jene über
fünfzig Jahre

Mit fünfzig sind wir eindeutig in den mittleren Jahren ange-
langt, wir sind nicht mehr länger jung. In diesem Alter treten
vermehrt Herz-Kreislauf-Erkrankungen und andere Leiden auf.
Frauen durchleben die Menopause und leiden vielleicht unter
einem »Leeren-Nest-Syndrom«, wenn die Kinder erwachsen
geworden und ausgezogen sind. Möglicherweise müssen wir
miterleben, wie unsere Eltern sterben oder an fortschreitenden,
chronischen Krankheiten leiden, gegen welche die konventionelle Medizin wenig ausrichten kann, und wir werden veranlaßt, über unseren eigenen Tod nachzudenken. Dennoch sollten
diese Jahre die besten des Lebens sein. Der Körper im mittleren
Alter ist vielleicht weniger flexibel, weniger widerstandsfähig
und verursacht aller Wahrscheinlichkeit nach mehr Schwierigkeiten, doch wenn wir uns dafür engagieren, sein natürliches
Heilungspotential zu schützen und zu stärken, dann können
wir uns strahlender Gesundheit erfreuen.

Falls Sie den Vorschlägen des 8-Wochen-Programms nicht
schon zu einem früheren Zeitpunkt im Leben gefolgt sind, dann
ist jetzt der richtige Zeitpunkt gekommen, um einen Anfang zu
machen.

Maßnahmen

- Jetzt wäre eine gute Gelegenheit, sich medizinisch einmal durchchecken zu lassen, wenn Sie dies nicht kürzlich erst getan haben. Bei der Untersuchung sollte Ihre gesamte Krankheitsgeschichte berücksichtigt werden, und neuen Beschwerden oder Symptomen sollten Sie besondere Aufmerksamkeit widmen. Die Blutuntersuchung sollte ein Differentialblutbild, ein allgemeines chemisches Blutprofil und eine Serumlipiduntersuchung beinhalten, die nicht nur den Cholesterinspiegel ermittelt, sondern auch seine Verstoffwechslung zu HDL, LDL und in andere Stoffwechselprodukte wie auch in Serumtriglyzeride darlegt. Außerdem sollte die Untersuchung ein Elektrokardiogramm und eine Urin- sowie eine Stuhlprobe enthalten, um mögliche anomale Blutungen festzuhalten. Sollte irgendein Verdacht auf eine Herzkrankheit bestehen, dann muß außerdem ein Belastungselektrokardiogramm erstellt werden. Männer sollten sich zwei Prostatauntersuchungen stellen: einer digitalen Rektaluntersuchung und einer Blutuntersuchung, bei welcher der PSA-Wert ermittelt wird (PSA steht für prostataspezifisches Antigen, dessen erhöhter Wert ein Hinweis auf Prostatakrebs sein kann). Frauen sollten zusätzlich zu der regelmäßigen Vorsorgeuntersuchung und dem Pap.-Abstrich eine Mammographie machen lassen. Für den Fall, daß Osteoporose Bestandteil der Krankheitsgeschichte der Familie ist oder in das körperliche Anfälligkeitsprofil paßt, so ist auch eine Untersuchung der Knochendichte ratsam. Viele Experten empfehlen außerdem Frauen und Männern ab fünfzig eine Sigmoidoskopie, um die Früherkennung von Dickdarmkrebs zu gewährleisten, der (mittels chirurgischen Eingriffs) relativ gut heilbar ist, sofern er früh erkannt wird und noch keine Metastasen gebildet hat.
- Ratsam ist es außerdem, die körperliche Fitneß zu überprü-

fen und dabei auch die Körperverfassung, Stärke, Flexibilität und Lungenkapazität zu berücksichtigen. Dies kann ambulant beim Arzt oder stationär in einer Klinik oder in einem Kurbad erfolgen. Bewahren Sie all diese Aufzeichnungen in einem leicht zugänglichen Ordner auf, damit Sie sie bei zukünftigen Problemen, die einen Arztbesuch verlangen, schnell bei der Hand haben.

- Bitte arbeiten Sie weiterhin an allen übrigen im 8-Wochen-Programm vorgeschlagenen Maßnahmen. Der Zeitpunkt ist günstig, mit der regelmäßigen Einnahme eines der Tonika zu beginnen, die in der sechsten Woche empfohlen wurden. All diese Naturprodukte haben das Potential, Ihr Heilungssystem zu stärken und vor der abnehmenden Leistungsfähigkeit zu schützen, die mit dem Altern einhergeht.

Gesunde Ernährung

Ich beobachte, daß Menschen in unserem Kulturkreis mit dem Älterwerden auf natürliche Weise leichtere, gesündere Nahrungsmittel zu wählen scheinen und zum Beispiel oft weniger rotes Fleisch essen und dafür mehr Fisch und Hühnchen. Ob dies seinen Ursprung in einer Änderung der Verdauung hat oder im Erkennen des Zusammenhangs zwischen Ernährung und Gesundheit, weiß ich nicht. Jedenfalls wäre es gut, spätestens jetzt, wenn Sie es nicht bereits tun, den Ernährungsempfehlungen des Programms zu folgen. Ich verspreche Ihnen, daß Sie spürbare Veränderungen feststellen werden. Sie werden größeren Elan haben und mehr Vitalität spüren.

- Achten Sie insbesondere auf die Fettmenge, die Sie zu sich nehmen. Im mittleren Alter verlangsamt sich der Stoffwechsel, und das Gewicht nimmt nicht nur rasch zu, die überflüssigen Pfunde lassen sich auch sehr viel schwerer wieder loswerden. Im allgemeinen rate ich dazu, daß nicht mehr als

25 Prozent des Kalorienbedarfs über die Fettzufuhr gedeckt werden sollten, und selbstverständlich werden Sie auch die Aufnahme gesättigter Fettsäuren so gering wie möglich halten wollen. Dies ist der richtige Zeitpunkt im Leben, um die unvernünftigen Ernährungsgewohnheiten in jüngeren Jahren hinter sich zu lassen.

Nährstoffergänzung

Im mittleren Alter ist die oxidationshemmende Vitaminformel von großer Bedeutung. Sie wirkt wie eine Versicherung gegen einige der Gefahren des Alters.

- Falls Sie ein Multivitamin- oder ein anderes Präparat mit mehreren Komponenten einnehmen, dann lesen Sie bitte das Etikett sorgfältig durch, um herauszufinden, wie viele der vier Bestandteile der Vitaminformel es enthält, und nehmen Sie die Vitamine zusätzlich ein, mit denen es Sie nicht ausreichend versorgt.
- Achten Sie vor allem darauf, täglich 800 IE natürliches Vitamin E aufzunehmen.

Körperliche Bewegung

Ich hoffe, Sie haben nicht bis zum gegenwärtigen Zeitpunkt damit gewartet, sich ein Programm zur Ertüchtigung des Körpers auszudenken. Doch sollte dies tatsächlich der Fall sein, dann ist Spazierengehen die beste mögliche körperliche Aktivität für Sie, viel besser als Laufen oder eine wettbewerbsorientierte Sportart. In Ihrem Alter ist der Körper anfälliger für Verletzungen, daher sollten Sie eine Form der Bewegung wählen, die in dieser Hinsicht wenig Risiken in sich birgt und die Sie noch jahrelang ausführen können. Falls Sie bisher noch einer energischeren, auf hohen Sauerstoffverbrauch ausgelegten körperlichen Aktivität nachgehen, dann ist dies vielleicht ein guter Zeitpunkt, um einen Teil Ihrer Energie in flotte tägliche Spaziergänge zu investieren.

• Wenn Sie an Stretchingübungen nicht gewöhnt sind, dann gehen Sie anfangs langsam und vorsichtig zu Werke. Vermutlich stellen Sie fest, daß Ihnen Stretching morgens schwerer und nachmittags sowie abends leichter fällt. Versuchen Sie es, bevor Sie zu Bett gehen. Die Verbesserung der Flexibilität ist eine der besten Möglichkeiten, den Muskel-Knochen-Apparat zu stärken und das Risiko einer ernsten Verletzung zu verringern, falls Sie fallen oder einen Unfall haben sollten.

Psyche und Geist

• Wenn Sie Eltern und andere Menschen dabei beobachten, wie sie mit schweren Krankheiten umgehen, kann es leicht geschehen, daß Sie eine pessimistische Einstellung zur Gesundheit und Heilung entwickeln. Widerstehen Sie dieser Neigung, indem Sie sich auch weiterhin auf die eigenen Heilungserfahrungen besinnen oder auf jene von Familienmitgliedern und Freunden.

• Es ist eine vollkommen realistische Zielsetzung, das Alter im Vollbesitz aller Fähigkeiten zu erleben und vom Körper noch immer gute Dienste zu erwarten. Die Wahrscheinlichkeit, daß Ihnen dies gelingt, können Sie steigern, indem Sie allen Schritten des 8-Wochen-Programms folgen, vor allem jenen, die sich auf die Stärkung Ihrer mentalen und spirituellen Gesundheit richten.

• Das mittlere Alter ist oft die Zeit, in der die gesellschaftlichen Verpflichtungen am größten sind, die Phase des Lebens, in der die berufliche und berufsbezogene Leistung am größten ist, in der soziale Verantwortungen am drängendsten sind und Freizeit ein seltenes Gut ist. Daher ist dies auch die Lebensphase, in der Sie am begabtesten entspannen, Streß neutralisieren und sich aus sich selbst heraus erneuern können müssen. In dieser Hinsicht erweisen sich die mentalen und spirituellen Übungen aus dem 8-Wochen-Programm als sehr hilfreich, da sie Ihre Effektivität steigern und Sie zugleich glücklicher und gesünder machen.

- Geben Sie den Menschen, denen Sie begegnen, ein gutes Beispiel. Wer die Prinzipien einer gesunden Lebensführung ignoriert, wird mit hoher Wahrscheinlichkeit in den mittleren Jahren dafür zur Kasse gebeten. Wenn Sie selbst in Ihren Fünfzigerjahren ein Vorbild an gesunder Lebensführung sind, dann regen Sie damit andere Menschen dazu an, mehr Verantwortung für ihr eigenes Wohlergehen zu übernehmen.

— 15 —

Für jene über
siebzig Jahre

Das Alter wird meist mit Krankheit und Gebrechlichkeit in Verbindung gebracht, doch wir alle sind bereits Menschen begegnet, die sich Kraft, Vitalität und Schönheit bis in die Achtziger und Neunziger hinein erhalten haben. Ohne Zweifel spielt die Genetik eine Rolle dabei, wie wir altern. Doch ich glaube, daß auch die Lebensweise wichtig ist, denn einige der sehr gesunden alten Menschen, die ich kenne, haben länger gelebt und sind besser gealtert als ihre Eltern, die keinen Zugang zu Informationen wie jenen im 8-Wochen-Programm hatten und sich den kulturellen Gegebenheiten der Vergangenheit unterordneten. Egal, in welchem Alter Sie damit beginnen, diesen Empfehlungen zu folgen, die gesündere Lebensweise, die Sie sich damit aneignen, wird Ihnen mit der zunehmenden Zahl Ihrer Jahre helfen.

Was verändert sich in uns, wenn wir altern? Einige Aspekte von mir selbst scheinen heute nicht viel anders zu sein als damals, als ich zwanzig war. Ich nehme an, daß mein spirituelles Selbst von der verstreichenden Zeit unbeeinträchtigt bleibt; tatsächlich ist es eine maßgebliche Eigenschaft des Geistes, daß er unabhängig ist von Raum und Zeit, selbst wenn er von der physischen Welt umhüllt ist. Mein physischer Körper hingegen hat sich stark verändert. Mein Stoffwechsel, meine Schlafmuster, Reaktionen auf Anreize von außen und natürlich meine äußere Erscheinung unterscheiden sich stark von denen meiner Jugend.

Selbstverständlich spiegeln sich diese Veränderungen überall in den inneren Strukturen meines Körpers wider, und wenn ich mich ausschließlich auf das Grauwerden, die Falten und die Steifheit konzentrieren sollte, die das Alter mit sich bringt, dann hätte ich wahrhaftig Anlaß genug, um deprimiert zu sein und mir Sorgen zu machen.

Eine der großen Herausforderungen des Lebens ist es, sich mit dem körperlichen Verfall und dem Tod zu arrangieren. Eine mögliche Herangehensweise besteht darin, die Veränderungen, welche die Zeit mit sich bringt, leidenschaftslos zu beobachten, ohne sie zu verleugnen oder abzulehnen. Aus dieser Perspektive ist das Altern des Körpers nur Veränderung – interessante, neutrale Veränderung, die möglicherweise die Neuanpassung der Aktivitäten verlangt, aber auf der mentalen und spirituellen Ebene nicht weiter von Belang ist. Eine traditionelle buddhistische Übung verlangt die Meditation in der Gegenwart von Leichen oder auf dem Friedhof, nicht aus einer morbiden Todesfaszination heraus, sondern als Technik, um sich von der reflexartigen Ablehnung des unvermeidlichen Verfalls unseres Körpers zu befreien. Im folgenden denkt ein zeitgenössischer Buddhist, der vietnamesische Meditationslehrer Thich Nhat Hanh, über diese Praxis nach:[47]

»Als ich erst neunzehn Jahre alt war, wies mich ein alter Mönch an, über das Bild eines Leichnams auf dem Friedhof zu meditieren. Es fiel mir sehr schwer, und ich wehrte mich gegen diese Meditation. Jetzt geht es mir nicht mehr so. Damals dachte ich, eine solche Meditation sei nur etwas für ältere Mönche. Seither habe ich viele Soldaten bewegungslos nebeneinanderliegen sehen, einige von ihnen erst dreizehn, vierzehn oder fünfzehn Jahre alt. Sie waren auf den Tod nicht vorbereitet und nicht bereit dafür. Jetzt sehe ich, daß, wenn man nicht zu sterben weiß, auch kaum weiß, wie zu leben – denn der Tod ist ein Teil des Lebens.«

Da Sie nun in die letzten Jahrzehnte Ihres Lebens eintreten, ist es für Ihre Gesundheit und Ihr Glück wichtig, daß Sie mit dem Alterungsprozeß Ihres Körpers Frieden geschlossen haben. Ich habe den Bereich Psyche und Geist um entsprechende Empfehlungen ergänzt, die Ihnen, wie ich hoffe, in dieser Hinsicht helfen werden.

Außerdem möchte ich Sie bitten, Ihre Beziehung und Einstellung zur konventionellen Medizin und zu Ärzten zu überprüfen. In dieser Lebensphase müssen die meisten Menschen häufiger zum Doktor und sich vielleicht wegen chronischer Zustände behandeln lassen. Dabei kann es allzu leicht vorkommen, daß man unverhältnismäßig von medizinischen Interventionen, insbesondere von Medikamenten, abhängig wird. Wenn ich den Medizinschrank älterer Freunde und Verwandten aufmache, dann stoße ich dort meist auf eine große Ansammlung verschreibungspflichtiger Medikamente. Viele ältere Menschen nehmen gleichzeitig fünf oder mehr Arzneien ein und setzen sich dem hohen Risiko nachteiliger Reaktionen und Wechselwirkungen aus.

Maßnahmen

- Nehmen Sie sich vor, solche Menschen aufzusuchen, die »in Würde« altern. Machen Sie sich diese zum Vorbild, und reden Sie mit ihnen darüber, wie es ihnen gelungen ist, sich den Veränderungen ihres Körpers anzupassen und sich selbst bei guter Gesundheit zu halten.
- Prüfen Sie die Medikamente in Ihrem Medizinschrank: Sind sie alle erforderlich? Gibt es vielleicht alternative, natürlichere Möglichkeiten, um mit einigen der Beschwerden umzugehen, gegen die sie verschrieben wurden?

Gesunde Ernährung

Das Verdauungssystem vieler älterer Menschen arbeitet langsamer und verträgt weniger Mißbrauch als in jüngeren Jahren. Die allgemeinen Ernährungsempfehlungen des Programms sind auch für Ältere gültig, doch ist es besonders wichtig, eine ausreichende Aufnahme von Ballaststoffen zu gewährleisten, indem man viele Vollkornprodukte, reichlich Obst und Gemüse ißt. Zahlreiche ältere Menschen stellen fest, daß ihnen Mahlzeiten, die reich an tierischem Eiweiß sind und gehaltvolle Saucen haben, nicht mehr schmecken. Unglücklicherweise finden sich jedoch viele Alte in Einrichtungen wieder, die Ernährungsempfehlungen wie denen des 8-Wochen-Programms keine Beachtung schenken. Wenn dies der Fall sein sollte (ähnlich übrigens wie bei jungen Menschen, die durch Schulküchen oder Mensen der falschen Ernährung ausgeliefert sind), dann müssen Sie lernen, klug unter den angebotenen Möglichkeiten auszuwählen.

Denken Sie daran, um regelmäßig ausscheiden zu können, müssen Sie genug Wasser trinken, ausreichend Bewegung haben und auf die genügende Aufnahme von Ballaststoffen achten.

- Sollte Verstopfung für Sie ein Problem sein, dann verwenden Sie das pflanzliche stuhlgangregulierende Triphala aus Indien, eine Hauptstütze ayurvedischer Medizin, die es inzwischen auch in manchen Naturkostläden gibt. Triphala ist eine Mischung aus drei Früchten, welche die Muskulatur des gastrointestinalen Systems stärkt, ohne dabei wie ein darmreizendes Abführmittel zu wirken. Es ist für die regelmäßige Einnahme gedacht, nicht für die Symptombehandlung, und entwickelt seine günstige Wirkung um so besser, je länger Sie es benutzen.

Nährstoffergänzung

- Verwenden Sie eines oder mehrere der Tonika, die ich in der sechsten Woche empfohlen habe. Menschen in Ihrer Lebensphase wissen die Vorzüge solcher Naturgeschenke, welche die Gesundheit stärken, leistungssteigernd wirken und die Widerstandsfähigkeit gegen Infektionen und Streß erhöhen, am meisten zu schätzen.

- Sollten Sie Schwierigkeiten mit dem Kreislauf haben, dann ziehen Sie die Verwendung von Ginkgo[48] in Betracht, dem aus den Blättern des *Ginkgo biloba* gefertigten Extrakt, der inzwischen auch in Deutschland weit verbreitet zur Verstärkung des Blutflusses im Körper verwendet wird. Ginkgo ist weder ein giftiges noch ein gerinnungshemmendes Mittel; möglicherweise wirkt Ginkgoextrakt, indem er die Elastizität der Membranen der roten Blutkörperchen fördert und diese sich folglich besser durch kleine Arterien und Kapillargefäße drängen können. Viele Menschen berichten sowohl von physischen wie mentalen Verbesserungen, nachdem sie dieses pflanzliche Mittel mindestens zwei Monate eingenommen haben. In Naturkostläden werden Sie standardisierte Extrakte in Tablettenform finden. Die Dosierung sollte etwa bei 40 Milligramm dreimal täglich mit den Mahlzeiten liegen.

- Ergänzen Sie Ihre oxidationshemmende Vitaminformel um Kalzium, wenn Sie dies nicht bereits getan haben. Bei Frauen läßt in den mittleren Jahren die Knochendichte nach; bei Männern findet dieser Prozeß später im Leben statt, doch Ende Siebzig, Anfang Achtzig ist bei ihnen das Osteoporoserisiko ebenso hoch wie bei Frauen. Die Ergänzung der Ernährung durch ein entsprechendes Mineralstoffpräparat wirkt hier eindeutig lindernd. Nehmen Sie vor dem Zubettgehen am besten mit einem Eßlöffel Magerquark oder Tofu oder mit einem anderen Sojaprodukt, um die Aufnahme zu erleichtern, 1000 bis 1500 Milligramm Kalziumzitrat ein, die Form, die der Körper am besten aufnehmen kann. Bedenken Sie, daß Kalzium verstopfend wirkt. Um dem vorzubeugen, nehmen Sie es mit Magnesium ein, das abführend wirkt und die Wirkung von Kalzium auch in anderer Hinsicht ausgleicht: 500 bis 1000 Milligramm Magnesiumglukonat, -chelat oder -zitrat. Achten Sie auf Ihre Verdauung, um die Einnahme der beiden Mineralstoffe richtig aufeinander abzustimmen.

Körperliche Bewegung

- Vernachlässigen Sie Ihre Spaziergänge nicht. Sie sind die ideale Bewegungsform für ältere Menschen.
- Behalten Sie das Stretching bei. Je besser es Ihnen gelingt, Ihre Flexibilität aufrechtzuerhalten, desto geringer ist Ihre Verletzungsgefahr.
- Sollten Sie Schwierigkeiten mit Arthritis oder mit anderen Gelenk- beziehungsweise Muskelerkrankungen haben, dann versuchen Sie es damit, daß Sie sich gelegentlich in angenehm warmem Wasser aufhalten. Schwimmen, Wasseraerobic für Senioren oder auch nur, auf Ihre eigene Art und Weise im Wasser herumzupaddeln, tut Ihrem Muskel-Knochen-Apparat gut.

Psyche und Geist

- Ich würde mich freuen, wenn Sie die folgende »Achtsamkeitsübung« von Thich Nhat Hanh[49] ausführten: »Leg dich auf ein Bett oder eine Matte oder ins Gras, in einer Stellung, die dir angenehm ist. Gebrauche kein Kissen. Fange damit an, dir deines Atems bewußt zu werden. Stell dir vor, daß alles, was von deinem Körper übriggeblieben ist, ein weißes

Skelett ist, das auf der Erde liegt. Halte ein Halblächeln aufrecht, und folge deinem Atem weiter. Stelle dir vor, daß all dein Fleisch verwest ist und sich aufgelöst hat und daß dein Skelett jetzt, achtzig Jahre nach der Beerdigung, in der Erde liegt. Stelle dir ganz deutlich die Knochen von Kopf, Rücken, Rippen, Hüften, Armen, Beinen und Fingern vor. Behalte ein Halblächeln bei, und atme ganz leicht, mit gelassenem Herzen und Geist. Erkenne, daß du nicht das Skelett bist. Du bist nicht deine körperliche Form. Sei eins mit dem Leben. Lebe ewig in den Bäumen und dem Gras, in anderen Menschen, in den Vögeln und anderen Tieren, im Himmel und in den Wellen des Meeres. Dein Skelett ist nur ein Teil von dir. Du bist nicht nur eine körperliche Form oder nur Gefühle, Gedanken, Handlungen und Wissen.« Thich Nhat Hanh empfiehlt, diese Übung zwanzig bis dreißig Minuten zu machen. Versuchen Sie es zunächst einige Minuten lang, um herauszufinden, ob Sie den Zugang zu einem so ungewohnten geistigen Territorium finden.

- Wenn Sie die Atembeobachtung üben, dann versuchen Sie sich mit Ihrem Atem wie mit der unveränderlichen Essenz zu identifizieren, die Verbindung mit dem Aspekt Ihres Selbst herzustellen, der weder altert noch stirbt.

- Geben Sie dem Gefühl von Befriedigung darüber Raum, daß Sie die Reife menschlicher Erfahrung und Weisheit erreicht haben, und bewahren Sie sich Ihr Interesse an und Ihr Engagement für die Aufrechterhaltung bestmöglicher Gesundheit.

– 16 –

Für jene unter
zwanzig Jahren

Sie sollten sich schon in jungen Jahren für präventive Gesundheitsvorsorge interessieren. Vermutlich dient Ihr Körper Ihnen gut. Wahrscheinlich haben Sie unter den üblichen Infektionskrankheiten der Kindheit, den üblichen Erkältungen und vielleicht einigen Allergien gelitten, doch die vorrangige Bedrohung Ihrer Gesundheit erfolgte vermutlich durch körperliche Verletzungen oder Unfälle, von denen Sie sich hoffentlich schnell und vollständig erholt haben. Ihr Heilungspotential ist noch hoch, und wenn Sie jetzt damit beginnen, es zu schützen, dann wird es Ihnen ein Leben lang gut dienen.

Maßnahmen

• Folgen Sie dem Programm genau so, wie es hier beschrieben wird. Die einzige Empfehlung, die für Sie vielleicht von geringerer Bedeutung sein mag, ist jene, welche die Tonika betrifft. Wenn Sie im allgemeinen gesund sind, dann ist Ihr Heilungssystem bereits stark und widerstandsfähig genug und bedarf keiner zusätzlichen pflanzlichen Stärkung. In der Regel sind ältere Menschen eher auf solche Hilfsmittel angewiesen, und möglicherweise besteht außerdem die Gefahr, ihre Wirkung zu verschwenden, wenn Sie sie ohne Grund schon früh im Leben einnehmen. Ein chinesischer Pharmakologe, der sich hingebungsvoll mit Tonika befaßt, hat mir einmal geraten: »Verschwenden Sie Ginseng nicht an Ihre Jugend; sparen Sie ihn für das Alter auf, und finden Sie dann heraus, was er für Sie tun kann.«

- Nehmen Sie alle Empfehlungen ernst, die Ihnen sagen, wie Sie sich vor Toxinen schützen können. Wenn Sie dies tun, dann haben Sie den Menschen gegenüber einen großen Vorteil, die sich erst im mittleren Alter oder später mit dem Thema befassen. Die toxische Schädigung des Heilungssystems ist die Folge einer über lange Zeit erfolgten, vielmaligen, jeweils geringen Belastung aus unterschiedlichen Quellen. Ergreifen Sie jetzt Schutzmaßnahmen, und wenn Sie dann älter sind, wird die Anreicherung Ihres Körpers mit Toxinen sehr viel geringer sein als bei vielen Ihrer Zeitgenossen.

Gesunde Ernährung

- Versuchen Sie sich an die Ernährungsempfehlungen des Programms zu halten. Je früher im Leben Sie ihnen folgen können, desto besser; denn der Schaden, den Sie Ihrem Körper durch unkluge Eßgewohnheiten zufügen, beruht wie bei den Toxinen auf einem langanhaltenden, kumulativen Ausgesetztsein. Um Ihnen ein Beispiel zu nennen, bedenken Sie das Risiko von Atherosklerose und ihren Zusammenhang mit einem zu hohen Cholesterinspiegel, der, in den meisten Fällen, die Folge einer zu hohen Aufnahme gesättigter Fettsäuren ist. Babys brauchen mehr Fett als erwachsene Menschen und können die gesättigten Fettsäuren in der Muttermilch verdauen, doch bereits im Alter von drei Jahren schlägt sich die Wirkung einer hohen Aufnahme von gesättigten Fettsäuren durch Milch- und Fleischprodukte als gelbliche Streifen auf der innersten Schicht der Herzkranzgefäße nieder. Gegen Ende des Heranwachsendenalters weisen viele Jungen in unserer Gesellschaft bereits eine signifikante Atherosklerose der Herzkranzgefäße auf, auch wenn es noch Jahre dauert, bis der Fluß arteriellen Blutes so weit reduziert ist, daß sich Symptome zeigen. (Vergessen Sie nicht, daß das erste Symptom dieser allein auf die Lebensweise zurückzuführenden Krankheit ein tödlicher Herzinfarkt sein kann.) Diese Tatsache wurde bedauerlicherweise anhand der Autopsien an jungen amerikanischen Soldaten, die kürzlich in Kriegen gefallen waren, bewiesen.

- Ich gebe gern zu, daß sich Ihnen bei der Realisierung der Ernährungsveränderungen dieses Programms möglicherweise größere Hindernisse in den Weg stellen als älteren Menschen. Sie üben nicht immer die Kontrolle über Ihre Ernährung aus, vor allem wenn Sie noch zu Hause wohnen, eine Kantine bzw. eine Mensa besuchen oder allein leben, aber wenig Erfahrung mit der Nahrungszubereitung oder Lust haben, für sich selbst zu kochen. Sollten Sie noch zu Hause leben, dann gelingt es Ihnen vielleicht, Ihre Eltern zur Teilnahme am 8-Wochen-Programm zu bewegen oder doch wenigstens für die Ernährungsempfehlungen zu interessieren. Vielleicht können Sie Ihrer Familie als gesundes Beispiel dienen, dem sie schließlich vielleicht doch folgen will.

- Viele Großküchen servieren ungesundes wie auch unappetitliches Essen, insbesondere zu viele tierische Produkte, schlecht zubereitete Gemüse und zu viele Fette der falschen Art. Fast-food-Restaurants sind leicht zu betreiben und rentabel, denn sie richten sich nach dem Geschmack junger Leute: die Speisen, die hier angeboten werden, sind jedoch sehr reich an Fetten der falschen Art.

- Sollten Sie in einer Mensa oder anderen Großküchen essen, dann müssen Sie lernen, aus dem vorhandenen Angebot weise auszuwählen. Vermeiden Sie beispielsweise Tiefkühlkost, reduzieren Sie Ihren Fleischkonsum, bevorzugen Sie Vollkornprodukte, versuchen Sie, sich an das Gemüse zu halten, und erwägen Sie, Ihre Ernährung mit Knoblauch, Ingwer und gelegentlichen Sojaburgern zu ergänzen.

- Möglicherweise stellt sich für Sie damit das Problem, daß Sie sich als ungesellig oder anders empfinden, weil Sie sich für gesunde Ernährung interessieren. Mahlzeiten und Zwischenmahlzeiten mit Freunden zu teilen hat für junge Menschen Sozialisationsfunktion, und es kann schwierig sein, gerade auf die Speisen zu verzichten, auf die andere Jugendliche besonders scharf sind. Bitte seien Sie flexibel. Ihr Körper kann ein bestimmtes Maß an wertlosen Nahrungsmitteln vertragen. Ihr tatsächliches Ziel ist es – und sei es, wenn es nicht anders geht, nach und nach –, gesunde Essensgewohnheiten zu entwickeln, die Ihnen ein Leben lang dienen. Ich versichere Ihnen, daß es ein ebensolches – oder sogar ein größeres – Vergnügen sein kann, Nahrungsmittel zu verspeisen, die zu Ihrer Gesundheit beitragen, wie die Speisen zu essen, nach denen sich die meisten Menschen in unserer Gesellschaft verzehren.

Nährstoffergänzung

- Machen Sie die oxidationshemmende Vitaminformel zu einem festen Bestandteil Ihrer täglichen Nahrung. Je früher im Leben Sie oxidationshemmende Vitamine und Mineralstoffe einnehmen, desto günstiger werden sie sich für Sie im Alter auswirken. Sie benötigen nur 400 IE Vitamin E; der Rest der Formel bleibt, wie er ist.

Körperliche Bewegung

- Je früher im Leben Sie vernünftige Gewohnheiten der Körperertüchtigung entwickeln, desto leichter wird es Ihnen fallen, sie später im Leben aufrechtzuerhalten, auch dann, wenn sich Ihre Lebensumstände gravierend verändern sollten. Denken Sie über Ihr Maß körperlicher Aktivitäten nach.

Die meisten Menschen gehen davon aus, daß junge Leute körperlich aktiv sind, doch alle Untersuchungen, die ich in dieser Hinsicht zu Gesicht bekommen habe, legen nahe, daß junge Amerikaner so unbeweglich sind wie niemals zuvor, wobei der Fernseher und der Computer sicherlich eine maßgebliche Rolle spielen. Vermutlich bereitet Ihnen Ihr Körper in diesem Alter keine weiteren Schwierigkeiten und bringt auch sein Bedürfnis nach Bewegung nicht direkt zu Gehör. Ältere Menschen sind hier im Vorteil, weil sie häufig den unmittelbaren Nutzen von körperlicher Bewegung deutlich spüren können, aber auch, wann es genug ist.

- Die meisten jüngeren Menschen, die ich kennenlerne, sehen im Gehen keinen Sinn und halten es für zuwenig anspruchsvoll, um es als Ertüchtigung anzuerkennen. Sie wollen lieber wettbewerbsorientierte Sportarten treiben, laufen oder Gewichte heben. Wenn Sie diese Art Aktivitäten mögen, dann gehen Sie dem nach. Ziehen Sie jedoch in Betracht, was ich über das Gehen als beste Form der körperlichen Übung gesagt habe, und versuchen Sie, eher mehr als weniger davon zu machen. Und führen Sie Stretchingübungen aus. Sie sind jetzt sehr viel flexibler, als Sie es in dreißig Jahren sein werden; Stretching wird Ihnen nicht nur sehr viel leichter fallen als mir; wenn Sie es jetzt zu Ihrer Gewohnheit machen, wird es außerdem dafür sorgen, daß Sie sich Ihre Beweglichkeit sehr viel länger erhalten können als Ihre Altersgenossen.

Psyche und Geist

- Sie können das Heilungssystem Ihres Körpers bei der Arbeit immer dann beobachten, wenn Sie sich eine Verletzung oder eine Infektion zugezogen haben. In den meisten Fällen erfolgt die Heilung bei jungen Menschen rasch und problemlos. Lernen Sie, Heilung als das zu sehen, was sie ist, und sie dankbar anzunehmen. Es wird Ihnen später gute Dienste leisten, wenn Sie schon in jungen Jahren Vertrauen in Ihre Heilungsfähigkeit aufbauen können.

Weitere Veränderungen im geistig-seelischen Bereich des 8-Wochen-Programms habe ich nicht vorzuschlagen. Er ist ebenso wichtig für junge Menschen wie für alle anderen. Es ist nie zu früh, die Bedürfnisse und Interessen anderer schätzenzulernen.

Lassen Sie mich noch einmal sagen, daß Ihr Entschluß, dem 8-Wochen-Programm zu folgen, lobenswert ist. Wenn mehr Menschen in Ihrer Altersgruppe dazu bereit wären, dann hätten wir eine gesündere Gesellschaft, die weit weniger Geld für Ärzte, Medikamente und Krankenhausaufenthalte ausgeben müßte.

Für Männer

Die Männer in unserem Kulturkreis haben eine kürzere Lebensspanne als die Frauen, sie erliegen oft schon in den Vierzigern oder Fünfzigern einem Herzschlag, werden häufiger Opfer von Gewalt, Unfällen und eines unnatürlichen Todes und sind tendenziell emotional eingeschränkter als ihre weiblichen Altersgenossen. Außerdem ist es bei ihnen weniger wahrscheinlich, daß sie sich Hilfe suchen, egal, ob es sich dabei um eine Anleitung zur gesunden Lebensführung handelt oder um die richtige Interpretation eines Symptoms; folglich ignorieren oder leugnen sie häufig medizinische Probleme und suchen erst dann einen Arzt auf, wenn es keinen anderen Ausweg mehr gibt. Weil dies so ist und außerdem noch zusätzliche geschlechtsspezifische Risiken bestehen, bin ich der Meinung, daß Männer bestimmte Aspekte des 8-Wochen-Programms besonders beachten müssen. Hier folgen die wichtigsten Gesichtspunkte:

Maßnahmen

- Lesen Sie den obigen Abschnitt noch einmal. Erkennen Sie eine der für Ihr Geschlecht typischen problematischen Verhaltensweisen bei sich wieder? Wenn ja, halten Sie diese typischen Verhaltensmuster in einer Liste fest, und denken Sie darüber nach, wie Sie sie im Zusammenhang mit dem 8-

Wochen-Programm verändern können. Es handelt sich dabei um Hindernisse auf Ihrem Weg zur bestmöglichen Gesundheit.

- Denken Sie über die Streßquellen in Ihrem Leben nach, die damit zusammenhängen, daß Sie ein Mann sind. Vielleicht sind Sie der Versorger einer Familie, müssen viele Stunden an einem von Konkurrenzkampf bestimmten Arbeitsplatz zubringen und fühlen sich dazu verpflichtet, unmögliche Standards zu erfüllen oder zu erreichen. Haben Sie nahe männliche Freunde, mit denen Sie Ihre Sorgen und Frustrationen teilen können? Wenn nicht, dann fassen Sie den Entschluß, solche Freundschaften zu entwickeln.

Gesunde Ernährung

Meiner Erfahrung als Arzt zufolge fallen Männer mit größerer Wahrscheinlichkeit Fleisch-Kartoffeln-Sauce-Mahlzeiten anheim, sind besonders versessen auf übergroße Fleischportionen und lehnen Gemüse ab, es sei denn, es handelt sich um Salat, der in einem in hohem Maße fetthaltigen Dressing ertränkt ist. Manche Männer betrachten Sojaprodukte und andere vegetarische Hauptgerichte als »unmännlich« – eine Einstellung, die angemessen ist, wenn man vorhat, vorzeitig aus der Welt zu scheiden.

- Bemühen Sie sich insbesondere darum, den ernährungsspezifischen Empfehlungen dieses Programms zu folgen, vor allem wenn es darum geht, die Aufnahme von tierischen Lebensmitteln zu reduzieren und den Verzehr von frischem Obst und Gemüse zu erhöhen.
- Machen Sie sich mit den Quellen gesättigter Fettsäuren in Ihrer Ernährung vertraut, und reduzieren Sie sie auf ein Minimum. Käse ist verantwortlich für einen Großteil der gesättigten Fettsäuren in der westlichen Ernährung, und die in

Rindfleisch enthaltenen Fettsäuren sind besonders ungesund für Herz und Arterien.

- Essen Sie regelmäßig Tomaten und Tomatenprodukte; das in ihnen enthaltene Lycopin schützt vor Prostatakrebs, eine der größten Gefahren für Männer, wenn sie älter werden.

Nährstoffergänzung

- Sollten Sie ein Vitamin- und Mineralstoffpräparat einnehmen, dann achten Sie darauf, daß es kein Eisen enthält. Männer können Eisen nicht anders eliminieren, es sei denn durch Blutverlust, und ein hoher Eisenspiegel kann zu Herz-Kreislauf-Erkrankungen und zu Krebs führen.
- Einige der Tonika, die ich in der sechsten Woche empfohlen habe, werden von asiatischen Männern besonders geschätzt. Dies gilt zum Beispiel für asiatischen Ginseng und Ashwagandha, die beide den Ruf haben, potenzsteigernd zu wirken, allgemein die Abwehrkräfte, Haut und Muskulatur zu stärken und die Heilung zu fördern. Denken Sie darüber nach, ob Sie ein solches Tonikum nehmen wollen, wenn Sie ein Nachlassen Ihrer sexuellen Bedürfnisse zu spüren meinen.
- Die meisten Männer über fünfzig entwickeln gutartige Vergrößerungen der Prostata, der walnußgroßen Drüse, welche die Harnröhre unmittelbar vor der Blase umschließt. Diese Vergrößerung wird durch den Hormonstoffwechsel beeinflußt und ist kein Vorbote für bösartige Veränderungen; sie kann zu abgeschwächtem Urinfluß, zu häufigerem oder nächtlichem Urinieren und zu anderen Symptomen führen. Ein sicheres und wirkungsvolles pflanzliches Heilmittel für solche Beschwerden ist das Extrakt der Zwergpalme (Serenoa repens),[50] das aus den Früchten dieser kleinen, an der Südostküste der Vereinigten Staaten beheimateten Palme gewonnen wird. Es ist weniger giftig als die Medikamente,

welche die meisten Ärzte bei Prostatavergrößerung verschreiben, und ich habe es schon als Kombinationspräparat mit einer anderen nützlichen Heilpflanze, *Pygeum africanum*, und verschiedenen Vitaminen und Mineralstoffen gesehen. Wenn Sie dieses Mittel erhalten, nehmen Sie zweimal täglich etwa 160 Milligramm des standardisierten Extrakts ein; das Produkt kann gefahrlos über eine längere Zeit eingenommen werden.

- Widerstehen Sie der Versuchung, hormonelle »Jungbrunnen« einzunehmen wie zum Beispiel Wachstumshormone, DHEA (Dehydroepiandrosteron, ein männliches Sexualhormon) und Melatonin. Hormone sind mächtige Bioregulatoren, die eine sehr breite Wirkung auf den Körper haben; in den meisten Fällen sind die Folgen einer langzeitigen Versorgung mit diesen Substanzen nicht bekannt.

Körperliche Bewegung

- Schenken Sie Ihrem Körper Aufmerksamkeit, hören Sie auf seine Klagen, und geben Sie alle Aktivitäten auf, die ihm Schwierigkeiten bereiten. Es ist ein Jammer, junge Männer wegen einer Schulter-, Knie- oder Rückenverletzung, die sie sich beim Fußball oder anderen wettbewerbsorientierten Sportarten zugezogen haben, handlungsunfähig zu sehen. Es gibt einen Ort und eine Zeit, die angemessen ist für solche Sportarten, doch ich kenne viele Männer, die nicht bereit sind, sie in dem Alter aufzugeben, wenn ihr Körper physischen Mißbrauch übelnimmt. Die Vorstellung, »den Schmerz überwinden« zu müssen, hat bei vielen Männern dazu geführt, daß sie für den Rest ihres Lebens mit Schmerzen leben müssen und unfähig zu jeglicher Körperertüchtigung sind.
- Gehen als Form körperlicher Bewegung sollte niemals leichtfertig abgetan werden. Ich sage voraus, daß die Forschung

noch zeigen wird, daß Gehen als allgemeines Konditionstraining dem Laufen noch überlegen ist.

• Vermeiden Sie das in unserer Gesellschaft häufig vorkommende Muster, in der Jugend sportlich aktiv zu sein und im mittleren Alter nur noch zu sitzen. Es ist sehr viel besser, bei einer regelmäßigen, moderaten, vernünftigen körperlichen Betätigung zu bleiben, die man ein Leben lang beibehalten kann.

Psyche und Geist

Es ist ein Klischee, daß Männern der Ausdruck ihrer Gefühle Probleme bereitet, doch es ist leider eine Tatsache, daß viele von ihnen tatsächlich im Eingeständnis von Verletzbarkeit oder in emotionalem Schmerz ein Zeichen von Schwäche und daher von fehlender Männlichkeit sehen. Selbstverständlich bringen manche Männer bestimmte Gefühle nur allzu bereitwillig zum Ausdruck: Wut, wenn sie frustriert werden zum Beispiel, was nicht nur ihre überproportionale Repräsentation als Gewalttäter erklärt, sondern auch einen Risikofaktor für den Herzinfarkt darzustellen scheint.

• Sollte es Ihnen schwerfallen, Wut unter Kontrolle zu halten, dann bemühen Sie sich bitte besonders stark um die Entspannungsatmung, die ich Ihnen vermittelt habe. Außerdem sollten Sie versuchen, Ihre Atembeobachtung zu einer formalen Meditationspraxis zu erweitern – sagen wir, für zwanzig bis dreißig Minuten täglich. Vielleicht werden Sie auch feststellen, daß Yoga Sie darin unterstützt, gewalttätige Reaktionen auszuschalten; damit befriedigen Sie außerdem das Bedürfnis Ihres Körpers nach gesundem Stretching.

• Für den Fall, daß es Ihnen Schwierigkeiten bereitet, Ihre Gefühle zu erkennen oder auszudrücken, ziehen Sie in Betracht, eine Einzel- oder Gruppenpsychotherapie zu machen, oder suchen Sie eine »Männergruppe«, die Ihrem Geschmack entspricht. Männer, die lernen, sich mit ihren Gefühlen wohler zu fühlen und sie leichter auszudrücken, sind gesünder und glücklicher.

- Arbeiten Sie daran, bedeutsame Bindungen herzustellen: zu anderen Männern, zu den Mitgliedern Ihrer Familie, zu Freunden, Nachbarn, Haustieren, Pflanzen und zur Erde. Da Männer sich im Gegensatz zu Frauen leichter selbst genügen und stolz auf ihre Unabhängigkeit sind, ist bei ihnen die Wahrscheinlichkeit größer, daß sie unter dem Abkehrungssyndrom leiden, das ich im Rahmen der sechsten Woche beschrieben habe. Unverheiratete Männer geraten häufiger in die Abhängigkeit von Drogen, Medikamenten und anderen Substanzen als verheiratete, und sie werden auch leichter krank und sterben jung. In vielen Teilen der Welt werden Gewalttaten meist von einzelgängerischen Männern begangen. Stellen Sie Bindungen her!

– 18 –

Für Frauen

Das weibliche Fortpflanzungssystem ist sehr viel komplizierter als das männliche und verursacht besondere Gesundheitsrisiken. Beispielsweise kommen in den weiblichen Fortpflanzungsorganen unterschiedliche lebensbedrohende Krebsarten häufig vor; sie nehmen außerdem überall auf der Welt an Zahl zu, vermutlich als Folge von Umweltgiften, die wie Östrogene wirken und denen Frauen mehr und mehr ausgesetzt sind, was ich bereits beim Programm für die zweite Woche erwähnte. Es ist lebenswichtig, daß Sie alles in Ihrer Macht Stehende tun, um das Risiko dieser entsetzlichen Krankheiten zu reduzieren. Frauen erkranken außerdem mit größerer Wahrscheinlichkeit als Männer an Autoimmunität (wie bei rheumatoider Arthritis und bei Lupus), an der Alzheimer-Krankheit und an Osteoporose. Es ist in Ihrem Interesse, etwas über Ihren Körper und über die Störungen zu lernen, für die Sie aus genetischen Gründen anfällig sind. Dann erst können Sie sinnvoll Präventivmaßnahmen ergreifen.

Obwohl Frauen seltener als Männer von ihren Gefühlen abgeschnitten oder unfähig sind, sie auszudrücken, leiden sie häufiger unter Depressionen und werden öfter mit pharmazeutischen Mitteln gegen emotionale Störungen behandelt. Seit dem Entstehen der psychopharmazeutischen Industrie Mitte dieses Jahrhunderts sind Beruhigungsmittel, Stimulanzien und Antidepressiva, von denen viele süchtig machen und bei langanhaltender Einnahme ungesund sind, vor allem und hauptsächlich auf Frauen zugeschnitten. Da die Hauptlast der sozialen Verantwortung auf ihren Schultern ruht, sind sie häufig gezwungen, unmögliche Anforderungen zu erfüllen. Jene, die versuchen, in von Männern dominierten Bereichen zu arbeiten, bekommen für die gleiche Arbeit weniger Geld und werden oft dazu gebracht, sich eine wettbewerbsorientierte Einstellung zuzulegen, die sie streßanfällig macht. In vielen Ländern müssen Frauen sich noch immer mit der vorherrschenden Einstellung abfinden, daß die einzige als angemessen betrachtete Rolle, die sie außerhalb des Zuhauses erfüllen dürfen, die von Lehrerinnen und Krankenschwestern ist.

Frauen fällt es in der Regel leichter als Männern, um Hilfe zu bitten, daher haben sie keine Schwierigkeiten damit, bei auftretenden Symptomen einen Arzt aufzusuchen. Doch in Anbetracht des heutigen Zustands der allopathischen Medizin werden ihre Beschwerden häufig als »hysterisch« abgetan, oder aber sie geraten schließlich in eine Abhängigkeit von ihren Ärzten, egal, ob sie konventionell oder alternativ arbeiten. In der Mitte ihres Lebens machen Frauen eine bedeutende biologische Veränderung – die Menopause – durch, mit der Männer sich nicht auseinandersetzen müssen. Sie ruft viele emotionale und medizinische Sorgen hervor, wie zum Beispiel Ängste davor, jugendliche Attraktivität und sexuelle Anziehungskraft zu verlieren, und Befürchtungen, ob die Östrogenersatztherapie, die ihnen die meisten Ärzte aufzudrängen versuchen, auch wirklich unbedenklich ist.

Da für viele Frauen die Anziehungskraft, die sie auf Männer ausüben, am wichtigsten ist, sind Sorgen bezüglich ihres Aussehens und ihrer sexuellen Attraktivität von entscheidender Motivationskraft. In einer Gesellschaft, in der anorexische Schlankheit als das Ideal weiblicher Schönheit gerühmt wird, können Frauen sich leicht mit Diäten und Körperertüchtigungsprogrammen malträtieren, die in keiner Weise gesundheitsförderlich sind; außerdem sind sie ein leichtes Ziel für die

Werbekampagnen von Herstellern von Kosmetika und Schönheitsprodukten. Ich kenne den Druck, unter dem Sie stehen, denn ich habe viele Frauenzeitschriften gesehen, die auf ihrem Titelblatt mit der neuesten Crashdiät werben und gleich daneben einen verführerischen Schokoladenkuchen abbilden, den Sie anhand des im Innern befindlichen Rezepts backen sollen. Ein Hauptgrund für die Tabaksucht unter Frauen heute ist, daß Mädchen lernen, sich mit Zigaretten statt mit Süßigkeiten und anderen dickmachenden Speisen zu trösten; die meisten Raucherinnen leiden unter der Angst, dick zu werden, sobald sie das Rauchen einstellen. Außerdem – ich nehme an, das wissen Sie – entwickeln Frauen mit sehr viel größerer Wahrscheinlichkeit Eßstörungen als Männer. Es mag Ihnen schwerer fallen als den Männern, Ihren Körper zu mögen und gut zu behandeln, doch ist dies die Voraussetzung, wenn Sie der Fallgrube, einem unerreichbaren Körperbild hinterherzujagen, entgehen wollen.

Verglichen mit Männern, wissen Frauen eher über Alternativen zur konventionellen Medizin Bescheid, experimentieren bereitwilliger mit Heilpflanzen, lassen sich eher psychologisch beraten oder begeben sich leichter in Psychotherapie, sind besser über Ernährung informiert, essen mit größerer Begeisterung Obst, Gemüse und andere Nahrungsmittel als die unter Männern weitverbreitete Fleisch-Kartoffeln-Sauce-Mahlzeit. Frauenzeitschriften gehören zu den wichtigsten Quellen für Informationen über natürliche Behandlungsweisen, und überall auf der Welt führen Frauen die Verbraucherorganisationen an, die nach und nach medizinische Institutionen und Praxen zu Veränderungen zwingen. Es liegt auch eine große Verantwortung darin, daß Sie vielleicht Ihren Partner dazu anregen, überreden oder drängen müssen, ein gesünderes Leben zu führen...

Es folgen nun einige Ergänzungen und Modifizierungen des 8-Wochen-Programms, die nur für Sie gedacht sind:

Maßnahmen

- Lesen Sie den vorausgegangenen Abschnitt dieses Kapitels ein zweites Mal, um festzustellen, ob auch Sie von irgendwelchen der bei Frauen heute weitverbreiteten Probleme und Herausforderungen betroffen sind. Sollte dies der Fall sein, dann machen Sie sich darüber Gedanken, wie Sie besser mit ihnen umgehen könnten oder was Sie verändern müßten, um es sich etwas leichter zu machen.

- Stellen Sie eine kleine Krankengeschichte Ihrer weiblichen Verwandten zusammen: Schwestern, Mutter, Schwestern der Mutter, Mutter der Mutter. Gibt es irgendwelche Krankheiten, die bei diesen Menschen auffallen? Wenn ja, dann lesen Sie etwas über die entsprechenden Störungen, um herauszufinden, welche Lebensweisen sie begünstigen.

- Informieren Sie sich allgemein über den weiblichen Körper und Gesundheit. Konzentrieren Sie sich darauf, Ihr Wissen in dieser Hinsicht zu erweitern.

- Achten Sie sorgfältig darauf, sich vor Toxinen in Wasser, Nahrungsmitteln und in Ihrer Umgebung zu schützen, wie es im Programm vorgeschlagen wird. Viele Schadstoffe haben das Potential, Ihr Brustkrebsrisiko zu erhöhen und andere Störungen in Ihren Fortpflanzungsorganen hervorzurufen.

- Gehen Sie Ihre Kosmetika (auch die Haarwaschmittel) durch, und sortieren Sie die Produkte aus, die künstliche Farbstoffe enthalten. Brauchen Sie sie auf und versuchen Sie dann, Alternativen zu finden, die keine künstlichen, sondern natürliche Farbstoffe enthalten.

Gesunde Ernährung

- Sorgen Sie dafür, daß Sie Nahrungsmittel zu sich nehmen, die Sie mit der ausreichenden Menge an Omega-3-Fettsäuren versorgen, wie ich dies für die erste Woche beschrieben habe. Ihre natürliche entzündungshemmende Wirkung wird Sie vor vielen Störungen schützen, für die Frauen anfälliger sind.

- Wenn Sie viel Fleisch, Geflügel und Milchprodukte essen, dann versuchen Sie, solche Waren zu bekommen, die in Bioqualität und garantiert frei von Hormonen sind. (Bei den im Zusammenhang mit Fleisch- oder Milchproduktion eingesetzten Hormonen handelt es sich in der Regel um Östrogene, welche die hormonelle Last der Zellen in Ihren Brüsten, Eierstöcken und in der Gebärmutter vergrößern [siehe Fußnote auf Seite 100].)

- Sorgen Sie dafür, daß Sojaprodukte zu einem festen Bestandteil Ihrer Ernährung werden, um ein weiteres Verteidigungsmittel gegen den Östrogenansturm zu haben.

- Machen Sie sich die letzten Forschungsergebnisse über die durch Alkohol verursachten Risiken bewußt. Die Tatsache, daß selbst kleine Alkoholmengen – da sie die Östrogenproduktion des Körpers beeinflussen – das Risiko von Brustkrebs bei dafür anfälligen Frauen in die Höhe treiben können, findet immer mehr Bestätigung.

- Obgleich Ihre Hormone Sie bis zur Menopause vor koronaren Herzkrankheiten schützen, ist es nie zu früh, um mit einer Ernährung zu beginnen, die wenig gesättigte Fettsäuren enthält und einen großen Obst- und Gemüseanteil aufweist und damit die Gesundheit des Herzens bewahrt.

- Lassen Sie sich regelmäßig gynäkologisch untersuchen und den Pap.-Abstrich machen, um Gebärmutterhalskrebs schon im Frühstadium erkennen zu können. Lernen Sie, wie Sie selbst einmal im Monat Ihre Brüste abtasten können, und lassen Sie im Alter von fünfzig Jahren einmal eine Mammographie machen. Sollten Sie aufgrund Ihres Körpertyps (leichte Knochen, helle Haut) oder der Krankengeschichte der Familie der Risikogruppe für Osteoporose angehören, dann lassen Sie Ihre Knochendichte messen, bevor Sie in die

Menopause eintreten. Sollte das Ergebnis unterhalb der normalen Werte liegen, dann beraten Sie sich mit Ihrem Arzt, wie Sie sich verhalten können, um den Knochenabbau zu verlangsamen oder zum Stillstand zu bringen.

- Eine Östrogenersatztherapie reduziert das Risiko koronarer Herzerkrankungen bei Frauen erheblich, sie verlangsamt den Knochenabbau, schützt vor der Alzheimer-Krankheit und verhindert menopausale Symptome. Leider jedoch kann sie auch die Gefahr von Krebs in den weiblichen Geschlechtsorganen vergrößern. Um eine vernünftige Entscheidung für oder gegen die Östrogenersatztherapie zu treffen, müssen Sie auf der Basis Ihrer Krankheitsgeschichte und der Ihrer Familie, des Vorhandenseins von Alternativen und Ihrer Bereitschaft, einschneidende Veränderungen Ihrer Lebensgewohnheiten vorzunehmen, den Nutzen gegen die Risiken abwägen.
- Verzichten Sie auf künstliche Süßstoffe und auf Produkte, in denen sie enthalten sind.

Nährstoffergänzung

- Ergänzen Sie Ihre oxidationshemmende Vitaminformel um Kalzium: Nehmen Sie vor dem Zubettgehen, am besten mit einem Eßlöffel Magerquark oder Tofu oder mit einem anderen Sojaprodukt, das die Aufnahme erleichtert, 1000 bis 1500 Milligramm Kalziumzitrat ein, zusätzlich 500 bis 1000 Milligramm Magnesium (Glukonat, Chelat oder Zitrat), denn die beiden Mineralstoffe wirken ausgleichend aufeinander.
- Es gibt eine große Anzahl nützlicher, stärkender Heilpflanzen für Frauen, darunter Dong quai, welches ich beim Programm für die sechste Woche genannt habe. Die traditionelle chinesische Medizin kennt außerdem gute pflanzliche Zubereitungen, welche die weiblichen Fortpflanzungsorgane harmonisieren und stärken.

Körperliche Bewegung

- So wie Männer häufig ungesunde Sportarten betreiben, weil sie von körperlicher Fitneß besessen sind, so übertreiben Frauen es manchmal ebenso unvernünftig mit der Gewichtskontrolle. Achten Sie darauf, Ihren Körper nicht zu schädigen, indem Sie ihm zuviel abverlangen, und schließen Sie Gehen als die beste Form der körperlichen Bewegung nicht aus.

Psyche und Geist

- Wenn Sie anfällig für emotionale Instabilität sind, dann arbeiten Sie sorgfältig mit den Atemübungen des 8-Wochen-Programms. Mit der Zeit werden sie Ihnen sogar über Ihre Stimmungen hinweghelfen.
- Zögern Sie nicht, sich bei psychologischen Beratern und Therapeuten Hilfe zu holen, wenn Sie emotionale Probleme haben.
- Experimentieren Sie mit Visualisationen als Heilungstechnik, so wie ich es für die zweite Woche beschrieben habe. Frauen sind in dieser Hinsicht häufig sehr talentiert, und wenn Sie diese Begabung entwickeln, dann wird sie Sie darin unterstützen, nicht von medizinischen Interventionen und Ärzten abhängig zu werden.
- Interessieren Sie sich außerdem für die unterschiedlichen Formen des Handauflegens wie Reiki, Jin Shin Jutsu und für andere Heilungsweisen, bei denen Energie über die Hände abgegeben wird. Frauen lernen diese Techniken oft leichter als Männer, und sie sind allesamt wertvoll.

Für Schwangere und jene, die es werden wollen

Bei einer Schwangerschaft haben Sie die Gelegenheit, einem neuen Erdenbürger die besten Voraussetzungen für ein Leben in Gesundheit zu verschaffen. Die Schwangerschaft erzeugt für den Körper allerdings besondere Bedürfnisse, die bei einigen der Schritte des 8-Wochen-Programms Anpassungen verlangen:

Maßnahmen

- Finden Sie etwas über bewußte Empfängnis- und Geburtstechniken heraus, um die Wahrscheinlichkeit einer unproblematischen Schwangerschaft und Geburt zu erhöhen wie auch das Heranwachsen eines optimal gesunden Babys. Eine gute Informationsquelle ist das Buch *The Child of Your Dreams* (»Das Kind Ihrer Träume«) von Laura Archera Huxley und Piero Ferrucci,[51] das aber leider vergriffen ist. Unter anderem raten die beiden Autoren dazu, daß Sie und Ihr Partner regelmäßig mit dem sich entwickelnden Baby sprechen und daß Sie ihm harmonische Musik durch die Bauchdecke hindurch vorspielen.
- Nehmen Sie die Hilfe einer erfahrenen Hebamme sowohl während der Schwangerschaft als auch während der Geburt an. Ich bin ein großer Befürworter von Heim-, natürlichen und hebammenunterstützten Geburten. Außerdem empfehle

ich die Auswahl eines Krankenhauses, das eng mit der Hebamme zusammenarbeitet und eine natürliche Geburt in einer medizinisch sicheren Umgebung gestattet.

- Sorgen Sie für Ihren bestmöglichen Gesundheitszustand, indem Sie sich am 8-Wochen-Programm als allgemeine Richtlinie orientieren.

- Setzen Sie alle Medikamente ab, ob verschrieben oder frei verkäufliche, ob Sie sie aus medizinischen Gründen oder nur zur Steigerung des Wohlbefindens einnehmen, ob legal oder illegal (es sei denn, Ihr Arzt hält sie für unbedingt erforderlich). Der sich entwickelnde Fötus reagiert äußerst empfindlich auf eine pharmakologische Beeinflussung, vor allem während der ersten drei Monate, in denen sich die Organe bilden. Beispielsweise können selbst kleine Mengen Alkohol oder Kaffee die Entwicklung beeinträchtigen. Verzichten Sie aus denselben Gründen auch weitgehend auf pflanzliche Heilmittel.

- Befragen Sie Ihren Arzt zu den Schwitzbädern, die ich in der fünften Woche empfohlen habe. Ich rate schwangeren Frauen von langen, heißen Wannenbädern ab, aber ich stimme mit finnischen Ärzten darin überein, daß maßvolles Saunabaden während der Schwangerschaft keine Probleme schafft. Wenn Sie Schwitzbäder mögen, dann besprechen Sie die Angelegenheit mit Ihrem Arzt oder Ihrer Hebamme.

Gesunde Ernährung

- Der Eiweißbedarf erhöht sich ein wenig während der Schwangerschaft, aber nicht so sehr, wie man vielleicht annehmen könnte. Fühlen Sie sich nicht verpflichtet, mehr Milch zu trinken oder mehr Fleisch zu essen, es sei denn, Sie spüren ein eindeutiges Verlangen nach solchen Nahrungsmitteln. Am besten ist es, wenn Sie in diesem Zusammenhang auf Ihren Körper hören; er wird Ihnen sagen, was er braucht.

- Vermeiden Sie den Genuß von stark aromatisierten Speisen und von scharfen Gewürzen (wie zum Beispiel von schwarzem Pfeffer und Senf). Eine interessante Theorie[52] betrachtet die für die Anfangsphase der Schwangerschaft typische morgendliche Übelkeit als Schutzreaktion, die den Embryo vor toxischen Stoffen schützen soll, die möglicherweise Entwicklungsstörungen verursachen könnten. Achten Sie darauf, was bei Ihnen Übelkeit hervorruft, und hören Sie darauf, wenn Ihr Körper Ihnen mitteilt, daß er etwas nicht mag.

- Für den Fall, daß Sie unter morgendlicher Übelkeit leiden, ist das sicherste Hilfsmittel ein Armband, das einen Akupunkturpunkt am Handgelenk stimuliert, der Übelkeitsgefühle kontrolliert. Sie können es außerdem mit Ingwer in Tee- oder Kapselform versuchen; dies zeigt eine gute Wirkung und ist sicherer als jedes Medikament.

- Befolgen Sie sorgfältig die Ratschläge des Programms, welche den Kontakt mit Toxinen aus Wasser und Nahrungsmitteln verringern helfen sollen.

- Im letzten Monat der Schwangerschaft und in den ersten Wochen nach der Geburt werden Omega-3-Fettsäuren rasch vom Gehirn des Babys aufgenommen. Achten Sie darauf, während dieser Zeit ausreichende Mengen Lachs, Sardinen oder Leinsaat zu sich zu nehmen. (Die Omega-3-Fettsäuren, die Sie über die Nahrung aufnehmen, gehen über die Muttermilch an das Baby über.)

Nährstoffergänzung

- Ihr Arzt sollte Ihnen für die Zeit vor der Geburt ein gutes Vitamin- und Mineralstoffpräparat empfehlen können, das zusätzlich Eisen und Kalzium enthält.

- Folsäure, ein Vitamin aus dem B-Komplex, ist dafür bekannt, daß es Neuralrinnendefekte wie Spaltwirbel (*Spina bifida*) verhindert, eine sehr ernste Mißbildung in der frühen embryonalen Entwicklung. Unglücklicherweise ist die kritische Phase meist schon vorbei, bis Frauen feststellen, daß sie schwanger sind. Die Hauptquelle von Folsäure sind die gekochten Blattgemüse, die ich im Rahmen des Programms empfohlen habe (eine weitere ist Orangensaft). Sollten Sie eine Schwangerschaft erwägen oder es für möglich halten, daß Sie schwanger sind, dann nehmen Sie sicherheitshalber täglich ein Vitaminpräparat, das Vitamine des B-Komplexes enthält und Sie mit 400 Mikrogramm Folsäure versorgt.

- Die Zahnknospen Ihres Kindes werden schon früh in der embryonalen Entwicklung angelegt. Wenn Sie in der zweiten Hälfte der Schwangerschaft täglich eine geringe Menge Fluorid zu sich nehmen, dann unterstützen Sie damit auf Dauer die Gesundheit seiner Zähne. Sollten Sie den Empfehlungen des 8-Wochen-Programms folgen und Ihr Trinkwasser filtern (oder Flaschenwasser trinken), dann werden Sie kein Fluorid aufnehmen, obgleich es in Ihrem Leitungswasser enthalten ist. Ihr Arzt kann Ihnen Fluorid in flüssiger oder in Tablettenform als tägliche Nährstoffergänzung verschreiben und Ihnen die korrekte Dosierung nennen (gewöhnlich ein Milligramm pro Tag). Nehmen Sie Fluorid auch ein, während Sie stillen. Mir ist die Kontroverse in Sachen Fluorid und Anreicherung des Trinkwassers mit Fluorid durch die Wasserwerke wohlvertraut; wie bei den meisten medizinischen Behandlungen sind auch hier Vorteile und Nachteile untrennbar miteinander verbunden. Doch in diesem Fall meine ich, daß dies etwas mit der Dosierung zu tun hat. In Maßen eingenommen, sind die Vorteile der Nahrungsergänzung mit Fluorid weit größer als die Nachteile. Meine Frau beachtete diese Empfehlungen in allen außer in einer Schwangerschaft, und der Unterschied ist bei dem Kind, welches nicht in den Genuß der Nährstoffergänzung gekommen ist, deutlich sichtbar.

- Überprüfen Sie die Mengen von Vitamin C und E, Beta-Karotin und Selen, mit denen Sie durch das für die Zeit der

302

Schwangerschaft verschriebene Vitamin- und Mineralstoffpräparat versorgt werden. Passen Sie Ihre Vitamin- und Mi-
neralstoffaufnahme der oxidationshemmenden Vitaminformel an, damit Sie weder mehr noch weniger aufnehmen als
die empfohlene tägliche Dosis. Die im Programm angegebenen Dosierungen können im Verlauf der ganzen Schwangerschaft beibehalten werden.

- Verwenden Sie während der Schwangerschaft keine der
pflanzlichen Tonika, die ich im Zusammenhang mit der
sechsten Woche beschrieben habe.

Körperliche Bewegung

- Die Geburt wird für Sie leichter verlaufen, wenn Sie sich in
einem guten körperlichen Zustand befinden und Sie Ihre
willkürlichen Muskeln einsetzen können, um während der
Geburt die Wehen zu unterstützen. Manche Leichtathletin-
nen und Joggerinnen haben Schwierigkeiten damit, da der
Tonus ihrer willkürlichen Muskeln zu hoch ist und sie diese
nicht genug entspannen können, um sie synchron mit der
Gebärmutter arbeiten zu lassen. Das ist ein weiterer guter
Grund dafür, maßvolle, vernünftige Gewohnheiten bei der
Körperertüchtigung zu entwickeln.
- Spaziergänge können Sie bis hin zum Geburtstermin machen. Sie werden Sie darin unterstützen, im Verlauf der
Schwangerschaft nicht zusätzlich zuzunehmen und Ihre Verdauung sowie Ihren Muskeltonus aufrechtzuerhalten.
- Stretching ist ebenfalls geeignet, um Ihre Muskulatur
während der Schwangerschaft zu kräftigen, auch wenn Sie
die Übungen mit dem wachsenden Umfang Ihres Körpers
vielleicht verändern müssen.
- Sollten Rückenschmerzen in den späteren Monaten für Sie
zum Problem werden, dann versuchen Sie es mit einigen
chiropraktischen oder osteopathischen Sitzungen.

Psyche und Geist

- Die Atemarbeit des 8-Wochen-Programms ist eine großartige Vorbereitung auf die Geburt. Bei allen Methoden natürlicher Geburt wird die Atemkontrolle als wichtigstes Mittel betont, um sich auf den Wehenschmerz einzustellen und Körper und Geist während der Wehen und Entbindung im richtigen Zustand zu halten. Beschäftigen Sie sich vor allem mit der Entspannungsatmung.

- Umgeben Sie sich mit Blumen, Schönheit, Musik und Kunst, um sich bei guter Stimmung zu halten. Sie nehmen damit nämlich schon während der Schwangerschaft auch auf das Bewußtsein des Babys Einfluß.

- Die zweite Stufe der Entbindung, in der das Baby den Geburtskanal passiert, wird von vielen Frauen als Gipfelerlebnis beschrieben, mit dem eine bedeutende Bewußtseinsveränderung einhergeht. Das ist einer der Gründe, die dafür sprechen, der Entbindung ohne den Einsatz von Medikamenten entgegenzusehen, die die Wahrnehmung trüben würden. Hier bietet sich Ihnen die Gelegenheit, einen Blick über die Schwelle zwischen der materiellen und der geistigen Welt zu werfen.

- Imaginationstherapie und Hypnotherapie können wirkungsvolle Hilfsmittel sein, um Ihnen Schwangerschaft und Entbindung zu erleichtern. Sollten Sie Schwierigkeiten während der Schwangerschaft haben oder bei der Vorbereitung auf die Geburt Hilfe brauchen, dann suchen Sie sich einen Therapeuten, mit dem Sie gut zusammenarbeiten können und der eine Begabung für diese Methoden hat. Sie sind vollkommen ungefährlich, können aber erstaunlich wirkungsvoll sein, selbst bei nur ein oder zwei Sitzungen. In *Heilung aus eigener Kraft*[53] habe ich die Geschichte meiner Frau Sabine geschildert, die drei Wochen vor dem Geburtstermin eine Hypnotherapiesitzung absolvierte, um das Baby zu bitten, rechtzeitig zu kommen und sich von der Steißlage in die Geburtslage zu drehen. Das Baby erfüllte die Bitte innerhalb von zwanzig Minuten nach der Sitzung und kam termingerecht zur Welt.

– 20 –

Für Eltern
kleiner Kinder

Die Elternschaft ist das Höchste an Herausforderung und die größte Belohnung. Ich möchte Sie bitten, die folgenden beiden Aspekte der Elternschaft zu überdenken: erstens, auf welche Weise die Anwesenheit kleiner Kinder in Ihrem Heim Sie darin beeinträchtigen könnte, dem 8-Wochen-Programm zu folgen, und zweitens, wie Sie Ihre Kinder dazu ermuntern könnten, lieber früher als später im Leben gesunde Gewohnheiten zu entwickeln.

Ein Kleinkind benötigt viel Aufmerksamkeit und stört den Schlaf der Eltern oft erheblich. Die Ankunft eines Babys kann das Leben sehr wohl um eine neue Dimension von Streß und Angst ergänzen, die natürlich durch die Freude, welche die Bindung an ein neues Lebewesen erzeugt, wieder ausgeglichen wird. Manchmal können Schwangerschaft und Geburt die Eltern dazu motivieren, ihre Gewohnheiten zu überprüfen und beispielsweise das Rauchen aufzugeben oder den Prinzipien guter Ernährung mehr Beachtung zu schenken. Andererseits kann die Verantwortung als Eltern in Menschen das Gefühl hervorrufen, daß sie weder Zeit noch Energie dafür haben, sich um die eigenen Belange zu kümmern. Doch je gesünder Ihr Körper, Geist und Ihre Seele sind, desto fähiger sind Sie als Eltern. Zeit zu finden, damit Sie sich um sich selbst kümmern können, muß deshalb auch dann Priorität haben, wenn Sie mit Kindern leben, die hohe Anforderungen an Sie stellen.

Je früher im Leben das Fundament für eine gesunde Lebensweise gelegt wird, desto besser kann Ihr Nachwuchs gedeihen. Je mehr Jahre Ihre Kinder gesund leben, desto größer ist auch die Wahrscheinlichkeit, daß sie den Fallgruben der mittleren Jahre entgehen und auch in hohem Alter noch gesund sind. Außerdem fällt es in der Kindheit meist sehr viel leichter, sich gute Ernährungs-, Körperertüchtigungs- und Entspannungsgewohnheiten anzueignen, denn als Erwachsener. Je mehr Informationen über eine gesunde Lebensweise wir an Kinder weitergeben, um so mehr wird sich unsere ganze Gesellschaft auf einen besseren Gesundheitszustand zubewegen und von der kostspieligen medizinischen Intervention unabhängig werden. Die meisten Krankheiten, die einen frühen Tod, Arbeitsunfähigkeit und die Verteuerung der Gesundheitsvorsorge zur Folge haben, gehen wie gesagt auf die Lebensweise zurück. Sie könnten verhindert werden, wenn sich die Menschen schon in jungen Jahren präventive Strategien aneigneten. Als Eltern tragen Sie die Verantwortung dafür, daß diese Informationen auf eine Weise zu Ihren Kindern gelangen, die es ihnen ermöglichen, sie auch zu nutzen.

Maßnahmen

- Entscheiden Sie sich dafür, den Schritten des 8-Wochen-Programms zu folgen. Wenn nötig, verhandeln Sie mit Ihrem Partner darüber, wann Sie sich Zeit für Ihre körperliche Bewegung, Entspannung und für Ihre Seele nehmen dürfen. (Mit Ihren Kindern zu spielen kann eine Methode sein, mit der Sie sich zugleich körperliche Bewegung, Entspannung und Aufmunterung verschaffen.)
- Nutzen Sie die Gelegenheit, da Sie mit Kindern leben, um die Vorstellung von der Selbstheilung des Körpers in das Bewußtsein der Familie zu integrieren. Heilung geschieht bei jungen Menschen sehr schnell, so daß man sie leicht beob-

achten kann. Wenn sich Ihre Kinder Kratzer oder Schrammen zuziehen, dann fordern Sie sie dazu auf, das zu beobachten, was innerhalb der nächsten wenigen Tage geschieht. Nutzen Sie die Erfahrung, um ihnen zu dem Verständnis zu verhelfen, daß der menschliche Körper über ein Heilungssystem verfügt, das ihr größter Verbündeter bei der Aufrechterhaltung von Gesundheit ist.

- Denken Sie darüber nach, welche Auswirkungen die Umweltverschmutzung für Ihre eigenen Kinder haben könnte, und versuchen Sie, sie so gut wie möglich zu schützen, indem Sie den Empfehlungen dieses Programms folgen.

- Bringen Sie Ihren Kindern bei, sich gegen die Sonne zu schützen. Erklären Sie ihnen, warum es so wichtig ist, sich dann, wenn die Sonne am höchsten steht, im Schatten aufzuhalten und den Körper durch Kleidung oder Sonnencremes zu schützen. Schwerwiegende Sonnenbrände in der Kindheit – jene, die mit dem Abschälen der Haut einhergehen – stehen mit einem erhöhten Hautkrebsrisiko später im Leben und auch mit bösartigen Melanomen in Beziehung.

- Informieren Sie sich über Alternativen zu den konventionellen Behandlungsformen von so verbreiteten Kinderkrankheiten wie Mittelohrentzündung. Zu viele Kinder in unserer Gesellschaft werden endlos auf Antibiotika gesetzt, die möglicherweise nicht nur untauglich sind, die eigentlichen Beschwerden zu beseitigen, sondern eventuell sogar das Immunsystem und die Widerstandsfähigkeit schwächen.

- Andererseits empfehle ich dringend, Kindern die üblichen grundlegenden Impfungen zu verabreichen. Sie sind nicht ohne Risiko, doch ihr Nutzen ist weit größer. Mir sind die Argumente gegen Schutzimpfungen bekannt, aber ich halte sie für schwach. Außerdem habe ich viel Zeit in Dritte-Welt-Ländern zugebracht, wo es die Krankheiten, gegen die bei uns vorbeugend geimpft wird, noch gibt, und ich weiß, daß das Krankheitsrisiko weit größer ist als jenes der Impfung gegen sie.

Ernährung

- Sie können Ihre Kinder darin unterstützen, dem kommerziellen Druck zu entgehen, der das Essen von Fast-food-Produkten und ungesunden, mehrfach verarbeiteten Nahrungsmitteln fördert: Erklären Sie ihnen vorurteilsfrei und in einer Sprache, die sie verstehen können, warum die Ernährungsempfehlungen in diesem Programm die bessere Wahl sind. Unterstützen Sie sie beispielsweise bei der Einsicht, daß grell mit synthetischen Farbstoffen gefärbte Zwischenmahlzeiten nicht natürlich aussehen und dem Körper auch nicht dabei helfen, gesund zu bleiben. Versorgen Sie Ihre Kinder statt dessen mit gesunden Zwischenmahlzeiten wie mit Mohrrüben.

- Denken Sie daran, daß Atherosklerose schon sehr früh ihren Anfang nimmt. Ab einem Alter von drei Jahren sollten Ihre Kinder nicht mehr übermäßig viel Fett zu sich nehmen und die ungesunden Fettsäuren meiden, von denen ich in der ersten Woche berichtet habe.

- Sollte Ihr Lebenspartner unter Allergien, Asthma, Ekzem, Autoimmunität, Bronchitis oder Sinusitis leiden oder Ihr Kind häufig Erkältungen oder Mittelohrentzündungen haben, dann ist es sinnvoll, über den vollständigen Verzicht auf Kuhmilch und Milchprodukte nachzudenken. Ziegenmilch und Sojamilch sind in der Regel verträglich, aber bedenken Sie auch, daß Soja ein weitverbreitetes Allergen bei Kleinkindern ist, vor allem, wenn es zu früh verabreicht wird. Milchersatz, der aus Reis und Kartoffeln hergestellt wird, liefert kein Eiweiß.

- Normalerweise ist es nicht schwierig, Kinder dazu zu bewegen, Früchte zu essen und Fruchtsäfte zu trinken, aber Gemüse ist ein anderes Thema. Versuchen Sie Zubereitungsweisen herauszufinden, die ihnen Gemüse schmackhaft machen; einige Rezeptvorschläge folgen.

- Denken Sie daran, daß sich die weitverbreiteten schlechten Ernährungsgewohnheiten in unserer Gesellschaft bereits in der Kindheit entwickeln: die Aufnahme von zuviel Fett, Zucker, tierischem Eiweiß und von ungesunden, mehrfach verarbeiteten Fast-food-Produkten einerseits und der Mangel an Ballaststoffen, Obst und Gemüse andererseits.

Hier folgen nun einige kinderfreundliche Rezepte:

Gefüllte »grüne« Kartoffeln

3	*große festkochende Kartoffeln*
3	*Strünke Brokkoli*
½	*Teelöffel Salz*
1	*Eßlöffel Olivenöl*
1–2	*Eßlöffel Reis- oder Sojamilch*
2	*Eßlöffel geriebener Parmesan*

1. Schrubben Sie die Kartoffeln und machen Sie flache Schnitte um die Mitte, damit Sie sie später an dieser Stelle leichter auseinanderschneiden können. Backen Sie sie bei 100 °C im Backofen, bis sie weich sind – dies dauert für gewöhnlich eine Stunde, je nachdem, wie groß sie sind.
2. Inzwischen säubern Sie den Brokkoli, schneiden die Enden ab, schälen die Strünke, damit sie zarter werden. Dünsten Sie den Brokkoli, bis er zart ist, aber noch knackig und strahlendgrün ist. Lassen Sie ihn abtropfen und hacken Sie ihn fein.
3. Schneiden Sie die Kartoffeln in zwei Hälften, kratzen das Innere aus und füllen es in eine Schüssel. Geben Sie Salz, Olivenöl und gerade genug Reis- oder Sojamilch hinzu, um die Kartoffelmasse zu einem Mus zerdrücken zu können. Fügen Sie den geriebenen Parmesan und den gehackten Brokkoli hinzu und vermischen Sie alles gut.
4. Füllen Sie die Mischung wieder zurück in die Kartoffeln,

legen sie auf ein Blech und erhitzen sie im Backofen auf die ge-
wünschte Temperatur.

Minestrone

1   *Eßlöffel Olivenöl*
2   *große Knoblauchzehen, gehackt*
½   *Tasse gehackte Zwiebeln*
6   *Tassen Gemüsebrühe (siehe Seite 129 ff.) oder Wasser*
1   *Dose (140 g) Tomatenmark*
1   *Dose (450 g) Tomatenwürfel*
3   *Mohrrüben, geschabt und in Scheiben geschnitten*
2   *Strünke Sellerie, in Scheiben geschnitten*
250 *Gramm Kartoffeln, geschält und in Würfel geschnitten*
1   *Teelöffel getrocknetes Oregano*
1   *Eßlöffel getrocknetes Basilikum*
¼   *Tasse frische, gehackte Petersilie*
1   *Tasse Suppennudeln*
2   *Tassen gekochte Bohnen (rote, weiße, schwarze*
     Bohnen oder eine Mischung aus diesen)
     geriebener Parmesan nach Wahl

1. Erhitzen Sie das Olivenöl in einem großen Topf. Geben Sie
den Knoblauch hinzu und braten Sie ihn kurz an. Fügen Sie die
Zwiebeln hinzu und braten Sie beides fünf weitere Minuten.
2. Geben Sie die Gemüsebrühe hinzu (oder das Wasser), das
Tomatenmark, die Tomaten, Mohrrüben, Sellerie und Kartoffeln. Lassen Sie die Suppe einmal aufkochen, decken Sie sie mit
einem Deckel ab, reduzieren Sie die Hitze, und lassen Sie das
Ganze dreißig Minuten lang köcheln.
3. Geben Sie Oregano, Basilikum, Petersilie, Nudeln und gekochte Bohnen hinzu. Weitere dreißig Minuten kochen. Garnieren Sie die Suppe mit geriebenem Parmesan und servieren Sie
sie mit einem Knoblauchvollkornbaguette.

Kartoffel-Gnocchi

3   *große festkochende Kartoffeln*
1–2 *Tassen ungebleichtes weißes Mehl*
Salz zum Abschmecken
1   *Prise Paprika*
1   *Prise geriebene Muskatnuß*
2   *Eßlöffel frische, gehackte Petersilie*

1. Schälen Sie die Kartoffeln, vierteln sie, geben sie in einen Topf, bedecken sie mit Wasser, bringen sie zum Kochen, stellen die Hitze herunter, legen einen Deckel auf den Topf und kochen sie, bis sie weich sind. Dann gießen Sie sie ab und zerdrücken sie.

2. Um die Gnocchi herzustellen, geben Sie für jede Tasse Kartoffelmus eine Tasse minus zwei Eßlöffel ungebleichtes weißes Mehl in eine Schüssel und vermischen es gut mit Salz, Paprika, Muskatnuß und Petersilie.

3. Geben Sie das noch warme Kartoffelmus hinzu und kneten Sie den Teig auf einer mit Mehl bestreuten Fläche, bis alles gut vermischt ist und der Teig nicht mehr klebt. Lassen Sie ihn fünfzehn Minuten ruhen.

4. Rollen Sie den Teig auf einem mit Mehl bestreuten Brett zu 2 bis 3 Zentimeter dicken Schlangen. Schneiden Sie diagonal etwa 2 Zentimeter lange Stücke ab.

5. Bringen Sie Wasser in einem großen Topf zum Kochen. Geben Sie die Gnocchi hinzu. Sobald sie an die Oberfläche steigen, stellen Sie die Hitze herunter und lassen sie noch zehn Minuten ohne Deckel köcheln.

6. Lassen Sie die Gnocchi gut abtropfen und servieren Sie sie mit der Lieblingspastasauce Ihrer Kinder.

Ein schneller, gesunder Nachtisch

2 *reife Bananen*
1 *Paket (300 g) fester, glatter Tofu, abgetropft*
3 *Eßlöffel reiner Ahornsirup*
Zimt nach Geschmack

1. Geben Sie in das Gefäß eines Mixers Bananen, Tofu, Ahornsirup und Zimt nach Geschmack. Mixen Sie das Ganze, bis eine glatte Nachspeise entstanden ist.
2. Servieren Sie sie sogleich oder später und gekühlt. Sie können die Nachspeise mit Beeren oder anderen Früchten essen oder als Aufstrich für Eierkuchen verwenden.

Bananenbrot

6–7 *sehr reife Bananen*
1 $^1/_8$ *Tassen Honig*
$^1/_3$ *Tasse Canolaöl*
2 *Teelöffel reiner Vanilleextrakt*
3 *Tassen Vollkornmehl*
2 $^1/_2$ *Teelöffel Backpulver*
$^1/_4$ *Teelöffel Salz*
1 $^1/_2$ *Tassen gehackte Wal- oder Pecannüsse*

1. Zerdrücken Sie die Bananen zu Mus und vermischen Sie es mit dem Honig, Canolaöl und dem Vanilleextrakt.
2. Sieben Sie das Vollkornmehl, das Backpulver und das Salz zusammen in eine zweite Schüssel. Geben Sie die gehackten Nüsse hinzu.
3. Vermischen Sie beide Massen und teilen Sie sie in zwei leicht eingeölte Brotlaibe. Backen Sie sie vierzig Minuten lang bei 180 °C.

Kakao-Bananen-Eis

4   sehr reife Bananen
4   gehäufte Teelöffel reines, ungesüßtes Kakaopulver
1   Teelöffel reiner Vanilleextrakt
1–2 Eßlöffel reiner Ahornsirup (nach Wahl)

1. Geben Sie die Bananen mit dem Kakaopulver und dem Vanilleextrakt in einen Mixer. Wenn Sie wollen, fügen Sie Ahornsirup hinzu.
2. Mixen Sie, bis die Masse glatt ist. Füllen Sie sie in mehrere kleine Portionsgefäße oder in eine große Schüssel und stellen Sie diese so lange in das Gefrierfach, bis die Masse eben fest ist.

Canyon-Ranch-Heidelbeersuppe

$^1/_3$ Tasse gefrorenes Ananassaftkonzentrat, aufgetaut
1   Teelöffel frischer Zitronensaft
$2^1/_2$ Tassen frische oder ungesüßte eingefrorene
     Heidelbeeren
$^1/_2$ Teelöffel reiner Vanilleextrakt

1. Geben Sie Ananassaft, eine halbe Tasse kaltes Wasser, Zitronensaft und anderthalb Tassen Heidelbeeren in das Gefäß eines Mixers. Mixen Sie, bis eine glatte Masse entstanden ist.
2. Gießen Sie die Masse in eine Schüssel und geben Sie die restlichen Heidelbeeren und den Vanilleextrakt darüber. Vermischen Sie alles gut und servieren Sie die Suppe kalt. (Meine Kinder lieben diese Süßspeise.)

Nährstoffergänzung

- Kindern über fünf Jahre können Sie die halbe Dosis der Antioxidantien geben, die ich empfohlen habe. Sie können sie als Ergänzung zu einem beliebigen Multivitaminpräparat einnehmen.

Körperliche Bewegung

- Zu viele Kinder leiden heutzutage an Bewegungsmangel. Versuchen Sie die Zeit zu begrenzen, die Ihre Kinder vor dem Fernseher und dem Computer zubringen dürfen.
- Ermutigen Sie Ihre Kinder dazu, zu Fuß dorthin zu gehen, wohin sie wollen, statt jede Strecke mit dem Auto gefahren zu werden, die Treppe statt den Fahrstuhl oder die Rolltreppe zu benutzen. Finden Sie Aktivitäten für sie, die sie mögen und die sie ihrem Körper nahebringen. Gymnastik, Ballett/Tanz und Selbstverteidigungssportarten gibt es auch für Kinder.
- Junge Körper sind außerordentlich flexibel. Probieren Sie aus, ob Sie Ihre Kinder für Yoga oder andere Formen des Stretchings interessieren können. Je früher sie mit solchen Bewegungsformen beginnen, desto länger werden sie sich ihre Flexibilität bewahren. Machen Sie Ihre Stretchingübungen mit ihnen gemeinsam.

Psyche und Geist

- Versuchen Sie, einige der Atemübungen des Programms gemeinsam mit Ihren Kindern zu machen, vor allem die Entspannungsatmung. Bringen Sie sie ihnen bei, damit sie sich zum Beispiel selbst leichter beruhigen oder besser einschlafen können. Gemeinsam zu atmen ist eine angenehme Art, die Bindung zu einem anderen Menschen zu vertiefen.

- Kinder haben viel Phantasie und ein großes visuelles Vorstellungsvermögen. Ermutigen Sie sie, sich diese Fähigkeit bei Heilungsprozessen zunutze zu machen – sich zum Beispiel vorzustellen, wie der Schmerz von Verletzungen schmilzt oder wie Warzen zu einem Nichts zusammenschrumpfen. Damit bringen Sie Ihren Kindern etwas bei, was ihnen ihr Leben lang nutzen wird. Außerdem wird sich, während Sie mit Ihren Kindern daran arbeiten, auch Ihre Selbstheilungsfähigkeit stärker entwickeln.
- Denken Sie über die Form geistiger oder spiritueller »Nahrung« nach, mit der Sie Ihre Kinder versorgen. Unterstützen die Kinofilme, Fernsehprogramme und Bücher, die Sie Ihren Kindern gestatten, die Entwicklung, die Sie bei ihnen sehen möchten, oder stehen sie ihr im Wege? Versuchen Sie zwanglos und vorurteilsfrei, Ihren Kindern die gleichen gesunden Einflüsse angedeihen zu lassen, die ich auch Ihnen empfohlen habe.

Für jene, die in der Großstadt leben

Falls Sie, wie die meisten Menschen heute, ebenfalls in einer Großstadt leben, dann müssen Sie sich mit einer Vielzahl von Gesundheitsrisiken abfinden. Manche Bereiche des Programms werden Ihnen leichter fallen als andere; beispielsweise haben Sie eine große Auswahl an gesunden Nahrungsmitteln auch aus biologisch-dynamischem bzw. kontrolliertem Anbau, die in kleineren Orten nicht zur Verfügung stehen; Sie haben es leichter, Fitneßcenter und Einrichtungen mit entsprechenden Gesundheits-, Yoga- oder Meditationskursen zu finden, und Ihre kulturellen Möglichkeiten sind größer, da das Angebot beispielsweise an Kunstmuseen breiter ist. Obgleich ich inzwischen auf dem Land lebe, bin ich doch in einer Großstadt (Philadelphia) aufgewachsen, habe auch später einige bewohnt und verbringe noch immer viel Zeit in städtischer Umgebung. Hier folgen einige der Gesundheitsmaßnahmen, die ich empfehlen kann.

Maßnahmen

- In den Städten ist die Zahl und Menge der Schadstoffe, denen man ausgesetzt ist, in der Regel größer als auf dem Land; zumindest aber ist die Luftqualität schlechter, und das Leitungswasser ist vermutlich mit Chlor versetzt. Überlegen

Sie, ob Sie sich einen Luftfilter für Ihre Wohnung oder Ihr Haus anschaffen wollen, und stellen Sie schützende Pflanzen in den Zimmern auf. Versuchen Sie an den Tagen, an denen die Luftverschmutzung besonders schlimm ist, möglichst ein paar Stunden im Park zuzubringen, da die Bäume dort ein Mikroklima mit sauberer Luft schaffen. Verwenden Sie auf jeden Fall ein Wasserfiltersystem.

- Die Belastung durch Lärm kann in der Stadt ein großes Problem sein. Finden Sie heraus, ob sich Ihr Lebensbereich schalldämmen läßt, verwenden Sie im Schlafzimmer ein Gerät, das weißes Rauschen produziert (wie ich es für die vierte Woche beschrieben habe), und versuchen Sie, beruhigende Kassetten anzuhören, wenn Sie sich außer Haus befinden.

- Wer in der Großstadt lebt, der muß sich unbedingt an Orte zurückziehen können, an denen er vor den Angriffen der Stadt auf die Gesundheit seiner Sinnesorgane sicher ist. Machen Sie sich mit den örtlichen Parks und den stillen Plätzen wie Gärten, Kirchen, Museen und Lesesälen vertraut, die Sie aufsuchen können. Machen Sie Ihr Zuhause zu einem Ort der Gelassenheit, Schönheit und Ordnung. Wenn gar nicht anders möglich, dann gestalten Sie eine Ecke eines Raumes zu einer solchen ruhigen Rückzugsmöglichkeit, wo es Ihnen möglich ist, Atemübungen zu machen, zu meditieren, zu entspannen und sich von dem Druck der Stadt zu befreien.

- Je größer die Stadt ist, in der Sie wohnen, desto mehr Heilpraktiker für natürliche und alternative Heilweisen werden Sie finden. Lernen Sie die Möglichkeiten kennen, auf die Sie zurückgreifen können, wenn Sie einmal professionelle Hilfe bei einem gesundheitlichen Problem brauchen.

Gesunde Ernährung

- Ein Problem, das sich für mich in Städten stellt, ist die Versuchung durch Restaurants und Geschäfte, die so viele ansprechende Nahrungsmittel anbieten, die jedoch nicht alle mit der Philosophie dieses Programms in Einklang stehen. Suchen Sie Gaststätten und Läden aus, die solche Speisen zur Auswahl haben, auf die Sie sich in Ihrer Ernährung konzentrieren wollen, und treffen Sie bei den Speisekarten, die man Ihnen vorlegt, eine vernünftige Wahl. (Und versäumen Sie es nicht, sich gelegentlich eine Freude zu machen.)

Nährstoffergänzung

- Geben Sie die Einnahme der oxidationshemmenden Vitaminformel nicht auf. Sie bietet mit den besten Schutz, der überhaupt gegen die Gefahren der städtischen Umweltverschmutzung möglich ist.
- Verwenden Sie ein Tonikum, welches das Immunsystem stärkt: Maitake, Reishi oder Astragalus. In Städten leben die Menschen dicht beieinander und geraten häufiger miteinander in Berührung als in ländlichen Gegenden. Bakterien haben dort ein leichtes Spiel, wo die Bevölkerung am dichtesten ist; unterstützen Sie also Ihr Immunsystem.

Körperliche Bewegung

- Städte bieten oft wunderbare Gelegenheiten für Spaziergänge. Einige der besten Spaziergänge meines Lebens hatte ich in San Francisco, wo die Hügel die Lungentätigkeit großartig anregen, und in New York, wo mich die menschliche Vielfalt noch immer gut unterhalten hat.

- Benutzen Sie in Büro- und Wohnhäusern die Treppen statt der Fahrstühle. Bereits ein paar Stockwerke regen die Lungentätigkeit auf gesunde Weise an.

Psyche und Geist

- Sinnliche Überbelastung ist untrennbar mit dem Stadtleben verbunden. Nutzen Sie die Atemübungen des Programms, um Ihnen bei der Entspannung zu helfen, und erwägen Sie ein zusätzliches Entspannungstraining, wenn die Ihnen bekannten Übungen noch nicht ausreichen. Zu den Möglichkeiten gehören Yoga, Meditation, Biofeedback oder geführte Imaginationsarbeit mit Kassetten.
- Die Einsamkeit mitten in einer großen Stadt kann vernichtend sein. Lesen Sie noch einmal die Ratschläge zum Thema Abkehrungssyndrom nach, die ich Ihnen im Zusammenhang mit der siebten Woche gemacht habe, und denken Sie darüber nach, wie Sie wichtige Beziehungen zu anderen Menschen zu solchen erweitern können, die Sie auch in spiritueller Hinsicht nähren.
- Schmücken Sie Ihren Lebensraum so oft wie möglich mit Blumen. Sie bieten Ihnen die Möglichkeit, sich an der Schönheit der Natur zu erfreuen, selbst wenn Sie sich durch die anorganische Realität einer durch Menschen geschaffenen Umgebung davon abgeschnitten fühlen.

– 22 –

Für jene,
die viel reisen

Reisen hat seine eigenen Streßmomente und kann eine Bedrohung für die Gesundheit sein. Außerdem ist es eine Herausforderung, wenn man auch nur irgendein Programm regelmäßig aufrechterhalten möchte. Es war schon immer ein entscheidender Bestandteil meines Lebens, aber ich stelle fest, daß, je älter ich werde, um so mehr meine Toleranz für seine Begleitumstände abnimmt. Inzwischen mag ich Flughäfen und Flugzeuge, häufige Hotelaufenthalte und all die Aufregungen, die der Wechsel von einem Ort zum anderen mit sich bringt, nicht mehr so wie früher. Sollte es Ihr Beruf erfordern, daß Sie häufig auf Reisen gehen, dann rate ich Ihnen, bestimmte Vorkehrungen zu treffen und außerdem das 8-Wochen-Programm an die sich verändernden Umstände anzupassen.

Maßnahmen

Das Reisen im Flugzeug ist aus zahlreichen Gründen ungesund. Die Mahlzeiten, die in Flughäfen und Flugzeugen gereicht werden, sind in der Regel von unterstem Niveau. Fliegen setzt den Körper mehr kosmischer Strahlung aus, als er es auf der Erdoberfläche gewohnt ist – diese zusätzliche Strahlung reicht aus, um das Risiko bestimmter Krebsarten bei Berufspiloten und Flugbegleitern zu erhöhen. Die Luftqualität[54] in Flugzeugen ist schrecklich und nimmt weiter ab, da Fluglinien, um Kosten zu sparen, weniger frische Luft in die Kabine pumpen. Lange Flüge sind schlecht für den Blutkreislauf (viele Menschen bekommen vom langen Sitzen geschwollene Fußgelenke und Füße) und stören den Biorhythmus zunehmend mit der Zahl der Zeitzonen, die durchflogen werden.

- Verpflegen Sie sich, wann immer möglich, in Flugzeugen selbst. Lesen Sie die Etiketten von Zwischenmahlzeiten, Plätzchen und anderen abgepackten Lebensmitteln durch, die man Ihnen vorsetzt; die meisten enthalten gehärtete Fette und einige außerdem noch weitere ungesunde Bestandteile. Sollte es Ihnen nicht möglich sein, sich für den Flug selbst etwas zu essen vorzubereiten und mitzubringen, dann wählen Sie unter den angebotenen Speisen sorgsam aus.
- Trinken Sie auf einem Flug niemals Wasser, es sei denn, es kommt aus einer Flasche oder einer Dose. Es ist ratsam, eine große Flasche Wasser mitzunehmen, da die Luftfeuchtigkeit im Flugzeug gering ist und man so den Flüssigkeitsverlust ausgleichen kann.
- Falls Sie international verreisen, dann versuchen Sie Flüge zu buchen, auf denen nicht geraucht werden darf und deren Zahl mehr und mehr zunimmt. Der Raucherbereich auf internationalen Flügen sollte, so hoffe ich, eher früher als später der Vergangenheit angehören.
- Sollte sich die Luft besonders drückend anfühlen, dann teilen Sie dies dem Flugbegleitpersonal mit, und bitten Sie darum, daß der Pilot die Zufuhr an frischer Luft erhöht. Sie können auch ein Sauerstoffgerät verlangen, das Ihnen das Atmen leichter macht.
- Wenn Sie sich auf Langstreckenflügen befinden, dann stehen Sie soviel wie möglich auf, und gehen Sie umher, ohne allzuviel Unruhe zu verbreiten. Bei großen Flugzeugen ist es oft möglich, im Gang oder in der Küche zu stehen. Und wenn Sie sich auf Ihrem Sitzplatz befinden, können Sie isometri-

sche Übungen machen, um Ihre Muskulatur zu trainieren; das ist ein Anspannen und Lockern der Muskeln, ohne ihre Längenausdehnung zu verändern.

- Sollten Sie nach Flügen oft Husten oder Erkältungen bekommen, dann machen Sie es sich zur Gewohnheit, ein oder zwei Tage vor dem Flug ein das Immunsystem stärkendes Tonikum als vorbeugende Maßnahme einzunehmen. Setzen Sie die Einnahme während des Fluges und ein oder zwei Tage danach fort. Ich verwende gewöhnlich eine Echinacea-Tinktur[55] aus der Wurzel des roten Sonnenhuts *(Echinacea purpurea)*, ein weitverbreitetes pflanzliches Heilmittel, das in Reformhäusern und Naturkostläden erhältlich ist. Die Dosis besteht aus einem Tropfenzähler viermal täglich. Echinacea ist ungiftig und wirkt erwiesenermaßen antibiotisch, antiviral und stärkt das Immunsystem.

- Achten Sie darauf, daß Sie sich gut mit Lesestoff oder Audiocassetten versehen, um Wartezeiten auf Flughäfen zu überbrücken. In großen Airports hat man außerdem die Gelegenheit, erstaunlich lange Spaziergänge zu machen.

- Eine Augenbinde und Ohrenstöpsel können Ihnen bei langen Flügen vielleicht helfen, daß Sie besser schlafen.

- Sollten Sie mehr als vier Zeitzonen überfliegen, dann werden Sie vermutlich danach unter den Folgen des Jet-lags leiden. Das beste Gegenmittel ist Melatonin (siehe Fußnote auf Seite 146), wovon Sie nach der Ankunft an Ihrem Zielort nicht mehr als ein Milligramm in Form einer Tablette beim Zubettgehen unter der Zunge zergehen lassen sollten. Möglicherweise benötigen Sie nur diese einmalige Dosis, um Ihre biologische Uhr auf die neue Zeitzone einzustellen.

- Achten Sie darauf, Ihre oxidationshemmende Vitaminformel für die Dauer Ihrer Reise an einem leicht zugänglichen Ort zu verstauen, damit Sie die regelmäßige Einnahme nicht unterbrechen müssen. Antioxidantien sind Ihr bester Schutz gegen die Strahlung, der Sie beim Flug in großer Höhe ausgesetzt sind.

- Verlangen Sie in Hotels immer Nichtraucherzimmer, und überprüfen Sie die Belüftung Ihres Zimmers. Falls es nicht möglich ist, ein Fenster zu öffnen, um frische Luft einzulassen, so prüfen Sie, ob die Luftkanäle sauber sind. Oft sind die Luftfilter in Hotels lange Zeit nicht ausgewechselt worden. Wenn Sie sich an den Concierge wenden, dann ist es meist möglich, sie rasch austauschen zu lassen.
- Versuchen Sie Hotels auszuwählen, die Fitneßräume anbieten oder Verträge mit nahe gelegenen Fitneßzentren geschlossen haben, deren Geräte Sie benutzen und in deren Sauna oder Dampfbad Sie die Toxine, die sich während der Reise angesammelt haben, ausschwitzen können. Je mehr Geschäftsreisende gesundheitsbewußt werden, desto mehr Hotels werden bereit sein, solche Dienste anzubieten.
- Kaufen Sie Flaschenwasser für Ihr Hotelzimmer, oder bestellen Sie es beim Zimmerservice. Oder aber Sie reisen mit einem der tragbaren Wasserfilter, der die am weitesten verbreiteten Schadstoffe aus dem Trinkwasser filtert.
- Bemühen Sie sich an Orten, die Sie häufiger aufsuchen, Freundschaften und Geschäftsbeziehungen mit Menschen aufzubauen und zu pflegen, die Ihr Interesse an der Gesundheit teilen.

Gesunde Ernährung

Es ist oft schwer, auf Reisen eine gute Ernährung beizubehalten, da man nicht wie zu Hause die Möglichkeit hat zu kontrollieren, wo, wann und was man ißt. Essen zu gehen und neue und verschiedene Gerichte auszuprobieren gehört zu den Freuden des Reisens. Es ist nicht das Ziel dieses Programms, solche Erfahrungen zu verbieten oder Ihnen den Spaß am Essen zu verderben. Zwischen gesunder Ernährung und der Freude am Essen gibt es keinen grundlegenden Widerspruch. Denken Sie daran, daß gelegentlich aufgenommene Wolfsmilch Ihnen noch keinen Schaden zufügt, doch wenn Sie häufig reisen, dann ist es wichtig zu lernen, wie Sie in Restaurants essen können, ohne damit Ihrer Gesundheit zu schaden. Es besteht auf jeden Fall die Möglichkeit, auch dort Gerichte zu erhalten, die mit den Empfehlungen des 8-Wochen-Programms zu vereinbaren sind. Es folgen einige Vorschläge:

- Suchen Sie nach Restaurants, die der Gesundheit des Herzens zuträgliche Gerichte anbieten, die vor allem gering sind an Fett, gesättigten Fettsäuren und Cholesterin.
- Bestellen Sie in Fischlokalen gegrillten oder gekochten Fisch ohne zusätzliche Butter oder Öl, und lassen Sie sich die Sauce separat geben.
- Wählen Sie Vollkornbrot, wenn vorhanden, und essen Sie Brot möglichst ohne Butter. Viele Restaurants bieten inzwischen Olivenöl als Alternative an; verwenden Sie es in Maßen.
- Lassen Sie sich die Salatdressings auf den Tellerrand füllen, und wählen Sie möglichst eine Vinaigrette oder eine einfache Essig-und-Öl-Variante statt eines cremigen Dressings.
- Fragen Sie, ob frisches Gemüse erhältlich ist, und bestellen Sie es gedämpft oder möglichst gegrillt und lassen sich jegliche Sauce auf den Tellerrand geben.
- Versuchen Sie auf cremige Suppen und gebratene Speisen zu verzichten.
- Wählen Sie zum Dessert Früchte, Fruchtsorbets oder andere fettarme Nachtische.
- Zögern Sie nicht, den Kellner um Hilfe dabei zu bitten oder zu fragen, ob spezielle Speisen zubereitet werden können, die Ihren Bedürfnissen entsprechen. Wenn Sie im Restaurant deshalb schon vorher anrufen, dann kann dieser Schritt für Sie sogar noch leichter werden.
- Nehmen Sie gesunde, unverderbliche Zwischenmahlzeiten mit sich, wenn Sie verreisen. In meiner Tasche finden sich oft kandierter Ingwer, gute ballaststoffreiche Kekse und manch-

mal eine kleine Flasche mit meiner liebsten scharfen Sauce. Sie haben auch die Möglichkeit, an Ihrem Reiseziel einen Naturkostladen aufzusuchen und dort Lebensmittel einzukaufen, die Sie im Hotelzimmer verzehren können.

Nährstoffergänzung

- Stellen Sie fest, wie viele Tage Sie unterwegs sein werden, und zählen Sie die richtige Menge Vitamin- und Mineralstofftabletten für Ihre Reise ab. Behalten Sie diese in Ihrem Handgepäck für den Fall, daß Sie von Ihrem aufgegebenen Gepäck länger als erwartet getrennt werden.
- Bleiben Sie bei einem der Tonika, die ich zur sechsten Woche empfohlen habe, damit es Ihrem Körper dabei hilft, sich mit dem gesteigerten Streß des Reisens zu arrangieren.

Körperliche Bewegung

- Geben Sie sich Mühe, auch dann, wenn Sie auf Reisen sind, ein Körperertüchtigungsprogramm beizubehalten. Sie haben immer die Möglichkeit, in Stadtzentren, in Flughäfen, in Parks und Einkaufspassagen spazierenzugehen. Möglicherweise gelingt es Ihnen auch, mit einem Geschäftspartner einen Spaziergang zu machen, statt mit ihm in einem Büro zu sitzen.
- Sollten Sie es genießen, sich in Fitneßcentern abzuarbeiten, dann erkundigen Sie sich im Hotel, wo das nächste ist, und planen Sie in Ihrem Terminkalender Zeit dafür ein.
- Für den Fall, daß Sie für formale Maßnahmen zur Fitneßsteigerung zu beschäftigt sind, nutzen Sie wenigstens sich bietende Gelegenheiten, Treppen zu steigen oder zu Fuß zu Verabredungen zu gehen, statt zu fahren.
- Körperliche Bewegung stärkt nicht nur Ihren Körper, son-

dern hilft Ihnen auch, während der Unbilden des Reisens Ihr emotionales Gleichgewicht beizubehalten. Es ist kein Weltuntergang, wenn Sie Ihr Programm eine Weile vernachlässigen. Doch für den Fall, daß Sie häufig reisen, wird es früher oder später notwendig sein, Wege zu finden, um auch am Reiseziel die Erfordernisse des 8-Wochen-Programms zu erfüllen.

Psyche und Geist

- Wer weiß, wie man entspannt und Streß neutralisiert, hat die besten Aussichten, sich auch auf Reisen wohl zu fühlen. Meistern Sie die Entspannungsatmung, damit Sie sich ihrer bedienen können, wenn Sie Hilfe brauchen, um die Unsicherheiten und Befürchtungen in Zusammenhang mit Reisen zu überwinden.
- Nutzen Sie die Vorteile des kulturellen Angebots neuer Orte, und informieren Sie sich in dieser Hinsicht über Städte, in denen Sie sich häufiger aufhalten. Ich suche beispielsweise oft botanische Gärten auf oder wähle interessante Lesungen, Konzerte und Theateraufführungen.
- Bestellen Sie Blumen, um ein steriles Hotelzimmer freundlicher zu machen.

– 23 –

Für jene, die
übergewichtig sind

Die westliche Welt, allen voran die Vereinigten Staaten und
Kanada, erlebt eine Epidemie der Fettleibigkeit in erschrecken-
den Ausmaßen. Die beiden offensichtlichsten Gründe hierfür
liegen in der Ernährung und im Bewegungsmangel, doch sind
offenbar mehr als nur diese Faktoren beteiligt. Eine wachsende
Anzahl von Menschen in unseren Ländern essen mehr, als sie es
in der Vergangenheit getan haben: größere Portionen, die mehr
Kalorien und mehr Fett enthalten. Sie verzehren außerdem
mehr Fast-food-Produkte, die einen besonders hohen Gehalt an
Fett und Kohlenhydraten aufweisen und für Fettleibigkeit anfällig machen. Zugleich sind die Menschen aber auch weniger
aktiv, gehen und bewegen sich weniger als noch ihre Groß-
eltern, die nicht überall im Auto hinfahren oder Stunden vor
dem Fernseher zubringen konnten.

Je mehr Menschen sich in die Reihen der Übergewichtigen
einordnen, desto gespannter wird das Mißverhältnis zwischen
kulturellen Vorstellungen und der Wirklichkeit. Wir bewundern Models und Schauspieler, die, manchmal auf eine morbide
Weise, schlank sind, und unsere Ärzte warnen uns ständig vor
den Gesundheitsrisiken von Übergewicht. Fettleibige Menschen müssen nicht selten Diskriminierung, wenn nicht sogar
offene Verachtung, ertragen, was nur ihre Ängste vergrößert,
die häufig am Anfang der Fettleibigkeit stehen. Der Absatz von
Diätprodukten, Diätbüchern und Diätplänen war schon immer

hoch; derzeit sind pharmazeutische Medikamente in Mode, die leichten Gewichtsverlust versprechen. Eine Tatsache ist nicht anzweifelbar: Diäten funktionieren nicht, es sei denn für kurze Zeit; noch tun dies meiner Meinung nach bis heute die besten Produkte der Pharmaindustrie; zum Schluß haben alle, die eine dieser Diäten machen, das ursprüngliche Gewicht oder sogar mehr wieder erreicht.

Mich interessiert die genetische Basis für Fettleibigkeit und ihre Wechselwirkung mit Umweltfaktoren. Es kommt mir so vor, als ob die meisten von uns eine alte Eigenschaft unserer Vorfahren ererbt haben, die der menschlichen Rasse sehr zustatten kam: die Fähigkeit, effizient dann Kalorien aufzunehmen und als Fett abzulagern, wenn sie gerade zur Verfügung stehen. Fett ist eine Versicherung gegen schwere Zeiten, ein Schutz vor Perioden des Krankseins und des Hungers. Diese genetische Veranlagung war sicher ein Überlebensvorteil in vergangenen Zeiten, als die meisten Menschen sich konfrontiert sahen mit unvorhersehbaren Phasen mit reichlich Nahrung und anderen, in denen sie hungerten. Doch heute, da Nahrungsmittel ununterbrochen in größerer Fülle und Vielfalt als jemals zuvor in der Geschichte zur Verfügung stehen, wirkt sie sich zu unserem Nachteil aus.

Die biochemische Basis wirkungsvoller Fettspeicherung bildet vermutlich Insulin, das Hormon der Bauchspeicheldrüse, welches die Verteilung und Verwendung von Glukose oder Blutzucker kontrolliert und der gemeinsame energetische Nenner des Stoffwechsels ist. Diabetes Typ II, der erst bei Erwachsenen zum Ausbruch kommt, ist ein schwerwiegendes Ungleichgewicht dieses Systems. In ihrer am weitesten verbreiteten Form steht die Krankheit im direkten Zusammenhang mit Übergewicht und Bewegungsmangel und ist nicht Ausdruck verminderter Insulinproduktion, sondern von gesteigerter Insulinresistenz. Ich vermute, daß es ein breites Spektrum von Insulinresistenz gibt, wobei der Diabetes, der erst im Erwachsenenalter beginnt, ein Extrem darstellt. Viele Menschen, die nicht dazu in der Lage sind, ihr Gewicht unter Kontrolle zu halten, gehören vielleicht in dieses Spektrum, und die Gene, die sie für diesen Zustand und für Fettleibigkeit anfällig machen, sind vermutlich die gleichen, die ihre Vorfahren vor langer Zeit dabei unterstützten, sich auf den unvorhersehbaren Wechsel von minimaler Nährstoffversorgung und Nahrungsmitteln im Überfluß einzustellen.

Ihre Gene sind unveränderbar, doch Ihre Lebensweise können Sie anpassen, um erstere zu einem geringeren Problem zu machen. Hier sind meine Vorschläge:

Maßnahmen

- Zunächst einmal müssen Sie herausfinden, ob Sie wirklich Übergewicht haben und wie groß Ihr Problem tatsächlich ist. Die übliche Methode – bei der eine versicherungsstatistische Tabelle für das Idealgewicht, basierend auf Geschlecht und Körpergröße, herangezogen wird – ist nicht besonders genau. Die Ermittlung des Körperaufbaus ist sehr viel aussagefähiger. Bis vor kurzem war diese Methode in ihrer standardisierten Form beschwerlich: Man mußte unter Wasser gewogen und der resultierende Wert mit dem Gewicht, das mit Hilfe einer gewöhnlichen Waage ermittelt wurde, verglichen werden. Eine neue Methode bedient sich elektronischer Tastzirkel, um an einigen Stellen des Körpers die Hautdicke zu ermitteln; auch sie ist weniger genau, denn es besteht eine hohe Wahrscheinlichkeit, daß sich Fehler bei den Messungen einschleichen. Eine sogar noch einfachere und um so genauere Technik verwendet computerisierte Körperabbildungen. Sie findet immer mehr Beachtung. Hierfür ist es lediglich erforderlich, Körpergröße und Gewicht zu messen und einige Fotos des Probanden zu machen, die dann durch ein Computerprogramm, das rasch den Prozentsatz an Körperfett errechnet, analysiert werden. Ausgehend von diesen

Zahlen, können Sie eine sehr viel genauere Entscheidung darüber treffen, ob Sie wirklich versuchen sollten, Gewicht zu verlieren, und welches Ihr Zielgewicht sein sollte. Vermutlich wird dieses Ziel realistischer sein als der Wert, den die übliche versicherungsstatistische Tabelle verlangt.

- Sollten Sie bedeutend übergewichtig sein, dann machen Sie sich die Schwierigkeiten bewußt, die dies in Ihrem Leben verursacht. Handelt es sich bei Übergewicht um ein Gesundheitsrisiko? Unsere Ärzte, die ihr Wissen ja in unserem Kulturkreis erworben haben, übertreiben die Gefahren der Fettleibigkeit vermutlich. Wenn Sie aktiv sind, gesund leben und in Ihrer Familie keine Krankheitsgeschichte vorliegt, die mit Fettleibigkeit in Beziehung steht (wie Diabetes und frühe koronare Herzkrankheiten), dann ist es Ihnen vielleicht möglich, diese Warnungen zu ignorieren, Ihren Körper so mögen zu lernen, wie er ist, und sich weniger verrückt machen zu lassen. Liegen jedoch relevante Gesundheitsrisiken vor oder spüren Sie, daß Ihr Gewicht dem Leben, das Sie führen möchten, im Weg steht, dann ist es die Sache wert, mit Veränderungen der Lebensweise zu experimentieren, um Wege zu finden, wie Sie ohne Diät oder das Gefühl, sich quälen zu müssen, abnehmen können.

- Denken Sie darüber nach, was Essen für Sie bedeutet, und über die Rolle, welche die Nahrungsaufnahme in Ihrem Leben spielt. Essen Sie, um Ihren Hunger zu stillen, um Ihren Körper zu nähren, oder essen Sie, um Angst zu bekämpfen, um eine innere Leere zu füllen? Sie sind fähig, Ihre Beziehung zur Ernährung zu verändern, falls sich die beiden zuletzt genannten Motive an der Wurzel des Problems befinden, und möglicherweise brauchen Sie dazu professionelle Hilfe. Ziehen Sie Psychotherapie, Imaginationstherapie, Hypnotherapie, Zwölf-Schritte-Programme (wie zum Beispiel das der Anonymen Alkoholiker), Kliniken für Eßstörungen und andere Möglichkeiten in Betracht.

- Beschließen Sie, auf sogenannte Crashdiäten zu verzichten

und jeglichen Abmagerungstick, der gerade wieder das Land überzieht, zu ignorieren. Dort liegt die Lösung für Ihr Problem nicht.

Gesunde Ernährung

- Die meisten Menschen verlieren Gewicht, sobald sie weniger Kalorien aufnehmen und mehr tun, um die aufgenommenen zu verbrennen. Da Fett beinahe doppelt soviel Kalorien pro Gewichtseinheit aufweist wie Kohlenhydrate und Eiweiß, ist es am leichtesten, die Fettquellen in der Ernährung zu identifizieren und die Aufnahme von Fett einzuschränken. Wenn Sie es jedoch durch hochkalorienhaltige einfache Kohlenhydrate – Zuckern und Stärken – ersetzen, dann verbessern Sie Ihre Situation möglicherweise nicht, sondern verschlimmern sie nur. Obwohl es von beliebten Nahrungsmitteln inzwischen fettfreie und -arme Varianten gibt, hat die Fettleibigkeit ständig zugenommen. Warum? Vermutlich, weil die Menschen mehr Kalorien aufnehmen. Fettfreie Kekse sind nicht kalorienfrei, doch manche Menschen essen sie in größten Mengen. Achten Sie auf den Gesamtkaloriengehalt, und ersetzen Sie fettreiche Nahrung durch kalorienarme Speisen wie Gemüse. Machen Sie sich mit dem glykämischen Index[56] (Glycemic Index) der verbreitetsten kohlenhydrathaltigen Nahrungsmittel vertraut. Diese Maßeinheit bringt zum Ausdruck, wie leicht der Körper sie in Glukose verwandelt und dabei eine Insulinreaktion hervorruft. Der glykämische Index von Zucker ist 100. Werte, die höher liegen, weisen auf eine potentielle Beeinflussung des Insulinsystems hin und machen möglicherweise anfällig für eine Gewichtszunahme; niedrigere Werte kennzeichnen Nahrungsmittel, die man häufiger und reichlicher essen kann. Die Tabelle (siehe Anmerkung[56]) hält einige Überraschungen bereit; Reisgebäck, das oft für ein Diätnahrungsmittel gehalten wird, hat einen sehr hohen Wert, zum einen wegen der chemischen Zusammensetzung der Stärke, die darin enthalten ist, und zum anderen wegen seiner »aufgeblasenen« Struktur, die Verdauungsenzymen eine größere Angriffsfläche bietet; Kartoffeln stehen weit oben in der Liste, ebenso Brot, auch wenn Vollkornbrot sich weniger schnell in Zucker umsetzen läßt als Weißbrot, da das Vorhandensein von Ballaststoffen die Enzyme bremst. Pasta befindet sich etwas weiter unten als Brot, da ihre Struktur dichter ist. Falls es Ihnen bisher nicht gelungen ist, mit Hilfe fettarmer Gerichte abzunehmen, so liegt der Grund vielleicht in einer Insulinresistenz. In diesem Fall müssen Sie die Aufnahme von kohlenhydrathaltigen Nahrungsmitteln mit einem hohen glykämischen Index reduzieren. Menschen mit Insulinresistenz weisen gewöhnlich einen hohen Triglyzeridgehalt des Serums auf, nehmen leicht zu, vor allem am Bauch, und sehnen sich nach Kohlenhydraten. Das bedeutet nicht, daß irgend etwas mit ihnen nicht in Ordnung ist; sie müssen nur auf die Art und Menge kohlenhydratreicher Nahrungsmittel achten, die sie verzehren.

- Verringern Sie die Aufnahme alkoholischer Getränke, oder verzichten Sie ganz auf sie. Der Körper behandelt Alkohol wie Kohlenhydrate mit einem hohen glykämischen Index. Seine kalorische Energie kann nicht gelagert, sondern muß sofort verbrannt werden, was die Wahrscheinlichkeit erhöht, daß das zugleich aufgenommene Essen als Fett gespeichert wird.

- Wenn Sie auf die Gesamtkalorien achten, die Sie aufnehmen, und zugleich Ihre körperliche Betätigung erhöhen, dann sollte die im 8-Wochen-Programm empfohlene Ernährung Ihnen langsam zu Ihrem Idealgewicht verhelfen, ohne daß Sie weiter darüber nachdenken müssen.

- Meiden Sie künstliche Süßstoffe und Nahrungsmittel, denen sie zugesetzt sind; denn sie werden Sie nicht beim Abnehmen unterstützen, vielmehr wirken sie sich schädlich auf Ihre Gesundheit aus.

- Meiden Sie außerdem Nahrungsmittel, die mit den neuen synthetischen Fettersatzstoffen hergestellt wurden. Sie können sich als gesundheitsschädlich erweisen und unterstützen Sie nicht dabei, Ihre Eßgewohnheiten auf die richtige Weise umzustellen.
- Versuchen Sie, Heilpraktiker zu finden, die auf der Basis von ayurvedischer Medizin oder traditioneller chinesischer Medizin arbeiten. Diese Systeme sind darauf spezialisiert, eine für den individuellen Körper angemessene Ernährungsweise zu finden, und können Sie mit wertvollen Informationen über die für Sie empfehlenswerten und nicht ratsamen Nahrungsmittel versorgen. Jeder Mensch ist anders, und eine Ernährung, die bei Ihnen wie eine Diät anschlägt, mag bei mir nicht funktionieren. Seien Sie bereit zu experimentieren, und achten Sie auf die Ergebnisse.

Nährstoffergänzung

- Ich rate meinen Patienten stets zur Skepsis gegenüber Produkten, die eine leichte Gewichtsreduktion versprechen. Viele von ihnen enthalten Stimulanzien, die den Appetit zügeln und den Stoffwechsel beschleunigen. Außerdem bewirken sie Nervosität, Ängste, Schlaflosigkeit und Abhängigkeit. Sobald man diese Mittel absetzt, wird man rasch wieder zunehmen. Die verschreibungspflichtigen Wirkstoffe wie etwa Fenfluramin, die dem gleichen Zweck dienen, sind zwar stärker, aber in ihrer Art weder anders noch im Hinblick auf das Langzeitergebnis besser.
- Zwei in den USA derzeit beliebte, das Abnehmen unterstützende Hilfsmittel sind Chrom und Garcinia. Chrom[57] als Spurenelement nimmt Einfluß auf das Insulinsystem, da die Zellen den Mineralstoff neben Insulin benötigen, um Glukose aus dem Blut zu absorbieren. Kürzlich hat sich gezeigt, daß hohe Dosen (1000 Mikrogramm täglich) den Blut-

zuckergehalt bei Typ-II-Diabetikern normalisieren und daß folglich Chrom die Insulinresistenz verbessern kann. Leider ist mir nichts davon bekannt, daß es auch Übergewichtigen beim Abnehmen hilft. Garcinia ist eine Frucht aus Südostasien mit einem ungewöhnlichen, sauren Bestandteil (Hydroxyzitronensäure), der möglicherweise in der Leber die Umwandlung von Glukose in Fett verhindert. Sie scheint unbedenklich zu sein, aber klinische Daten über ihren wirksamen Einfluß auf die Gewichtsreduktion gibt es nicht.

Körperliche Bewegung

- Körperliche Betätigung ist ein kritischer Faktor in einem Programm, das der Normalisierung des Gewichts dienen soll. Sie muß regelmäßig und dynamisch genug sein, um das den Appetit regulierende Zentrum im Gehirn zu beeinflussen und um Kalorien zu verbrennen. Steigern Sie Ihre Aktivität auf jede nur erdenkliche Weise und bei jeder sich bietenden Gelegenheit. Gehen dient dem Zweck, wenn es in ausreichendem Maße erfolgt (mindestens so viel, wie das Programm es verlangt). Was immer Ihnen darüber hinaus möglich ist, wird Ihnen weiterhelfen.

Psyche und Geist

Fettleibigkeit ist ebenso ein geistig-seelisches Problem wie ein körperliches. Ich habe Männer und Frauen kennengelernt, die ohne Mühe und auf Dauer an Gewicht verloren, nachdem sie ihre Selbstwahrnehmung und die Wahrnehmung ihres Körpers verändert hatten.

- Wenn Sie essen, weil Sie damit Angst zu reduzieren hoffen oder ein inneres Gefühl des Unbehagens dämpfen wollen, dann versuchen Sie die Entspannungsatmung einzusetzen, um dieses Verhaltensmuster zu durchbrechen. Wenn Sie ein Verlangen nach Essen spüren, das nichts mit wirklichem Hunger zu tun hat, dann machen Sie die Entspannungsatmung, bevor Sie das Verlangen stillen. Es ist gut möglich, daß es verschwunden ist, noch bevor Sie die Übung beendet haben. Dabei handelt es sich um ein Projekt auf lange Sicht, also bleiben Sie dran.

- Wenn Sie zur emotionalen Befriedigung oder aus einem oralen Bedürfnis heraus essen, dann wählen Sie Nahrungsmittel aus, die wenig Kalorien, Fett und Kohlenhydrate mit einem geringen glykämischen Index enthalten. Bei den meisten Obst- und Gemüsesorten sind Sie auf der sicheren Seite.

- Üben Sie sich darin, Ihren Körper so anzunehmen und zu mögen, wie er ist, denn dies ist die einzige Geisteshaltung, von der aus es sinnvoll ist, Veränderungen anzustreben. Solange Sie Ihren Körper weder akzeptieren noch lieben, wird er sich Ihrem Wunsch widersetzen, sich zu verändern. Mir ist klar, daß es in einer Gesellschaft, die von der Schlankheit besessen ist, schwerfällt, einen übergewichtigen Körper zu lieben. Bleiben Sie dennoch dran, und zögern Sie nicht, sich professionelle Hilfe zu suchen.

Für jene, die zu
Herz-Kreislauf-Erkrankungen
neïgen

Herz-Kreislauf-Erkrankungen stehen an der ersten Stelle der Todesursachen in unserer Gesellschaft, verursachen einen hohen Prozentsatz arbeitsunfähiger Menschen und verfrühten Sterbens und verschlingen riesige Beträge der Gesundheitsfürsorge. Ihre Häufigkeit nimmt mit dem Alter stark zu und trifft Männer zu einem früheren Zeitpunkt als Frauen. Herz-Kreislauf-Erkrankungen führen nicht nur zu Herzinfarkt und Schlaganfällen (die man vielleicht passender als »Gehirnanfälle« bezeichnen sollte, denn inzwischen gibt es eine Notfallbehandlung, die lebensrettend sein kann, wenn sie mit der gleichen Dringlichkeit erfolgt wie bei Herzversagen), sondern auch zu Nierenversagen, Schmerzen und Gangrän in den unteren Extremitäten und zu geistiger Behinderung. Der zugrundeliegende Krankheitsprozeß – Arteriosklerose (Arterienverkalkung oder wörtlich die »Verhärtung der Arterien«) – schädigt die Arterienwände, beraubt sie ihrer Elastizität, macht sie dick und zäh, verengt schließlich den Kanal, in dem das Blut nun immer schlechter fließen kann. Eine Komponente dieses Prozesses heißt Atherosklerose, die Ablagerung von Fett und Cholesterin an den Arterienwänden, doch der direkte Zusammenhang zwischen dieser Komponente und der eigentlichen Krankheit ist bisher nicht bekannt. Arteriosklerose ist eindeutig eine durch die Lebensweise bewirkte Gefahr, die sich anfangs unbemerkt entwickelt und bei vielen Menschen schon früh zum Tragen kommt. Sie zu verhindern muß bei einem Programm, das optimale Gesundheit herstellen will, einen hohen Stellenwert haben.

Es besteht kein Zweifel daran, daß Arteriosklerose mannigfaltige Ursachen hat. Die Krankheit kann erblich, ernährungs- oder streßbedingt bzw. auf einen Bewegungsmangel oder auf Toxine zurückzuführen sein. Das 8-Wochen-Programm befaßt sich mit all diesen Bereichen, bis natürlich auf den erblichen. Doch im individuell angepaßten Programm möchte ich Ihnen zusätzliche Vorschläge für die Vorbeugung gegen Herz-Kreislauf-Erkrankungen machen.

Maßnahmen

- Rauchen Sie nicht, und halten Sie sich nicht in Räumen auf, in denen Sie zum Mitraucher werden. Nikotin wirkt sich direkt auf die Arterien aus und ist außerdem eines der am besten dokumentierten Toxine, das die Bildung von Arteriosklerose beschleunigt; darüber hinaus ist Nikotin eine im höchsten Maß süchtigmachende Droge. Außer Nikotin enthält Tabakrauch weitere Bestandteile, welche die Gesundheit der Arterien und vieler anderer Organe erheblich beeinträchtigen. Falls Sie rauchen, setzen Sie sich einen Termin, an dem Sie aufhören wollen, und bedienen Sie sich aller zugänglichen Methoden, um sich beim Festhalten an diesem Entschluß zu unterstützen. Sollten Sie mit Rauchern Wohnung oder Arbeitsplatz teilen, dann tun Sie alles, was in Ihrer Macht steht, um sie dazu zu bewegen, nur draußen zu rauchen. Haben Sie mit Ihren Strategien keinen Erfolg, dann schützen Sie sich mit einem Luftfilter, wie ich ihn in der vierten Woche beschrieben habe.
- Trinken Sie niemals Wasser, das nach Chlor schmeckt. Bestellen Sie Flaschenwasser, wenn Sie ausgehen, und schützen Sie sich zu Hause mit einem Wasserfiltersystem. Da Chlor

sehr stark oxidierend wirkt, stellt es ein weiteres weitverbreitetes Toxin dar, das Arteriosklerose fördert.

Gesunde Ernährung

Seit kürzester Zeit gewinnt die Homozysteintheorie[58] für Arteriosklerose, die bereits vor Jahrzehnten entwickelt wurde, auch unter medizinischen Forschern Anhänger. Diese Theorie besagt, daß Homozystein – eine Aminosäure und ein Stoffwechselprodukt von Methionin, ein essentieller Bestandteil eines durch die Ernährung aufgenommenen Eiweißes – ein unabhängiger Risikofaktor für Herz-Kreislauf-Erkrankungen ist, der sich vielleicht als bedeutender erweisen wird als bisher Cholesterin. Tierisches Eiweiß liefert wesentlich mehr Methionin als pflanzliches, was möglicherweise erklären könnte, warum Vegetarier weniger wahrscheinlich unter Arteriosklerose leiden, obwohl sie mehr Fett aufnehmen, als manche Ärzte dies für gut halten. Die Produktion und Anordnung von Homozystein wird von drei Vitaminen des B-Komplexes kontrolliert: Pyridoxin (B_6), Cobalamin (B_{12}) und Folsäure. Die übliche westliche Ernährung, die zuviel tierisches Eiweiß und zuwenig frisches Obst und Gemüse liefert, versorgt den Körper möglicherweise nicht ausreichend mit diesen Vitaminen, um mit der erzeugten Menge Homozystein fertig zu werden und sie aus dem Blut fortzuräumen. Ich bin sehr beeindruckt von dieser Theorie und der Geschichte ihrer Ablehnung durch das »Cholesterin-Establishment«; ich rate Ihnen, nach Berichten von Experimenten Ausschau zu halten, die diese Theorie zu bestätigen suchen.

- Tests, mit denen der Homozysteingehalt des Blutes in Erfahrung gebracht werden kann, kommen gerade in den Handel. Der normale Wert liegt bei etwa zehn Mikromol pro Liter, wobei jedoch Geschlecht und Alter berücksichtigt werden müssen. Wenn in der Krankengeschichte Ihrer Familie Herz-Kreislauf-Erkrankungen eine Rolle spielen, dann sollten Sie Ihren Arzt bitten, den Homozysteingehalt Ihres Blutes zu überprüfen.

- Die Ernährungsempfehlungen, die aus der Homozysteintheorie folgen, werden Ihnen aus dem 8-Wochen-Programm bekannt vorkommen. Möglicherweise erklären sie die Wirksamkeit der drastischen Diäten, mit denen Atherosklerose zurückgedrängt werden konnte (Fettreduzierung auf zehn Prozent der Kalorienaufnahme oder noch weniger, vollständiger Verzicht auf tierische Produkte und Betonung von Obst und Gemüse). Wenn Homozystein wirklich der Hauptschuldige ist, dann müssen Sie sich wegen Fett keine Sorgen mehr machen, können sich an Olivenöl und Lachs erfreuen, wie ich es Ihnen empfohlen habe, und sich auf andere Weise schützen. Hier bieten sich die folgenden Maßnahmen an:

1. Reduzieren Sie tierisches Eiweiß in Ihrer Ernährung soweit als möglich. Ein geringer Verzehr von Fisch ist erlaubt. Ja, da Vitamin B_{12} nur in nichtpflanzlichen Nahrungsmitteln vorkommt, ist das Essen einer geringen Menge Fisch (oder fettfreier bzw. fettarmer Milchprodukte) sogar wünschenswert.

2. Reichliche Aufnahme frischer Früchte und frischen Gemüses, darunter auch gekochter Blattgemüse, welche die Hauptquelle für Folsäure sind.

3. Gesteigerte Aufnahme von Ballaststoffen, indem raffinierte Mehle soweit als möglich durch Vollkornmehle ersetzt werden: weniger Weißbrot, mehr Vollkornbrot; weniger weißer Reis, mehr brauner Reis.

4. Verminderte Aufnahme von weißem Zucker und von Süßigkeiten allgemein. Einer Ernährung, die viel Zucker enthält, fehlen wahrscheinlich wichtige Schutzfaktoren.

5. Reduzierter Verzehr von abgepackten, in hohem Maße verarbeiteten Nahrungsmitteln, die ebenso unzulänglich sind. Bei einer für Herz und Arterien gesunden Ernährung

liegt die Betonung auf frischen Lebensmitteln, die immer die beste Quelle von Vitaminen und Mineralstoffen sind.

- Schließen Sie in Ihre Ernährung so viele Schutzfaktoren ein wie möglich, um das Risiko von Herz-Kreislauf-Erkrankungen auch durch andere Mechanismen zu senken: Knoblauch, Zwiebeln, scharfer Paprika, grüner Tee, Shiitake-Pilze, Lachs und Sardinen (oder Leinsaat). Sie alle tragen dazu bei, das Blutbild zu verbessern und den Cholesterinspiegel in einem unbedenklichen Bereich zu halten.

- Falls Sie Kaffee trinken, versuchen Sie, zu Tee zu wechseln, vor allem zu grünem Tee, der für das Herz-Kreislauf-System sehr viel verträglicher ist. Ersetzen Sie wenigstens einen Teil Ihres Kaffeekonsums durch grünen Tee.

- Denken Sie stets daran, daß Sie Ihr Essen genießen sollten! Eine Ernährung, die gut ist für Herz und Arterien, kann auch abwechslungsreich und schmackhaft sein. Wenn Sie dafür sorgen, daß es Ihnen wegen des Entzugs, den Sie sich abverlangen, schlechtgeht, dann leidet Ihre Stimmung, und es ist Ihnen nicht möglich, in den Genuß der optimalen Gesundheit zu kommen.

Nährstoffergänzung

- Um sicherzugehen, daß Ihr Blut keinen erhöhten Homozysteingehalt aufweist, sollten Sie jeden Tag ein Vitamin-B-Komplex-Präparat einnehmen. Ich empfehle Ihnen ein solches, in dem etwa 100 Milligramm Vitamin B_6 und zirka 400 Mikrogramm Folsäure enthalten sind. (Eine der Komponenten dieses Präparats, Vitamin B_2 oder Riboflavin, wird Ihren Urin einige Stunden lang hellgelb färben, eine harmlose Veränderung.)

- Nehmen Sie die empfohlenen Antioxidantien ein. Immer mehr Studien erhärten die Annahme, daß Vitamin E eine Rolle bei der Vorbeugung gegen Atherosklerose spielt, vermutlich indem es LDL-Cholesterin vor der Oxidation bewahrt. Vitamin C schützt vermutlich die Arterienwände, verringert ihre Anfälligkeit gegenüber denkbaren verletzenden Substanzen, die im Blut zirkulieren könnten.

- Nehmen Sie in geringer Dosierung regelmäßig Aspirin ein, um die Möglichkeit einer anomalen Blutgerinnung zu verringern. Ich nehme täglich etwa 160 Milligramm – eine halbe amerikanische Standardtablette.

- Für den Fall, daß Sie Herzprobleme haben oder solche in Ihrer Familie vorgekommen sind, nehmen Sie täglich 100 Milligramm des Coenzyms Q (CoQ10)[59] ein, ein natürliches Produkt, das den Sauerstoffverbrauch durch die Herzmuskelzellen anregt. (Eine angenehme Nebenwirkung des Coenzyms Q ist die verbesserte Zahnfleischgesundheit.)

- Nehmen Sie kein Nährstoffergänzungspräparat ein, das Eisen enthält, es sei denn, bei Ihnen wurde durch einen Bluttest eine auf Eisenmangel beruhende Anämie diagnostiziert. Eisen ist, kraft seiner Wirkung als Oxidationsmittel, welches die Oxidation von Cholesterin zu schädlicheren Formen steigern kann, ein Risikofaktor für Arteriosklerose. Lesen Sie die Etiketten der Multivitamin- und Mineralstoffpräparate, die Sie verwenden, genau durch, um sicherzugehen, daß sie kein Eisen enthalten.

Körperliche Bewegung

- Vernachlässigen Sie nicht die Körperertüchtigung im Rahmen des 8-Wochen-Programms. Regelmäßig abgehaltene, auf Sauerstoffverbrauch ausgelegte Übungen machen es leichter, Gewicht und Blutdruck normal zu halten, die Effizienz des Herzens als »Pumpe« zu steigern und die notwendige Elastizität der Arterien zu gewährleisten. Körperliche Bewegung hat eine Schlüsselstellung bei der Vorbeugung gegen Herz-Kreislauf-Erkrankungen. Gehen Sie!

Psyche und Geist

- Streß erhöht das Serumcholesterin und den Blutdruck und macht die Arterien anfälliger für Krämpfe, die einen Herzinfarkt und Schlaganfall auslösen können. Üben Sie sich in Praktiken der Streßreduzierung und Entspannung; fangen Sie mit der Entspannungsatmung an.
- Lernen Sie, »toxische Gefühle« unter Kontrolle zu halten, vor allem durch Frustration ausgelöste Wut, die für das Herz-Kreislauf-System ein besonderes Risiko darzustellen scheint. Psychotherapie, psychologische Beratung, Gruppenarbeit und Entspannungstraining können hilfreich sein.
- Lesen Sie sich noch einmal den Abschnitt des Programms durch, der das Abkehrungssyndrom (siehe Seite 218) und Versöhnlichkeit (siehe Seite 229 ff.) betrifft. Versuchen Sie, beides in die Tat umzusetzen.
- Üben Sie sich, wann immer möglich, darin, sich selbst zu lieben; das ist die Basis, um in den Genuß von langanhaltenden, tiefen Beziehungen mit anderen Menschen zu kommen. Denken Sie darüber nach, daß das Herz zunächst sauerstoffreiches Blut für sich selbst durch die Herzkranzgefäße pumpt und erst dann in den übrigen Körper schickt. Würde es dies nicht tun, dann wäre es unfähig, all seine Aufgaben und die Bedürfnisse der anderen Organe zu erfüllen. Selbstliebe heißt nicht Selbstsucht oder Ichbezogenheit, sondern ist die Basis für eine Liebe, die über Sie selbst hinausgeht. Hier folgt eine Abwandlung einer buddhistischen Meditation über die »Metta« (die Güte), die Sie auswendig lernen und, wenn es Ihnen gefällt, schweigend rezitieren und sich dabei vorstellen können, wie sich Ihre Liebe weiter und weiter ausdehnt. Achten Sie auf den Anfang.

Mein Herz füllt sich mit Güte. Ich liebe mich selbst. Möge ich glücklich sein. Möge ich friedlich sein. Möge ich frei sein.

Mögen alle Lebewesen in meiner Nachbarschaft glücklich sein.
Mögen sie friedlich sein. Mögen sie frei sein.

Mögen alle Lebewesen in [Name Ihres Wohnorts] glücklich
sein. Mögen sie friedlich sein. Mögen sie frei sein.

Mögen alle Lebewesen in [Name Ihres Bundeslandes] glücklich
sein. Mögen sie friedlich sein. Mögen sie frei sein.

Mögen alle Lebewesen in [Name Ihres Staates] glücklich sein.
Mögen Sie friedlich sein. Mögen sie frei sein.

Mögen alle Lebewesen in [Name Ihres Kontinents] glücklich
sein. Mögen sie friedlich sein. Mögen sie frei sein.

Mögen alle Lebewesen auf diesem Planeten glücklich sein. Mö-
gen sie friedlich sein. Mögen sie frei sein.

Mögen meine Eltern glücklich sein. Möge es ihnen gutgehen.
Mögen sie friedlich sein. Mögen sie frei sein.

Mögen meine Freunde glücklich sein. Möge es ihnen gutgehen.
Mögen sie friedlich sein. Mögen sie frei sein.

Mögen meine Feinde glücklich sein. Möge es ihnen gutgehen.
Mögen sie friedlich sein. Mögen sie frei sein.

Wenn ich irgend jemanden verletzt habe, ob bewußt oder un-
bewußt, ob in Gedanken oder in Worten oder in Taten, ich bitte
ihn um Vergebung.

Wenn irgend jemand mich verletzt hat, ob bewußt oder unbe-
wußt, ob in Gedanken oder in Worten oder in Taten, ich ver-
gebe ihm.

Mögen alle Lebewesen überall, ob nah oder fern, ob mir be-
kannt oder unbekannt, glücklich sein. Mögen sie friedlich sein.
Mögen sie frei sein.

Keine schlechte Art, um den Tag zu beginnen. Versuchen Sie es
einmal.

– 25 –

Für jene, bei denen
ein Krebsrisiko besteht

Vermutlich sollte sich jeder Mensch darüber im klaren sein, daß bei ihm ein Krebsrisiko besteht, da diese Krankheit schließlich eine immer größere Verbreitung überall auf der Welt und in allen Altersgruppen findet. Daher möchte ich dem 8-Wochen-Programm einige Empfehlungen hinzufügen, deren Ziel es ist, das Krebsrisiko zu reduzieren.

Als ich Ende der sechziger Jahre Medizin studierte, widerstrebte es dem medizinischen Establishment, seine Aufmerksamkeit auf die umweltbedingten Ursachen von Krebs zu richten. Abgesehen davon, daß man Zigarettenrauch als Hauptrisikofaktor bei Lungen- und Blasenkrebs identifizierte und historische Beispiele wie die große Häufigkeit von Hodenkrebs bei Schornsteinfegern in England anführte, betrachteten Forscher ausschließlich Viren und die Genetik als Verursacher von bösartigen (malignen) Zellveränderungen. Man brachte mir bei, daß die Ernährung im Zusammenhang mit Krebs keine entscheidende Rolle spielte, weder bei der Vorbeugung noch bei der Behandlung, und daß jeder, der Vitamin- oder Mineralstoffergänzungen befürwortete, um das Krebsrisiko zu reduzieren, ein Quacksalber ist.

In den vergangenen Jahren hat sich all das verändert. Experten am nationalen Krebsinstitut[60] der Vereinigten Staaten gehen inzwischen davon aus, daß 35 Prozent der Krebserkrankungen mit tödlichem Ausgang allein auf die Ernährung zurückzuführen sind, und die medizinische Literatur ist voll von Studien darüber, welche besonderen Nahrungsmittel und Nährstofferggänzungen vorbeugend gegen Krebs wirken. Doch weiten Kreisen des wissenschaftlichen Establishments widerstrebt es noch immer, den Beitrag der Agrochemikalien und vor allem der Pestizide zur weltweiten Krebsepidemie näher zu untersuchen. Aber ich bin sicher, auch das wird sich ändern.

Damit Krebs sich im Körper bilden kann, müssen zwei Voraussetzungen erfüllt sein. Erstens muß eine Zelle eine maligne Veränderung durchlaufen, bei der sie in bezug auf Wachstum, Lebensdauer und Ansprechbarkeit auf die Bedürfnisse des Organismus der normalen Kontrolle entzogen wird. Zweitens muß eine veränderte Zelle der Identifizierung und Zerstörung durch das Verteidigungssystem des Körpers entgehen.

Maligne Veränderung beruht auf einem genetischen Zufall oder auf der Aktivität von Genen, Viren und Karzinogenen entweder energetischer (wie Röntgenstrahlen) oder materieller (wie Zigarettenrauch) Natur, die Tumoren verursachen. Biologen gehen davon aus, daß maligne Veränderungen andauernd vorkommen, der Körper diese veränderten Zellen jedoch in den meisten Fällen erkennt und eliminiert. Wie dies geschieht, ist nicht so eindeutig. Wir wissen, daß die natürlichen Killerzellen des Immunsystems wirkungsvolle Zerstörer maligner Zellen sind, und eine populäre Theorie besagt, daß es eine der Hauptfunktionen des Immunsystems ist, ständig alle Gewebe zu überwachen und nach veränderten Zellen zu suchen. Diese Theorie hat jedoch einen großen Haken: Wenn das Immunsystem durch Medikamente (wie bei Organtransplantationsempfängern) oder durch eine Krankheit (Aids) unterdrückt wird, dann nimmt die Zahl der Krebsfälle nicht weiter zu. Statt dessen steigt die Anfälligkeit lediglich für eine begrenzte Zahl von Krebsarten, wie für bestimmte Leukämieformen, Lymphom und Hautkrebsarten. Patienten, bei denen eine Nierentransplantation vorgenommen wurde oder die an Aids leiden, erkranken nicht häufiger an Lungen-, Prostata-, Brust- oder Darmkrebs als der Durchschnitt der Bevölkerung. Falls die Immunüberwachung zwischen der malignen Veränderung und der Entwicklung von Krebs steht, warum sollte dann das Ausschalten des Immunsystems nicht zu Krebs im ganzen Körper führen?

Eine mögliche Antwort lautet, daß ein bestimmter Aspekt der Immunität, der verantwortlich dafür ist, veränderte Zellen zu erkennen und auszuschalten, trotz der Immunsuppression durch Medikamente und Viren bestehen bleibt. Eine andere Antwort könnte sein, daß der Körper weitere Methoden hat, um mit Malignität umzugehen. Beispielsweise sind die Zellen überall im Körper darauf programmiert, Selbstmord zu begehen, sobald eine bösartige Veränderung stattfindet.

Obwohl die Wissenschaftler noch nicht genau wissen, wie Krebs entsteht, kann ich Ihnen versichern, daß das 8-Wochen-Programm einen großartigen Schutz darstellt. Ihre beste Verteidigung gegen maligne Veränderung ist es, bekannte Karzinogene zu meiden und zusätzliche Schutzmaßnahmen zu ergreifen. Ihre beste Verteidigung gegen die Hartnäckigkeit veränderter Zellen im Körper ist das Streben nach optimaler Gesundheit, denn je näher Sie diesem Ziel kommen, desto wirkungsvoller werden alle Abwehrmechanismen Ihres Heilungssystems sein.

Maßnahmen

- Sehen Sie sich die Krankheitsgeschichte Ihrer Familie an, und finden Sie die Häufigkeit und die Art von Krebserkrankungen heraus, die vorgekommen sind. Anhand solcher Informationen können Sie genau herausfinden, welche Lebensweisen die Entstehung der Krankheiten am ehesten begünstigen.
- Machen Sie sich mit den frühen Warnsignalen[61] von Krebs vertraut und mit den üblichen Untersuchungen (wie dem Pap.-Abstrich bei Frauen und dem Serum-PSA-Test für

Männer), mit deren Hilfe Krebsarten erkannt werden können, die im frühen Stadium leicht zu heilen sind.

- Rauchen Sie nicht, und werden Sie auch nicht zum Mitraucher. Tabakrauch ist die wichtigste umweltbedingte Ursache von Krebs (und Tabaksucht ist die auf der Welt am weitesten verbreitete, vermeidbare Ursache für Krankheiten).
- Trinken Sie Alkohol nicht in unvernünftigen Maßen. Wer viel Alkohol trinkt, entwickelt mit größerer Wahrscheinlichkeit Krebs in Mund, Hals, Speiseröhre, Magen und Leber (und riskiert noch mehr, wenn er gleichzeitig auch raucht). Trinken Sie vernünftig, wenig oder gar nicht. Falls Sie eine Frau sind, dann achten Sie auf neue Informationen zu den Gefahren auch schon geringfügiger Alkoholaufnahme, da dies bei genetisch vorbelasteten Menschen zur Bildung von Brustkrebs[62] führen kann, indem die Produktion und Verteilung von Östrogen durch den Körper beeinflußt wird.
- Halten Sie sich an alle Vorschläge des Programms zum Kontakt mit Toxinen in Wasser, Luft und Lebensmitteln.
- Informieren Sie sich über schädliche Formen von Strahlung und Chemikalien, und ergreifen Sie Maßnahmen, um sich ihnen möglichst wenig auszusetzen.

Gesunde Ernährung

- Vermeiden Sie karzinogene Nahrungsmittel. Schwarzer Pfeffer, Champignons, Erdnüsse und Erdnußprodukte enthalten allesamt natürliche Karzinogene, also schränken Sie ihren Gebrauch ein. Sellerie und rohe Sprossen, vor allem Luzernesprossen, enthalten natürliche Toxine, die das Immunsystem schädigen. Außerdem sind stark gesalzene und geräucherte Nahrungsmittel und bestimmte Pickles, die in Asien verwendet werden (Radieschen und Steckrüben beispielsweise), karzinogen, wenn sie regelmäßig gegessen werden. Dies gilt auch für gegrilltes Fleisch oder für alle tierischen

Nahrungsmittel, die gegart werden, bis ihre Oberfläche schwarz ist. (Falls man Ihnen auf diese Art zubereitete Mahlzeiten serviert, dann schneiden Sie die schwarzen Stücke ab.) Verzichten Sie ganz auf haltbar gemachtes Fleisch, das rot aussieht, weil es mit Nitrit und anderen Konservierungsstoffen behandelt wurde. Vermeiden Sie künstlich gefärbte Nahrungsmittel und alle künstlichen Süßstoffe.

- Essen Sie ballaststoffreiche Nahrungsmittel wie z. B. Vollkornprodukte, um sich gegen Darmkrebs, Brustkrebs und möglicherweise gegen andere hormonell bedingte Krebsarten zu schützen. Verzichten Sie auf Auszugsmehl.

- Essen Sie reichlich frisches Obst und Gemüse. Indem Sie dies tun, kommen Sie in den Genuß der biochemischen Vorbeugung durch Sulforaphan und andere Indole im Brokkoli, durch Lycopin in Tomaten, durch Limonen in Zitrusfrüchten, durch Ellagsäure in Weintrauben und Äpfeln, durch Karotinoide in allem gelben und orangefarbenen Obst und Gemüse sowie in grünem Blattgemüse, durch Isoflavone in Sojabohnen und durch viele andere Faktoren, die erst noch entdeckt werden müssen. Vergessen Sie Knoblauch und Ingwer nicht.

Nährstoffergänzung

- Machen Sie die oxidationshemmende Vitaminformel zu einem festen Bestandteil Ihres Lebens. Sie ist von großem Nutzen, sowohl indem sie Ihrem Körper hilft, Karzinogene zu neutralisieren, als auch indem sie seine Fähigkeit schützt, maligne Zellen zu erkennen und zu eliminieren.

- Sollte es in Ihrer Familie eine Krankheitsgeschichte geben, in der Krebs eine Rolle spielt, oder sollten Sie Raucher gewesen, einer gefährlichen Beschäftigung nachgegangen sein bzw. wissen, daß Sie toxischen Stoffen ausgesetzt waren, dann nehmen Sie regelmäßig eines oder mehrere der Tonika ein, die gegen Krebs schützen und das Immunsystem stärken. (Sehen Sie sich noch einmal die Informationen über Tonika an, die ich für die sechste Woche zusammengestellt habe.) Meine erste Wahl wären Maitake und Reishi. Astragalus ist eine weitere Möglichkeit. Außerdem empfehle ich die regelmäßige Einnahme einer geringen Aspirindosis – ich nehme etwa 160 Milligramm pro Tag, die Hälfte einer amerikanischen Standardtablette –, da Aspirin das Risiko von Speiseröhren- und Darmkrebs reduziert.

Körperliche Bewegung

- Wegen der zentralen Rolle, die körperliche Fitneß im Zusammenhang mit der Gesundheit spielt, ist regelmäßige körperliche Betätigung ein wichtiger Bestandteil der Schutzmaßnahmen gegen Krebs. Nehmen Sie sich Zeit dafür.

Geist und Psyche

- Obwohl viel geschrieben wurde über zu Krebs neigende Persönlichkeiten, bin ich nicht davon überzeugt, daß die medizinische Wissenschaft eine Verbindung zwischen einzelnen Persönlichkeitstypen und einem Krebsrisiko nachweisen konnte. Dennoch erscheint es mir offensichtlich, daß Trauer und Depression allgemein Widerstandsfähigkeit und Gesundheit beeinträchtigen, also würde es mich nicht sehr überraschen, wenn ständiges mentales und spirituelles Ungleichgewicht die Menschen tatsächlich anfälliger machen könnten für Krebs. Daran zu arbeiten, die geistig-psychische Gesundheit mit den in diesem Programm vorgeschlagenen Techniken zu verbessern, muß dazu beitragen, die Abwehrfähigkeit des Körpers gegen alle möglichen Krankheiten, darunter eben auch gegen Krebs, zu stärken.

Anmerkungen

Teil I: Die Fähigkeit, sich zu verändern

1. Menschen sind veränderungsfähig

1 Andrew Weil, *The Natural Mind: A New Way of Looking at Drugs and the Higher Consciousness.* Boston: Houghton Mifflin, 1972.
2 Andrew Weil, *The Marriage of Sun and Moon: A Quest for Unity in Consciousness.* Boston: Houghton Mifflin, 1980.
3 Andrew Weil, *Heilung aus eigener Kraft.* München: Goldmann, 1997, S. 25–37.

2. Gesundheit und Heilung

4 E. Furesawa u. a., »Antitumor Activity of *Ganoderma lucidum* on Intraperitoneally Implanted Lewis Lung Carcinoma in Syngenic Mice«, in: *Phytotherapy Research*, 1992, Bd. 6, S. 300–304.
5 R. Hirschhorn u. a., »Spontaneous In Vivo Reversion to Normal of an Inherited Mutation in a Patient with Adenosine Deaminase Deficiency«, in: *Nature Genetics*, 1996, Bd. 13, S. 290–295.
6 Weil, *Heilung aus eigener Kraft*, a. a. O., S. 160 f.

3. Das ganze Bild

7 W. Jiang u. a., »Mental Stress-Induced Myocardial Ischemia and Cardiac Events«, in: *Journal of the American Medical Association*, 1996, Bd. 275, S. 1651–1656.

8 M. Rath u. L. Pauling, »Hypothesis: Lipoprotein(a) is a surrogate for ascorbate«, in: *Proceedings of the National Academy of Sciences*, 1990, Bd. 87, S. 6204–6207; M. Rath u. L. Pauling, »Immunological Evidence for the Accumulation of Lipoprotein(a) in the Atherosclerotic Lesion of the Hympoascorbemic Guinea Pig«, in: *Proceedings of the National Academy of Sciences*, 1990, Bd. 87, S. 9388 ff.

9 J. C. Barefoot u. M. Schroll, »Symptoms of Depression, Acute Myocardial Infarction, and Total Mortality in a Community Sample«, in: *Circulation*, 1996, Bd. 93, S. 1976–1980; P. Gunby, »Medical News & Perspectives: Depression and the Heart«, in: *Journal of the American Medical Association*, 1996, Bd. 276, S. 1123.

4. Warum acht Wochen?

10 C. E. Cooke, »Disease Management: Prevention of NSAID-Induced Gastropathy«, in: *Drug Benefit Trends*, 1996, Bd. 8, S. 14 f., S. 19–22.

11 L. F. Chapman u. a., »Changes in Tissue Vulnerability Induced by Hypnotic Suggestion«, in: *American Journal of Clinical Hypnosis*, 1960, Bd. 2, S. 172.

12 K. D. Bardhan u. a., »Clinical Trial of Deglycyrrhizinated Liquorice in Gastric Ulcer«, in: *Gut*, 1978, Bd. 19, S. 779–782; A. G. Morgan u. a., »Comparison Between Cimetidine and Caved-S in the Treatment of Gastric Ulceration, and Subsequent Maintenance Therapy«, in: *Gut*, 1982, Bd. 23, S. 545–551.

Teil II: Das 8-Wochen-Programm

5. Erste Woche

13 »Special Task Force Report: Position Paper on Trans Fatty Acids 1–3«, in: *American Journal of Clinical Nutrition*, 1996, Bd. 63, S. 663–670; W. C. Willett, »Diet and Health: What Should We Eat«, in: *Science*, 1994, Bd. 264, S. 532–537.

14 R. G. Walton u. a., »Adverse Reactions to Aspartame: Double-Blind Challenge in Patients from a Vulnerable Population«, in: *Biological Psychiatry*, 1993, Bd. 34, S. 13–17; S. K. Van den Eeden u. a., »Aspartame Ingestion and Headaches: A Randomized Crossover Trial«, in: *Neurology*, 1994, Bd. 44, S. 1787–1793; D. Wein, »Are Artificial Sweeteners Safe? EN Updates a Sticky Issue«, in: *Environmental Nutrition*, 1995, Bd. 18, S. 1 f.

15 T. A. Mori u. a., »Effects of Varying Dietary Fat, Fish, and Fish Oils on Blood Lipids in a Randomized Controlled Trial in Men at Risk of Heart Disease«, in: *American Journal of Clinical Nutrition*, 1994, Bd. 59, S. 1060–1069; P. Pauletto, »Blood Pressure and Atherogenic Lipoprotein Profiles in Fish-Diet and Vegetarian Villagers in Tanzania: The Lugalawa Study«, in: *Lancet*, 1996, Bd. 348, S. 784–788.

16 Ich habe mehrfach über die Heilkraft des Atems geschrieben, in: *Natürliche Gesundheit – Natürliche Medizin*. Düsseldorf: Econ, 1993, S. 137–148, 187–189; *Heilung aus eigener Kraft*, a. a. O., S. 285–293.

6. Zweite Woche

17 M. H. Ward u. a., »Drinking Water Nitrate and the Risk of Non-Hodgkin's Lymphoma«, in: *Epidemiology*, 1996, Bd. 7, S. 465–471.

18 Zu Xenöstrogenen siehe Theo Colborn, Dianne Dumanoski u. John Peterson Myers, *Die bedrohte Zukunft. Gefährden wir unsere Fruchtbarkeit und Überlebensfähigkeit?* München: Droemer 1996; John Wargo, *Our Children's Toxic Legacy: How Science and Law Fail to Protect Us from Pesticides.* New Haven, Conn.: Yale University Press, 1996.

19 H. N. Graham, »Green Tea Composition, Consumption, and Polyphenol Chemistry«, in: *Preventive Medicine*, 1992, Bd. 21, S. 334–350; Imai u. K. Nakachi, »Cross Sectional Study of Effects of Drinking Green Tea on Cardiovascular and Liver Diseases«, in: *British Medical Journal*, 1995, Bd. 310, S. 693–696; W. Zheng u. a., »Tea Consumption and Cancer Incidence in a Prospective Cohort Study of Postmenopausal Women«, in: *American Journal of Epidemiology*, 1996, Bd. 144, S. 172–182.

20 C. Marwick, »Trials Reveal No Benefit, Possible harm of Beta Carotene and Vitamin A for Lung Cancer Prevention«, in: *Journal of the American Medical Association*, 1996, Bd. 275, S. 422 f.; »Beta-Carotene: Helpful or Harmful?«, in: *Science*, 1994, Bd. 264, S. 500.

21 E. Giovannucci u. a., »Intake of Carotenoids and Retinol in Relation to Risk of Prostate Cancer«, in: *Journal of the National Cancer Institute*, 1995, Bd. 87, S. 1767–1776.

22 Ich habe über Visualisierungen geschrieben in: *Heilung aus eigener Kraft*, a. a. O., S. 130–152, S. 336 f.

7. Dritte Woche

23 S. Arnold u. a., »Synergistic Activation of Estrogen Receptor with Combinations of Environmental Chemicals«, in: *Science*, 1996, Bd. 272, S. 1489–1492; S. Simons, »Environmental Estrogens: Can Two ›Alrights‹ make a Wrong?«, in: *Science*, 1996, Bd. 272, S. 1451.

24 Über die Gefahren von ionisierender Strahlung habe ich bereits geschrieben in: *Natürliche Gesundheit – Natürliche Medizin*, a. a. O., S. 262–268.

25 Robert O. Becker, *Heilkraft und Gefahren der Elektrizität. Die Chancen der Energiemedizin und die Gefahren des Elektrosmog*. Bern: Scherz, 1994; P. Coogan u. a., »Occupational Exposure to 60-Hertz Magnetic Fields and Risk of Breast Cancer in Women«, in: *Epidemiology*, 1996, Bd. 7, S. 459–464; K. A. Fackelmann, »Do EMFs Pose Breast Cancer Risk (Exposure to Low-Frequency Electro-magnetic Fields)?«, in: *Science News*, 1994, Bd. 145, S. 388.

8. Vierte Woche

26 J. Barilla, »Natural Filters That Trap Air Pollution Without Energy Cost and Look Nice Too», in: *Health News and Review*, Winter 1995, S. 15; »The Hidden Life of Spider Plants«, in: *University of California at Berkeley Wellness Letter*, Februar 1994, Bd. 10, S. 1.

27 Heinrich P. Koch u. Gottfried Hahn, *Knoblauch. Grundlagen der therapeutischen Anwendung von Allium sativum L.* München: Urban u. Schwarzenberg, 1988.

9. Fünfte Woche

28 Weil, *Marriage of Sun and Moon*, a. a. O., S. 247–252.

29 Tom Johnson u. Tim Miller, *The Sauna Book*. New York: Harper & Row, 1977, S. 3.

30 Paul Schulick, *Ginger: Common Spice and Wonder Drug*. Überarbeitete Ausgabe. Brattleboro, Vt.: Herbal Free Press, 1994.

10. Sechste Woche

31 S. Shibata u. a., »Chemistry and Pharmacology of Panax«, in: *Economic and Medicinal Plant Research*, 1985, Bd. 1, S. 217–284; L. D'Angelo u. a., »A Double-Blind, Placebo-Controlled Clinical Study on the Effect of a Standardized Ginseng Extract on Psychomotor Performance in Healthy Volunteers«, in: *Journal of Ethnopharmacology*, 1986, Bd. 16, S. 15–22.

32 L. Marnett, »Aspirin and the Role of Prostaglandins in Cancer«, in: *Cancer Research*, 1992, Bd. 52, S. 5575–5589; M. Thun a. a. »Aspirin Use and Risk of Fatal Cancer«, in: *Cancer Research,* 1993, Bd. 53, S. 1322–1327; R. Rozzini u. a., »Protective Effect of Chronic NSAID Use on Cognitive Decline in Older Persons«, in: *Journal of the American Geriatrics Society,* 1996, Bd. 44, S. 1025–1029.

33 M. Ziauddin u. a., »Studies on the Immunomodulatory Effects of Ashwagandha«, in: *Journal of Ethnopharmacology*, 1996, Bd. 50, S. 69–76.

34 A. Grandhi u. a., »A Comparative Pharmacological Investigation of Ashwagandha and Ginseng«, in: *Journal of Ethnopharmacology*, 1994, Bd. 44, S. 131–135.

35 Siehe »Astragalus« in: A. Y. Leung u. S. Foster, *Encyclopedia of Common Natural Ingredients*. New York: John Wiley & Sons, 1995.

36 A. Tsunoo, »*Cordyceps sinensis*: Its Diverse Effects on Mammals in vitro and in vivo«, in: *New Initiatives in Mycological Research* (Proceedings of the Third International Symposium of the Mycological Society of Japan). Chiba, Japan: Natural History Museum and Institute, Chiba, 1995.

37 James A. Duke u. Edward S. Ayensu, *Medicinal Plants of China*. Algonac, Mich.: Reference Publications, 1985, S. 74–77; K. Yoshiro, »The Physiological Actions of Tang-

Kuei and Cnidium«, in: *Bulletin of the Oriental Healing Arts Institute USA*, 1985, Bd. 10, S. 269–278.

38 H. Nanba, »Activity of Maitake D-Fraction to Inhibit Carcinogenesis and Metastasis«, in: *Annals of the New York Academy of Sciences*, 1995, Bd. 768, S. 242–245.

39 V. Fintelmann u. A. Albert, in: *Therapiewoche,* 1980, Bd. 30, S. 5589–5594; H. Hikono u. Y. Kiso, »Natural Products for Liver Disease«, in: H. Wagner, H. Hikino u. N. R. Farnsworth (Hrsg.), *Economic and Medicinal Plant Research,* Bd. 2, New York: Academic Press, 1988, S. 39–72.

40 J. Lin u. a., »Radical Scavenger and Antihepatotoxic Activity of *Ganoderma formosanum, Ganoderma lucidum,* and *Ganoderma neo-japonicum*«, in: *Journal of Ethnopharmacology*, 1995, Bd. 47, S. 33–41.

41 N. R. Farnsworth u. a., »Siberian Ginseng *(Eleutherococcus senticosus)*: Current Status as an Adaptogen«, in: H. Wagner, H. Hikino u. N. R. Farnsworth (Hrsg.), *Economic and Medicinal Plant Research*, Bd. 1. Orlando, Fla.: Academic Press, 1985, S. 155–215.

11. Siebte Woche

42 Stephen Levine, *Sein lassen. Heilung im Leben und im Sterben*. Bielefeld: Context, ³1997, S. 129 f.

12. Achte Woche

43 In: *The New York Times*, 17. 9. 1996, S. A16.

44 Weil, *Natürliche Gesundheit – Natürliche Medizin*, a. a. O., S. 216–223.

45 Siehe meine Bücher *The Natural Mind* und *Marriage of Sun and Moon* wie auch die Geschichte vom vierblättrigen Kleeblatt in *Heilung aus eigener Kraft*, a. a. O., S. 274f.

46 John E. Sarno, *Von Rückenschmerzen befreit. Wie der Geist den Körper heilt*. München: Hugendubel, 1996.

Teil III: Die individuell angepaßten Programme

15. Für jene über siebzig Jahre

47 Thich Nhat Hanh, *Das Wunder der Achtsamkeit. Einführung in die Meditation*. Zürich: Theseus, 1988, S. 48.
48 J. Keijnen u. P. Knipschild, »*Ginkgo biloba* for Cerebral Insufficiency«, in: *British Journal of Clinical Pharmacology*, 1992, Bd. 34, S. 352–358.
49 Thich Nhat Hanh, *Das Wunder der Achtsamkeit*, a. a. O., S. 79.

17. Für Männer

50 G. Champault u. a., »A Double-Blind Trial of an Extract of the Plant *Serenoa repens* in Benign Prostatic Hyperplasia«, in: *British Journal of Clinical Pharmacology*, 1984, Bd. 18, S. 461 f.

19. Für Schwangere und jene, die es werden wollen

51 Laura Archera Huxley u. Piero Ferrucci, *The Child of Your Dreams*. Minneapolis: CompCare Publishers, 1987.
52 Margie Profet, *Protecting Your Baby-to-Be*. Reading, Mass.: Addison-Wesley, 1995.
53 Weil, *Heilung aus eigener Kraft*, a. a. O., S. 142 f.

22. Für jene, die viel reisen

54 D. Fairchild, *Gesünder fliegen. Fit vom Start bis zur Landung: Über 200 Tips und Strategien für Urlauber und Vielflieger*. München: Goldmann, 1995.

55 B. Bräunig u. a., »*Echinacea Purpurea* Radix for Strengthening the Immune Response in Flu-like Infections«, in: *Zeitschrift für Phytotherapie*, 1992, Bd. 13, S. 7–13.

23. Für jene, die übergewichtig sind

56 K. Foster-Powell u. J. B. Miller, »International Tables of Glycemic Index«, in: *American Journal of Clinical Nutrition*, 1995, Bd. 62, S. 871S–893S.

Nahrungsmittel, deren glykämischer Index bei 100 oder darüber liegt, setzen Zucker sehr schnell in den Blutstrom frei. Um diese Freisetzung zu verlangsamen, sollten Sie Nahrungsmittel mit einem hohen glykämischen Index mit solchen kombinieren, die einen niedrigen aufweisen:

Puffreis	133	Rosinen	64
Reisgebäck	133	Spaghetti	60
Cornflakes	121	Gefleckte Feldbohnen	60
Zucker	100	Süßkartoffeln	51
Brot	100	Hafermehl	49
Gebackene		Orangensaft	46
Kartoffeln	98	Weiße Bohnen	40
Mohrrüben	92	Äpfel	39
Reis	82	Pfirsiche	29
Mais	82	Pflaumen	25
Bananen	82	Fructose	20

57 R. Anderson, »Beneficial Effects of Chromium for People with Type II Diabetes«, in: *Diabetes*, 1996, Bd. 45, Suppl. 2.

24. Für jene, die zu
Herz-Kreislauf-Erkrankungen neigen

58 Kilmer McCully, *The Homocysteine Revolution.* New Canaan, Conn.: Keats Publishing, 1997; O. Nygard u. a., »Total Plasma Homocysteine and Cardiovascular Risk Profile – the Hordaland Homocysteine Study«, in: *Journal of the American Medical Association*, 1995, Bd. 274, S. 1526–1533.

59 T. Kawasaki, »Antioxidant Function of Coenzyme Q«, in: *Journal of Nutritional Science and Vitaminology*, 1992, Bd. 38, Sondernummer, S. 552–555.

25. Für jene, bei denen ein Krebsrisiko besteht

60 P. Greenwald u. a., »New Directions in Dietary Studies in Cancer: The National Cancer Institute«, in: J. B. Longenecker u. a. (Hrsg.), *Nutrition and Biotechnology in Heart Disease and Cancer.* New York: Plenum Press, 1995, S. 229–239.

61 Warnsignale für Krebs:
  • Veränderungen bei Stuhlgang- oder Blasenentleerungsgewohnheiten,
  • ein Geschwür, das nicht heilt,
  • deutliche Veränderungen an Warzen oder Muttermalen,
  • ungewöhnliche Blutungen oder Ausfluß,
  • Verdickung oder Knoten in einer Brust oder an anderer Stelle,
  • hartnäckige Verdauungsstörung oder Beschwerden beim Schlucken,

- hartnäckiger Husten oder Heiserkeit,
- unerklärlicher Gewichtsverlust.

62 M. P. Longnecker u. a., »Risk of Breast Cancer in Relation to Lifetime Alcohol Consumption«, in: *Journal of the National Cancer Institute*, 1995, Bd. 87, S. 923–929.

Weiterführende Literatur

Anderson, Bob, *Stretching. Dehnübungen, die den Körper geschmeidig und gesund erhalten.* München: Goldmann, 1996.

Becker, Robert O., *Heilkraft und Gefahren der Elektrizität. Die Chancen der Energiemedizin und die Gefahren des Elektrosmog.* Bern: Scherz, 1994.

Brennan, Barbara Ann, *Licht-Arbeit. Das große Handbuch der Heilung mit körpereigenen Energiefeldern.* München: Goldmann, 1989.

Brennan, Barbara Ann, *Licht-Heilung. Der Prozeß der Genesung auf allen Ebenen von Körper, Gefühl und Geist.* München: Goldmann, 1994.

Carr, Allen, *Endlich Nichtraucher.* München: Goldmann, 1992.

Coney, Sandra, *The Menopause Industry.* Alameda: Hunter House, 1994.

Dranov, Paula, *Estrogen: Is It Right for You?* New York: Fireside, 1993.

Gofman, John W., *Radiation and Human Health.* San Francisco: Sierra Club Books, 1981.

Katalyse E. V. – Institut für angewandte Umweltforschung (Hrsg.), *Das Wasserbuch. Trinkwasser und Gesundheit.* Köln: Kiepenheuer u. Witsch, 1993.

Kemper, Kathi J., *The Holistic Pediatrician: A Parents' Comprehensive Guide to Safe and Effective Therapies for the Twenty-Five Most Common Childhood Ailments.* San Francisco: Harper Collins, 1996.

Koch, Volker, *Kinderheilkunde in der Naturheilpraxis. Ein Leitfaden für die Praxis.* Teningen-Nimburg: Sommer, 1990.

Krieger, Dolores, *Die Heilkraft unserer Hände*. Freiburg: Bauer, 1995.

Lark, Susan, *Die Menopause. Der glückliche Wechsel in einen neuen Lebensabschnitt*. München: Ehrenwirth, 1992.

Lark, Susan, *Woman's Health Companion: Self Help Nutrition and Cookbook*. Berkeley: Celestial Art, 1995.

Levenstein, Mary Kerney, *Everyday Cancer Risks and How to Avoid Them*. Garden City Park: Avery Publishing, 1992.

Murray, Michael T., *Natural Alternatives to Over-the-Counter and Prescription Drugs*. New York: William Morrow, 1994.

Nachtigall, Lila, und Joan R. Heilmann, *Östrogen. Für Jugendlichkeit, Ausgeglichenheit und sexuelle Vitalität, gegen Hitzewallungen, Depression und Osteoporose*. Kreuzlingen: Ariston, 1997.

Naturheilverfahren in der Kinderheilkunde. Stuttgart: Hippokrates, 1997.

Needleman, Herbert L., und Philip J. Landrigan, *Umweltgifte: So schützen Sie Ihr Kind. Belastungen erkennen, verringern, vermeiden*. Stuttgart: Trias, 1996.

Northrup, Christiane, *Frauenkörper, Frauenweisheit. Bewußt leben – ganzheitlich heilen*. München: Zabert Sandman, 1994.

Dr. Christiane Northrup's Health Wisdom for Women (monatlicher Newsletter erhältlich über 7811 Montrose Road, USA-Potomac, MD 20854, Tel. 001-301-424-3700).

Pauling, Linus, *Das Vitamin-Programm*. München: Goldmann, 1992.

Dr. Andrew Weil's Self Healing (monatlicher Newsletter erhältlich über 42 Pleasant Street, USA-Watertown, MA 02172, Tel. 001-800-523-3296).

Sie können Andrew Weil über das Internet unter der Adresse Ask Dr. Weil, http://www.dr.weil.com/ erreichen. Oder aber Sie schreiben ihm unter der Adresse:

Andrew Weil, M.D.
P.O. Box 457
Vail, AZ 85641, USA

Adressen und
Bezugsquellenhinweise

Nachfolgend einige Adressen- und Bezugsquellenhinweise, die Ihnen bei der Suche nach den in diesem Buch angesprochenen Praktikern und empfohlenen Heilpflanzen weiterhelfen können.

Akupunktur

Akupunktur wird derzeit in der Bundesrepublik Deutschland von rund zehntausend niedergelassenen Ärzten und darüber hinaus von Personen mit einer entsprechenden Spezialausbildung praktiziert, so daß es kein Problem sein dürfte, über die Gelben Seiten Ihres Telefonbuches oder mit einem Blick in den Anzeigenteil von Zeitschriften und Zeitungen Praktiker zu finden.

Ayurveda, Biofeedback und Hypnotherapie

Diese Heilverfahren sind inzwischen so verbreitet, daß es ebenfalls kein Problem sein dürfte, mit einem Blick in die Gelben Seiten Ihres Telefonbuches oder in den Anzeigenteil von Zeitschriften und Zeitungen entsprechende Therapeuten und Praktiker zu finden.

Homöopathie, Naturheilkunde

Homöopathen und Heilpraktiker finden Sie in den Gelben Seiten Ihres Telefonbuches.

Rolfing

Rolfing-Therapeuten finden Sie über die Gelben Seiten Ihres Telefonbuches, mit einem Blick in den Anzeigenteil von Zeitschriften und Zeitungen oder über:

Rolfing Association e.V., Ohmstr. 9, 80802 München, Tel. 089/39 68 02.

Osteopathie, kraniosakrale Manipulation

In der Bundesrepublik Deutschland gibt es noch nicht sehr viele Osteopathen. Diese alte Behandlungsmethode wurde hier vor allem erst in den letzten Jahren wiederentdeckt. Zwecks Vermittlung von Adressen können Sie sich an den im September 1994 gegründeten deutschen Verband wenden:

Verband der Osteopathen Deutschland e.V., Wielandstr. 5, 65187 Wiesbaden,

oder an:

Verband Deutscher Heilpraktiker e.V., Ernst-Grote-Str. 13, 30916 Hannover-Isernhagen, Tel. 0511/6 18 28.

Auskunft erteilt ferner das College Sutherland, die maßgebende osteopathische Schule auf dem europäischen Kontinent, die auch Einrichtungen in der Bundesrepublik unterhält:

College Sutherland, Stationsdreef 47, B-8800 Roeselare/Belgien, Tel. 0032/51 22 14 25.

Geleitete Imaginationstherapie

Sofern Sie in den Gelben Seiten Ihres Telefonbuches oder im Anzeigenteil von Zeitschriften und Zeitungen keine Hinweise auf Praktiker der geleiteten Imaginationstherapie finden, können Sie sich zwecks Auskunft wenden an:

David M. Morgenroth, Holtenauerstr. 208, 24105 Kiel, Tel. 0431/80 67 32.

Chinesische Medizin

Zwecks Auskunft über die chinesische Medizin können Sie sich wenden an:

Internationale Gesellschaft für Chinesische Medizin e. V. (Societas Medicinae Sinensis), Leopoldstr. 17, 80802 München, Tel. 089/33 56 74.

Chinesische Heilkräuter
und Tonika

Sofern die in diesem Buch erwähnten chinesischen Heilpflanzen und Tonika nicht über Reformhäuser, Drogerien und Naturkostläden erhältlich sind, können sie auch bezogen werden über:

Chinesische Heilkräuter, Peter Weinfurth, Herner Str. 299, Haus 6, 44809 Bochum, Tel. 0234/9 53 66 30.

Dank

Sonny Mehta, der Cheflektor von Alfred A. Knopf, bat mich, dieses Buch zu schreiben, um damit die Nachfrage zu stillen, die durch mein vorausgegangenes Buch, *Heilung aus eigener Kraft*, ausgelöst worden war. Ich bin ihm dankbar für diesen Vorschlag und auch meinem Lektor Jonathan Segal, der mit seiner Hingabe dafür gesorgt hat, daß der Text äußerst korrekt ist. Außerdem danke ich Paul Bogaards, Jane Friedman, Carol Janeway, Ida Giragossian und anderen bei Knopf, die dazu beigetragen haben, diesem Buch aus dem Reich der Ideen zur Manifestation in Papier und Druckerschwärze zu verhelfen.

Mein Agent Richard Pine von den Arthur Pine Associates hat sich wieder als vertrauenswürdiger Freund und gute Stütze erwiesen. Ohne seine Richtungsweisung hätten meine zuletzt erschienenen Bücher über Gesundheit und Heilung wohl kaum je eine so ausgedehnte Leserschaft gefunden.

Zu den Menschen, die Informationen zu diesem Buch beigesteuert haben, gehören Paul Stamets, Ken Rosen, Jodie Evans und Dr. Seymour Reichlin. Kim Cliffton und Nora Pouillon halfen mir dabei, die Rezepte in die richtige Form zu bringen. Hannah Fisher, am Informationsschalter der gesundheitswissenschaftlichen Bibliothek der Universität von Arizona, hat viele Zeitschriftenartikel für mich überprüft. Und ich danke all den Patienten und Lesern, die mir persönliche Berichte ihrer Erfahrungen mit Heilung durch Veränderung ihrer Lebensweise haben zukommen lassen und auf die ich hier teilweise zurückgreifen konnte.

Meine Frau Sabine hat, wie immer, sowohl das Haus als auch das Büro gemanagt und es mir auf diese Weise möglich gemacht, Zeit und Raum für die Vollendung des Projekts zu finden. Außerdem hat sie dabei geholfen, all die Briefe zu lesen und zu ordnen, die uns von den Menschen zugesandt worden waren, die meinen Empfehlungen zur Stärkung der Selbstheilungskraft folgten. Unsere Kinder Robyn, Martin, Logan und Diana haben auch ihren Beitrag geleistet, ebenso wie B. T., Jeep, Winnie, Kelty und Jambo.

Lynn Willeford sammelte einen Großteil der Informationen für den Anhang und sorgte dafür, daß meine Aussagen mit der wissenschaftlichen Forschung vereinbar sind. Ich danke außerdem Andrew Ungerleider und Gay Dillingham für ihre großzügige Unterstützung wie auch dem Videoproduktionsteam, das bei der Organisation geholfen hat: vor allem Sandra Hay, Pat Faust und Tony Greco. Außerdem bin ich den Mitgliedern des BOTS Club zu Dank verpflichtet für ihre Aufmerksamkeit und Unterstützung: Fred Runkel, Chris Hall, Michael Meyer, Keith McDaniel, Ken Baker, Dr. Brian Becker und Michael Peters.

Andrew Weil
Tucson, Arizona
Januar 1997